面向 21 世纪高等医药院校精品课程教材

高等医学院校实验实训系列教材

临床基本技能实训教程

主　编　张增安

副主编　杨通河　项昌富

编　委　（按姓氏笔画为序）

　　　　王林友　王欣鹃　王勇兵　江文娥

　　　　李永生　李伯友　李昌茂　李翠萍

　　　　林君红　金彩云　赵春娟　倪桂莲

　　　　殷　平　童林根　詹芝娅

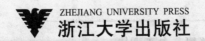

ZHEJIANG UNIVERSITY PRESS
浙江大学出版社

图书在版编目(CIP)数据

临床基本技能实训教程/张增安主编. —杭州：浙江
大学出版社，2010.5
(高等医学院校实验实训系列教材)
面向 21 世纪高等医药院校精品课程教材
ISBN 978-7-308-07435-3

Ⅰ.①临… Ⅱ.①张… Ⅲ.①临床医学－医学院校－教
材　Ⅳ.①R4

中国版本图书馆 CIP 数据核字（2010）第 045586 号

临床基本技能实训教程

主编　张增安

丛书策划	阮海潮（ruanhc@zju.edu.cn）
责任编辑	张　鸽
封面设计	刘依群
出版发行	浙江大学出版社
	（杭州市天目山路 148 号　邮政编码 310007）
	（网址：http://www.zjupress.com）
排　　版	杭州大漠照排印刷有限公司
印　　刷	富阳市育才印刷有限公司
开　　本	787mm×1092mm　1/16
印　　张	23.5
字　　数	586 千
版 印 次	2010 年 5 月第 1 版　2010 年 5 月第 1 次印刷
书　　号	ISBN 978-7-308-07435-3
定　　价	45.00 元

编　写　说　明

　　实验教学是高等学校实验室的基本任务,是训练学生掌握实验技能的一个重要实践性教学环节,是对学生进行最佳智能结构培养的必修课。为适应当今世界科技迅猛发展对传统实验教学提出的严峻挑战,适应 21 世纪高校医学实验教学改革,培养 21 世纪的实用型人才,提高学生的动手能力和实验教学质量,需要我们及时把新知识、新技术纳入到高等医学教育的教学内容之中。为此,我们坚持"加强基础、培养素质、发展个性、突出创新"的实验教学改革方针和"以学生为主体、以就业为导向、以职业实践为主线、以项目课程为引导"的实验教学改革理念,兼顾知识传授和能力培养、素质提高,使学生全面、协调发展,彻底改变传统的实验教学模式。按照学院人才培养模式,围绕学院实验教学学分制,结合实验课程体系、实验教学内容、教学方法、考核模式等诸方面改革的要求,注重素质教育和创新性与实践性的培养,为学生知识、能力、素质协调发展创造条件。为此,学院牵头组织相关医学院校共同编写了这套《高等医学院校实验实训系列教材》。

　　本系列教材在编写过程中,以着重培养学生动手能力和分析解决问题的能力为基础,把握实验教学改革思路,突出特色,确定了"四个三"的编写原则。首先要有思维新、知识新、结构新等"三个创新"。其次,把握好实验课程的系统性与创新性的关系,传统实验内容删减与实验知识完整性的关系,实验教学课程的独立开设与相关课程理论教学的协同关系等"三个关系"。再次,体现实践经验与经典技术的结合,技术创新与素质培养的结合,实验项目与科研工作的结合等"三个结合"。最后,实验内容要包括"三个层次",即基础性实验、综合设计性实验、研究创新性实验,分别占 60%、30%、10%左右。对所选择的实验内容进行系统的优化组合,具有代表性、先进性、实用性和特色性。

　　本系列教材对每个实验的编写力求实用、简明、条理清晰,突出实验原理、实验方法的说明,并提供必要的图表,便于学生理解实验原理,方便教师指导实验操作。实验之后的思考题有助于学生理解、掌握实验原理和操作步骤,以期望提高分析问题、解决问题的能力。

　　由于时间仓促,加之编写经验不足,本系列教材一定存在不尽如人意之处,敬请广大师生在使用过程中及时提出宝贵意见,以便再版时修订,使其更加完善。

周　军

2010 年 4 月

前　言

　　临床医学课程体系由内科学、外科学、妇产科学、儿科学等诸多课程组成，每门课程的应用性都极强，但对医学生的临床实践能力培养一直也是各类医学院校的薄弱环节。近年来，越来越多的医学教育专家认识到，医学生临床思维能力和技能操作能力的培养直接关系着其日后的临床诊疗水平，也关系到病人的生命。随着我国高等教育理念的转变，应教育部质量工程的要求，对医学生的实践能力、创新能力培养已被放在人才培养的重要位置。因此，我们编写了《临床基本技能实训教程》一书，旨在进一步规范医学生临床实践能力的培养过程，从一开始就夯实医学生的临床基本功。

　　本书全面系统地介绍内科学、外科学、妇产科学、儿科学、眼科学、耳鼻咽喉科学的最基本技能，如病史采集、体格检查、病历书写、无菌技术、手术基本操作技能等，以及各科最常用的诊疗技能，如胸腔穿刺术、三腔二囊管止血术、心肺复苏术、创伤急救技术等。重点突出实训教学环节，强化实训操作流程、操作注意事项，力求切合临床实际。本书本着规范、实用、内容深浅适宜的原则，以适合学生阅读和理解为目标进行编写，可作为高等医学院校多种专业学生的实训教材，也可作为临床医生、社区医疗人员及护理人员的参考用书。

　　本书大多编者长期从事医学教育和临床实践工作，有较高的理论水平和丰富的临床经验，在编写过程中也力求全面、正确、有所创新，但难免存在疏漏，甚至存在不科学之处，诚挚欢迎使用本书的师生和读者为我们提出宝贵意见，万分感谢！

张增安　杨通河　项昌富

2010 年 2 月

目　录

第一篇　内科学基本技能

第二篇　外科学基本技能

第三篇　妇产科学基本技能

第六篇　耳鼻咽喉科基本技能

第一篇　内科学基本技能

内科学与内科学基本技能是临床医学的基础,涉及的知识和基本操作与临床各科有密切关系,有较强的学科综合性和整体性。内科学基本技能实训是内科学理论知识与临床实践之间的桥梁,是培养医学生实际工作能力或执业能力不可或缺的关键环节。其主要包括病史询问及病历书写、体格检查、内科治疗操作技能、实验室检查、心电图及影像学等内容。在进行内科学基本技能实训时,要求做到以下几点。

1. 能独立进行系统而有针对性的问诊,能较熟练掌握主诉、现病史的正确书写。

2. 能规范进行系统、全面、有序的体格检查,要求结果贴近实际。

3. 对内科常用诊疗操作要求掌握其适应证、禁忌证,熟悉其操作步骤。

4. 熟悉常用临床检验项目的选择,明确其临床意义。

5. 掌握心电图机的操作程序,熟悉正常心电图、常见心律失常及常见影像学图像的分析。

内科学基本技能实训要求医学生能理论联系实际,勤学苦练,善于思考,力求做到规范、熟练、准确。

第一章　病史询问及病历书写

病历是由医务人员在医疗过程中形成的文字、符号、图表、影像和病理切片等资料构成的。它既是医疗质量和学术水平的反映，又是医疗、教学和科研工作的重要资料，还可作为法律的依据。病史是病历的重要内容；而问诊是病史完整、准确获得的唯一手段，是书写好病历的前提。在学习诊断学阶段，主要任务是掌握问诊要点，并能进行病史采集和住院病历书写。

【目标】

1. 掌握病史询问的内容及方法。
2. 掌握主诉及现病史的书写。
3. 熟悉病历书写的格式、要求。

【相关知识】

（一）《病历书写指南》

卫生部根据《中华人民共和国执业医师法》、《医疗机构管理条例》、《医疗事故处理条例》等法律法规，制定了《病历书写基本规范》（于 2002 年 9 月 1 日起施行），各省市根据此规范相应制定了《病历书写规范》，以确保医疗质量、防范医疗事故。2010 年卫生部最新修订了《病历书写基本规范》（从 2010 年 3 月 1 日起施行），全国各医疗机构施行修订完善后的《病历书写基本规范》。

（二）打印病历

打印病历是指应用文字处理软件编辑生成并打印的病历（如 Word 文档、WPS 文档等），其应按照病历书写规定的内容录入并及时打印，由相应医务人员手写签名。

（三）电子病历

电子病历作为一种新的病历记录形式，是指医务人员在医疗活动过程中使用医疗机构信息系统生成的文字、符号、图表、图形、数据、影像等数字化信息，并能实现存储、管理、传输和重现的医疗记录。为规范医疗机构电子病历管理，保证医患双方合法权益，卫生部制定了《电子病历基本规范（试行）》并于 2010 年 4 月 1 日起施行。

【准备】

病例简要资料、病例模拟问诊剧本、问诊评分表、布置模拟诊疗室。

【流程】

（一）组织教学

教师介绍病历内容与实训要求，学生分组设计、练习模拟问诊，模拟问诊演示及点评分析。

（二）实训步骤

1.病历内容介绍　　以省规范住院病历为蓝本介绍住院病历的主要内容。

（1）一般资料：包括姓名、性别、年龄、婚姻、籍贯、职业、民族、住址、入院日期、记录日期、病史提供者及可靠性。

（2）主诉：指患者就诊的主要症状、体征及其持续时间。记录要求简明扼要，一般不超过20字；原则上不能用诊断或检查结果来代替主诉；如有几个主要症状，按发生时间的先后顺序排列。

（3）现病史：是病史的主体部分，记录患者所患疾病的发生、发展、演变的全过程，应包括以下内容。① 起病情况：指起病的时间、地点、缓急程度、前驱症状、可能的原因或诱因；② 患病时间：指起病到就诊或入院的时间；③ 主要症状特点：包括主要症状的部位、性质、持续时间、程度、缓解或加重的因素；④ 病情的发展及演变：包括起病后主要症状的变化或新症状的出现；⑤ 伴随症状的发生时间、特点、演变情况及其与主要症状的关系；⑥ 诊治经过：指发病后至入院前在院内外接受检查与治疗的详细经过及效果。对患者提供的药名、诊断和手术名称需加引号以示区别。⑦ 一般状况：包括患者发病后的精神状态、睡眠、饮食、大小便、体重改变等。

（4）既往史：指患者过去的健康状况。内容包括：① 一般健康状况、疾病史；② 传染病病史；③ 预防接种史；④ 手术、外伤、中毒和输血史；⑤ 过敏史，如对药物或食物过敏史等；⑥ 对长期应用的药物和可能成瘾的药物应注明药名和使用情况；⑦ 系统回顾，包括头颅五官、呼吸系统、循环系统、消化系统、泌尿生殖系统、造血系统、内分泌系统及代谢、肌肉及骨关节系统、神经系统、精神状态等。

（5）个人史：包括出生地、生长史、居住较长的地方及时间、疫区居留史、文化水平、职业及有无毒物接触史、生活习惯及烟酒嗜好史、冶游史、吸毒史等。

（6）婚姻、生育及月经史：婚姻状况、结婚年龄、配偶健康状况、有无子女等。女性患者记录初潮年龄、行经期天数、间隔天数、末次月经时间（或闭经年龄）、月经量、痛经及生育等情况。

（7）家族史：包括直系亲属的健康状况，有无重大疾病史、传染病病史、与患者类似疾病及家族遗传倾向的疾病。

（8）体格检查：按照系统循序进行书写。内容包括体温、脉搏、呼吸、血压、一般情况、皮肤、黏膜、全身浅表淋巴结、头部及其器官、颈部、胸部（胸廓、肺、心脏、血管）、腹部（肝、脾等）、直肠、肛门、外生殖器、脊柱、四肢、神经系统等。

（9）专科情况：根据专科需要记录专科特殊情况。

（10）辅助检查：指入院前所作的与本次疾病相关的主要检查及其结果。应按检查时间顺序分类记录检查结果，如在其他医疗机构所作检查，应当写明该机构名称及检查号。

（11）初步诊断：指经治医师根据患者入院时情况，综合分析所作出的诊断。如初步诊断为多项时，应当主次分明。对待查的病例应列出可能性较大的诊断。

（12）签名：由书写入院记录的医师签名。

2.学生分组4～5人/组，告知教学设计及流程，按病例资料、问诊评分要点设计并练习"模拟问诊"。

3.模拟问诊剧情表演　　课前挑选同学充当模拟患者，教师按模拟剧本对他们进行简单培训,告知表演及回答要点(剧本范例见附录1)。实训课时每组1位同学充当接诊医生,按住院格式对"模拟患者"进行病史询问,1位同学充当记录员,在黑板上写下医患对话的内容要点,要包含病历的一般资料、主诉、现病史、既往史、个人史、婚姻史、生育及月经史、家族史等。

4. 点评分析　由教师主持,组织同学们对各组表演进行评价,并根据问诊评分表评分(见附录2),根据记录指出存在的问题。

5. 布置作业,完成病历书写　教师将模拟问诊剧本发给同学,要求根据剧本按住院病历格式完成首页病史书写(住院病历范例见附录3)。

【注意事项】

1. 收集资料的技巧　组织安排合理,提问目的明确,重点突出。

2. 交流的技巧　问诊进度的控制,给患者提供足够的信息。语言通俗易懂,避免使用医学术语,正确使用肢体语言,适当使用鼓励性语言。

3. 医生的态度、融洽的医患关系　建立良好医患关系的能力,包括仪表、举止、具有同情心和建立良好医患关系的能力,如耐心倾听、相互提问、赞扬关心、尊重病人、友善举止。

【思考题】

1. 如何描述主诉?

2. 现病史包括哪些内容?

(倪桂莲)

第二章 体格检查

体格检查是指医护人员运用自己的感觉器官或借助于简单的检查工具（如体温计、听诊器、血压计、压舌板、叩诊锤等），对被检者的身体进行检查，以了解其健康状态和病情的一种基本方法，是客观评估被检者身体状况的方法。检查所获得的临床现象叫体征。

体格检查时，要做到举止文明、态度和蔼，应同情和关心被检者，表现出良好素质和医德风尚。检查的环境要安静、温暖、光线适宜，操作应细致、轻柔、正规、全面而有重点。检查时应按一定顺序进行，从一般情况到头、颈、胸、腹、脊柱与四肢、生殖器与肛门、神经反射。对病情危重的患者，应在做重点检查后，先进行抢救，待病情好转后再做详细的补充检查。还应根据患者的病情变化进行必要的复查，以便补充或修正诊断。

体格检查的基本方法包括视诊、触诊、叩诊、听诊和嗅诊。要熟练掌握和运用这些方法并使检查结果准确可靠，必须结合具体的检查项目进行反复练习和实践。

第一节 一般状态、皮肤、浅表淋巴结检查

【目标】

1. 学会对一般状态、皮肤和淋巴结检查的方法和顺序。
2. 掌握一般状态、皮肤和淋巴结检查的内容和正常特征。
3. 熟悉一般状态、皮肤和淋巴结检查的常见异常改变及其临床意义。

【相关知识】

（一）皮肤

皮肤覆盖全身，有表皮、真皮和皮下组织三层结构。表皮无血管，但有许多神经末梢，能感知外界刺激，产生触觉、痛觉及压力、冷和热等感觉。真皮含有丰富的毛细血管、淋巴管和感觉神经末梢。皮下组织是一层脂肪组织，含有丰富的血管、淋巴管、神经、汗腺和深部毛囊等，具有保温防寒、缓冲外力、保护皮肤等作用。

（二）淋巴结

淋巴结为灰红色、质软的圆形或椭圆形小体，较凸侧有数条输入淋巴管进入，稍凹侧与输出淋巴管相连，是淋巴液回流的必经器官，具有滤过淋巴液和参与免疫等功能。淋巴结一般沿血管成群分布于身体的一定部位，并接受从一定器官或部位回流的淋巴液。淋巴结按部位分：头部有枕淋巴结、耳后淋巴结、颌下淋巴结和颏下淋巴结；颈部有颈前淋巴结、颈后淋巴结和锁骨上淋巴结；上肢有腋淋巴和锁骨下淋巴结；胸部有胸壁淋巴结、胸腔器官淋巴结；腹部有腰淋

巴结、腹腔淋巴结和肠系膜上、下淋巴结；下肢有腹股沟浅、深淋巴结和腘窝淋巴结。

【准备】

实训对象为正常人。实训前备齐听诊器、血压计等器材。

【流程】

（一）组织教学

教师介绍一般状态、皮肤和浅表淋巴结检查的内容并示范检查方法。学生分组练习（2 人/组），教师巡视、纠错并指导。

（二）实训内容

1. 一般状态检查　是对患者一般状况的概括性观察。检查方法以视诊为主，配合触诊或借助体温表、血压计、听诊器等进行检查。

（1）生命体征：包括体温、脉搏、呼吸和血压。

1）体温：测量方法有口测法、腋测法和肛测法，临床常用腋测法。注意事项：① 检查前应将体温计的汞柱甩降至 35℃以下；② 用腋测法时，腋下部位应避免有冰袋、热水袋等冷热物体或用热毛巾擦拭，且腋窝应干燥；③ 把握好测量时间，口测法和肛测法为 5min，腋测法为 10min；④ 将测得的体温准确记录在体温单或病历上。

2）脉搏：多取桡动脉，必要时可取其他动脉。常用并拢的示指、中指及无名指的指腹平放于所测动脉处的皮肤上，进行左右两侧对比触诊。注意脉搏的速率、节律、强度、动脉壁的状态等。

3）呼吸：被检者取平卧位或坐位，自然呼吸，必要时可放松腰带。观察其呼吸运动的类型、呼吸的频率、深度、节律及辅助呼吸肌运动情况，有无呼吸困难及其类型。

4）血压：被测者先安静休息 5～10min。一般检查右上臂肱动脉血压，被测部位应与右心房同一水平（坐位时平第 4 肋软骨，仰卧时平腋中线），袖带缚于上臂，其下缘距肘窝 2～3cm，不可过松或过紧，将听诊器体件置于肘部肱动脉上。缓慢充气抬高血压计汞柱，待搏动音消失后再升高 20～30mmHg，后缓慢放气使汞柱徐徐下降。在下降过程中听到的第一个声音所示的压力值即为收缩压，动脉音消失时所示的压力值为舒张压（临床上一般取动脉音突然变低时的压力值为舒张压）。重复测量 2～3 次，取其最低值，结果记录为收缩压/舒张压（单位为 mmHg）。

（2）发育和体型：发育是否正常通常以年龄、智力和体格成长状态（身高、体重及第二性征）之间的关系来判断。发育正常者，其年龄与智力、体格成长的状态是均衡的。

体型可分为三类。① 瘦长型：体高肌瘦，颈细长，肩下垂，胸廓扁平，腹上角小于 90°；② 矮胖型：体矮粗壮，颈粗短，面红，肩平，胸廓宽阔，腹上角大于 90°；③ 匀称型：身体各部结构匀称适中，腹上角接近 90°，正常人多为此型。

（3）营养状态：根据皮肤、毛发、皮下脂肪和肌肉的结实情况加以综合判断。常观察前臂内侧及上臂背侧的皮下脂肪厚度。营养状态可分三个等级。① 良好：黏膜红润、皮肤光滑、弹性好、皮下脂肪丰满、肌肉结实、指甲毛发有光泽等；② 不良：皮肤黏膜干燥、弹性差、皮下脂肪薄、肌肉松软、指甲粗糙、毛发稀疏无光泽；③ 中等：介于以上两者之间。

（4）意识状态：正常人意识清晰，反应敏锐，思维合理，语言清晰，表达能力如常。检查方法：① 通过问诊了解其思维、反应、情感活动和定向力；② 检查疼痛刺激反应、瞳孔反射、角膜反射、肌腱反射等。意识障碍的程度可分为：嗜睡、意识模糊、昏睡、浅昏迷、深昏迷、谵妄等。

（5）面容与表情：正常人表情自如。疾病状态下的特殊面容称为病容。通过视诊观察有无病容。

（6）体位：分三种体位。① 自动体位：见于轻症或疾病早期，患者体位不受限制；② 被动体位：见于极度衰弱或意识丧失，患者不能自己调整或变换；③ 强迫体位：患者为了减轻疾病的痛苦，被迫采取某种体位，常见有强迫仰卧位、强迫俯卧位、强迫侧卧位、强迫坐位等。

（7）姿势与步态：正常人躯干端正、步态稳健。疾病时可出现姿势及步态异常。

2. 皮肤　因为皮肤本身的病变或其他疾病所伴发的皮肤和黏膜的损害表现。检查方法主要为视诊，必要时可配合使用触诊。

（1）颜色：观察时最好在自然光线下进行。注意有无苍白、发红、发绀、黄染、色素沉着及色素脱失等改变。

（2）湿度与出汗：观察了解皮肤的湿润情况。

（3）弹性：用示指和拇指将手背或上臂内侧部的皮肤捏起，然后松手，观察松手后皱折平复情况。正常人立即平复；皱折平复缓慢提示皮肤弹性减弱。

（4）皮疹：正常人无皮疹。发现皮疹时应观察并记录其分布、形态、大小、颜色，有无隆起、瘙痒、脱屑等，及其出现与消退的时间和发展顺序等。

（5）出血点：直径小于 2mm 者为瘀点，3～5mm 者为紫癜，5mm 以上者为瘀斑，伴局部皮肤隆起者为血肿。出血点指压不褪色，注意与红色皮疹区别；不高出皮面，注意与小红痣区别。

（6）蜘蛛痣：好发于面部、颈部、前胸及上肢等处的皮肤。检查时用火柴杆压迫蜘蛛痣中心，其辐射状小血管即褪色，压力解除后又复出现。此症常见于急、慢性肝炎或肝硬化被检者，也见于健康孕妇。慢性肝病被检者尚可见肝掌。

（7）水肿：观察水肿的有无及其分布的部位、范围，指压后有无凹陷及其程度，有无胸、腹腔积液等。根据程度，水肿可分为轻度、中度和重度水肿。

（8）瘢痕：观察并记录其部位及大小。

（9）毛发：注意观察毛发的颜色、分布、疏密程度及有无脱发等。

3. 浅表淋巴结　淋巴结分布于全身，通常只能检查发现各浅表淋巴结的变化。常用方法为触诊法，检查时应由浅入深，按顺序检查耳前、耳后、乳突区、枕骨下区、颈后三角、颈前三角、锁骨上窝、腋窝、滑车上、腹股沟、腘窝等。触及淋巴结时应注意分析其大小、数目、硬度、压痛、活动度及有无黏连，局部皮肤有无红肿、瘢痕、瘘管等，还应注意寻找引起淋巴结肿大的原发病病灶。例如肺癌常向右侧锁骨上淋巴结群或腋部淋巴结群转移，而胃癌和食管癌等多向左侧锁骨上淋巴结群（称 Virchow 淋巴结）转移，是标志性的临床表现。

【注意事项】

1. 光线要适宜。

2. 准确测量和记录相关数据。

3. 触诊时被检查部位应尽量放松。

【思考题】

1. 简述营养状态的评估方法、异常表现及其意义。

2. 解释强迫体位,简述其表现形式及其意义。

3. 解释蜘蛛痣,简述其评估方法及临床意义。

4. 简述淋巴结的检查方法及淋巴结肿大的主要临床意义。

(童林根)

第二节 头部和颈部检查

【目标】

1. 了解头部和颈部检查的方法和顺序。

2. 掌握头部和颈部检查的内容和正常特征。

3. 熟悉头部和颈部检查的常见异常改变及其临床意义。

【相关知识】

(一) 头部

头部由头颅和面部两部分组成,颅骨是一个骨性的"匣子",保护着颅内的脑组织和面部的眼、耳、鼻等器官。头皮是覆盖于颅骨之外的软组织,分为皮层、皮下层、帽状腱膜层、腱膜下层和骨膜层,皮层含大量毛囊、皮脂腺、汗腺及丰富的血管和淋巴管。毛囊是令毛发生长的皮肤细胞,头发由毛和毛囊两部分组成,可保护头皮,防止热量散失。

眼包括眼球、视路和附属器。巩膜、脉络膜和视网膜组成眼球壁,房水、晶状体和玻璃体等眼内容物和外层的角膜一起构成屈光系统,眼底包括视网膜、视神经乳头和视网膜中央血管,眼的附属器有眼睑、结膜和泪器等。

耳包括外耳、中耳和内耳三部分。外耳包括耳廓和外耳道,主要作用为收集并传导声音。中耳由鼓膜、中耳腔和听骨链组成,能传导并放大声音,连通中耳腔与口腔的耳咽管可保持中耳腔内压力的平衡。内耳的结构主要有半规管、前庭和耳蜗等,含有听觉感受器和位觉感受器,也叫位听器。

鼻包括外鼻、鼻腔和鼻窦三部分。外鼻可分鼻根、鼻梁、鼻尖和鼻翼等,是由骨和软骨构成的支架。鼻腔分鼻前庭和固有鼻腔。鼻前庭衬以皮肤,生有鼻毛,能过滤尘埃;固有鼻腔借鼻后孔通咽,每侧有四个壁,上壁有嗅神经通过,下壁为硬腭,内侧壁是鼻中隔,外侧壁有鼻甲。鼻窦是鼻腔周围、颅骨与面骨内的含气空腔,又称鼻旁窦,有上颌窦、筛窦、额窦和蝶窦四对,对发音有共鸣作用。

口腔以骨性为基础,前方为上、下唇围成的口裂,后方的咽峡与咽交通,上壁是腭,下壁是口底,两侧壁叫颊,上、下牙弓将口腔分隔为口腔前庭和固有口腔两部分。口唇两端为口角,与鼻翼外侧之间有鼻唇沟。腭分硬腭与软腭,软腭后缘中央有悬雍垂,两侧有腭舌弓和腭咽弓,其中间的凹陷为扁桃体窝。舌由表面的黏膜和深部的舌肌组成,舌背部两侧的黏膜形成许多乳头状隆起,称舌乳头。

(二) 颈

颈部,以胸锁乳突肌前缘和斜方肌前缘为界,分为颈前、颈侧和颈后三个区。颈前区为两侧胸锁乳突肌前缘的部分,以舌骨为界又分为颌下颏下区(容纳下颌下腺)和颈前正中区(内有甲状腺和气管等)。颈侧区为胸锁乳突肌前缘和斜方肌前缘的部分,又分为胸锁乳突肌区和颈后三角区,颈后三角区又被肩胛舌骨肌分为肩胛舌骨肌斜方肌区和锁骨上窝(有锁骨下动脉和自胸腔突入的肺尖与胸膜顶)。颈后区为两侧斜方肌前缘后方部分。

【准备】

实训对象为正常人。实训前备齐听诊器、手电筒、压舌板、软尺等器材。

【流程】

(一)组织教学

教师介绍头部和颈部检查的内容并示范检查方法。学生分组练习(2 人/组),教师巡视、纠错并指导。

(二)实训内容

1. 头颅　视诊头发和头皮,注意头发的颜色、疏密度及头皮的颜色等。视诊头颅的大小、外形及有无运动异常,小儿囟门是否闭合、有无凹陷或膨隆。头围测量指采用软尺测量自眉间绕枕骨粗隆的周长。

2. 眼　从外往内检查眉毛、眼睑、结膜、巩膜、眼球、角膜、虹膜、瞳孔等,视力及眼底检查在眼科学实训中进行。

(1)眉毛:视诊眉毛有无过于稀疏或脱落,注意外 1/3 的改变。

(2)眼睑:视诊眼睑有无下垂、水肿或闭合障碍,有无内翻、外翻及倒睫等。

(3)结膜:翻开眼皮,视诊有无结膜充血、苍白、出血点、颗粒及滤泡等。

检查上睑结膜时须翻转眼睑,操作要领为:嘱被检者向下看,用示指和拇指捏住上睑中部边缘,轻轻向前下方牵拉,同时示指下压睑板,与拇指配合将睑缘向上捻转,即可将眼睑翻开。注意动作要轻巧、柔和,观察后及时将眼睑复原。

(4)眼球:检查眼球有无外突及运动异常。

突眼检查:精确测量可采用眼球突度计。常见异常表现有:① Von Greefe 征:当被检者眼球随着检查者手指由上向下转动时,其上眼睑不能随之相应地下垂,在角膜上方露出白色的巩膜;② Stellwag 征:因上睑肌痉挛、上睑退缩而使两眼突出,瞬目次数减少;③ Mobius 征:嘱被检者凝视检查者右示指,示指从 1m 之外缓慢移至被检者眼前,正常时两眼球应向内侧聚合,如不能聚合或聚合减弱,即为阳性;④ Joffroy 征:嘱被检者头略上抬,两眼快速向上看,正常时有额部皱纹出现,如额部皱纹消失,即为阳性;⑤ Dalrymple 征:被检者的眼裂较正常时增宽。

斜视检查:检查者手指置于被检者眼前 30~40cm 处,嘱被检者固定头位,眼球随检查者手指做左、左上、左下、右、右上、右下各方位的运动,观察有无某一方位上的运动障碍。如有眼球运动偏斜,即为斜视。

复视检查:如被检者注意光源时,看到的有两个光点,即为复视。

眼球震颤检查:嘱被检者眼球跟随检查者手指做快速的水平或垂直方向的数次运动后停止,观察有无眼球的水平或垂直方向的不自主摆动。

眼压指测法：嘱被检者双眼尽量向下看(不能闭眼)，检查者以两手示指交替地轻轻按压上眼睑的两侧，凭借手指的波动感来判断被检者眼球的硬度。精确的测量需用眼压计。

(5) 巩膜：视诊有无巩膜黄染及其程度。

(6) 角膜：视诊角膜的透明度，观察有无异常表现，如云翳、白斑、软化、溃疡及新生血管等。

(7) 虹膜：正常为圆盘形，黄种人的虹膜色泽多呈棕色，虹膜纹理呈放射状排列。观察虹膜有无纹理模糊或消失，有无颜色改变或形态异常等。

(8) 瞳孔：正常瞳孔的直径约为 3~4mm。检查瞳孔时应注意其大小、形状、双侧是否等圆等大、对光反射及调节反射有无异常等。

对光反射：包括直接和间接对光反射。嘱被检者向远方平视，先用手电筒光突然直接照射瞳孔，观察其动态变化；再用左手隔开两眼，用手电筒光照射一侧瞳孔，观察对侧瞳孔的动态变化。正常人的直接和间接对光反射均存在，在照光后瞳孔缩小，移开光源后迅速复原。昏迷被检者瞳孔对光反射迟钝或消失。

调节与集合反射：嘱被检者的眼睛注视检查者的手指，将手指从 1m 以外逐渐移近至其眼前约 20cm 处。正常人瞳孔应逐渐缩小，称调节反射；同时双侧眼球向内聚合，称集合反射。

3. 耳　视诊耳廓形态有无外伤瘢痕、红肿、结节及畸形，外耳道有无疖肿或溢液，乳突有无压痛。听力粗测法：嘱被检者闭目坐于椅子上，用手指堵住一侧耳道，检查者持手表或轻轻摩擦拇指与示指，自 1m 外逐渐移近至被检者耳边，直到听到声音为止。正常人一般在 1m 左右处即可听到。还可采用音叉或电测听设备进行精确测量。

4. 鼻　视诊鼻外形和颜色，有无鼻翼扇动、鼻前庭疖肿。鼻中隔检查：将拇指置于被检者鼻尖，将其鼻尖轻轻往上推，即可观察鼻中隔是否居中、鼻黏膜有无充血肿胀或异常分泌物。用示指或拇指压紧一侧鼻孔，检查另一侧鼻孔是否通气。

鼻窦压痛：① 上颌窦：检查者将双手拇指放在被检查左、右颧部向后按压，其余手指固定于被检者两侧耳后；② 额窦：一手拇指置于被检者眼眶上缘内侧用力向后向上按压，另一手扶持其枕部；③ 筛窦：检查者双手拇指置于被检者鼻根部与眼内眦之间向后方按压，其余手指固定在其耳后。

5. 口　从外向内依次检查口唇、口腔黏膜、牙齿、舌、咽部及扁桃体等。

(1) 口唇：视诊有无苍白、发绀、口唇疱疹、口角糜烂等。

(2) 口腔黏膜：在自然光线或手电筒光线照明下，视诊有无出血点、瘀斑、溃疡及色泽改变。

(3) 牙齿与牙龈：视诊有无龋齿、义齿、残根及缺牙，并应按格式记录其所在部位。检查有无牙龈出血、溢脓、肿胀、牙龈缘有无蓝灰色的点线(铅线)。

(4) 舌：视诊舌苔、舌形态，伸舌有无偏斜及震颤。

(5) 咽部及扁桃体：被检者坐在椅子上，头后仰，张口发"啊"音，在手电筒照明或自然光线下，检查者右手持压舌板置于被检者的舌前 2/3 与舌后 1/3 交界处迅速下压，观察软腭、悬雍垂、咽腭弓、舌腭弓、扁桃体及咽后壁黏膜情况。注意有无咽部充血、红肿、异常分泌物等，扁桃体有无肿大。扁桃体肿大分三度：Ⅰ度肿大不超过咽腭弓，Ⅱ度肿大超过咽腭弓，Ⅲ度肿大超过咽后壁中线。

(6) 气味：检查有无口臭。

(7) 腮腺：正常人不能触及腮腺。腮腺肿大时可见患侧面颊部隆起，以耳垂为中心，界限不清，可有压痛，腮腺导管开口处(位于第二磨牙相对的颊黏膜处)可见异常分泌物。

6. 颈部　检查方法常用视诊、触诊和听诊,内容包括外形、活动度、血管、甲状腺和气管等。

（1）外形：视诊两侧是否对称,有无畸形。

（2）活动度：嘱被检者做前屈、后仰、侧屈、旋转动作。正常人伸屈及转动自如。观察有无斜颈及活动受限,有无颈部强直（见脑膜刺激征）。

（3）血管：检查有无颈静脉怒张和颈动脉搏动增强。

1）颈静脉检查：正常人在立位与坐位时无明显颈静脉充盈,平卧位时颈静脉充盈程度不超过锁骨上缘至下颌角距离的下 2/3 处。若取 30°～45°的半卧位时,颈静脉充盈程度超过上述范围,即称颈静脉怒张。

2）颈动脉检查：正常人仅在剧烈活动后可见微弱颈动脉搏动。如在安静时即见到明显的颈动脉搏动,为颈动脉搏动增强。

3）颈部血管听诊：正常人一般无血管杂音。颈动脉或锁骨下动脉狭窄时,可在局部闻及血管杂音。

（4）甲状腺：正常人甲状腺不易触及。甲状腺肿大时可用视诊、触诊和听诊检查。注意描述甲状腺的大小、对称性、硬度、表面状况及有无压痛、震颤和血管杂音。甲状腺肿大分为三度：不能看到肿大但能触及者为Ⅰ度；能看到肿大又能触及,但在胸锁乳突肌以内者为Ⅱ度；超过胸锁乳突肌外侧缘者为Ⅲ度。

触诊方法：通常用双手触诊法,被检者取坐位,检查者站在其背后,两手从被检者肩膀上伸过,触诊甲状腺时嘱被检者做吞咽动作,随吞咽而上下移动者即为甲状腺。注意触诊甲状腺的两叶和峡部,对甲状腺功能亢进者不可用力挤压,并听诊有无血管杂音。病情重者可取卧位,检查者站于床前做单手或双手触诊。

（5）气管：被检者取仰卧位或坐位,颈部处于自然直立状态。检查者将示指与无名指分别置于两侧胸锁关节上,中指置于气管之上,观察中指是否在示指与无名指中间,借此判断有无气管移位。

【注意事项】

1. 翻转上眼睑时,动作要轻柔。
2. 检查鼻窦和乳突压痛时,用力要适度。
3. 用压舌板检查咽部时,放置位置要正确。
4. 触诊甲状腺时,手法要轻柔,需要被检者做吞咽动作相配合。
5. 检查气管位置时,被检者的姿势要端正、准确。

【思考题】

1. 简述瞳孔检查的内容、方法及其主要的临床意义。
2. 简述扁桃体检查的方法、常见异常表现及扁桃体肿大的分度。
3. 简述颈静脉怒张的检查方法及其临床意义。
4. 简述甲状腺检查的方法、主要临床表现及甲状腺肿大的分度。
5. 简述气管触诊的方法及气管移位的常见原因。

（童林根）

第三节 胸壁和肺脏检查

【目标】

1. 了解胸壁、胸廓、乳房和肺脏的检查方法及顺序。
2. 掌握胸壁、胸廓、乳房和肺脏检查的内容及正常特征。
3. 熟悉胸壁、胸廓、乳房和肺脏检查的常见异常改变及其临床意义。

【相关知识】

(一)胸廓

胸廓形态呈前后略扁的圆锥形骨笼,上窄下宽。胸廓上口向前下倾斜,由第 1 胸椎、第 1 肋和胸骨柄上缘围成,有气管、食管及大血管等通过。胸廓下口宽大,前高后低,由第 12 胸椎、第 12、11 肋及肋弓、剑突围成。膈肌附着于胸廓下口周围的骨面。胸廓由 12 块胸椎、12 对肋、1 块胸骨构成。胸椎位于后正中线,与 12 对肋骨相连。肋前端的连接不尽相同:第 1 肋连于胸骨柄,第 2 肋连于胸骨角,第 3~7 肋连于胸骨体,第 8~10 肋借软骨形成肋弓,第 11、12 肋为浮肋。肋间隙的序数与其上方的肋骨序数一致,即第 5 肋间隙位于第 5 肋骨下方。由于第 1 肋骨部分被锁骨遮盖,故一般从第 2 肋开始触摸计算,常以胸骨角作为明显的定位标志。在背部常以肩胛骨下角做标志,其位置相当于第 7 肋骨和第 8 胸椎水平。

(二)肺脏

肺脏位于胸腔,呈圆锥形,右肺较左肺略大。脏层胸膜的斜裂深入肺组织将左肺分为上叶与下叶,右肺另有水平裂使之分为上、中、下三叶。两肺各有肺尖、肺底和两个侧面。肺底与膈肌上部的膈膜相接。肺内侧的肺门与纵隔相依附。肺门是支气管、肺动脉、肺静脉、神经和淋巴管进出的通道。肺脏的主要功能是进行气体交换。吸入空气中的氧气,透过肺泡进入毛细血管,通过血液循环,输送到全身各个器官组织,以供给其所需。而各器官组织产生的代谢产物如 CO_2,再经过血液循环运送到肺,然后经呼吸道呼出体外。

【准备】

实训对象为正常人。实训前备齐听诊器、硬尺等器材。

【流程】

(一)组织教学

教师介绍胸壁和肺脏检查的内容并示范检查方法。学生分组练习(2 人/组),教师巡视、纠错并指导。

(二)实训内容

1. 胸部的体表标志、划线及分区 辨认胸部常用的体表标志:胸骨角、胸骨、锁骨、肋骨、肩胛骨、胸椎,练习计数肋骨、肋间隙(前、后)与胸椎,认识锁骨上窝、腹上角、肋脊角,认识前正中线、锁骨中线、腋前线、腋中线、腋后线、后正中线和肩胛角线,确定肩胛上区、肩胛区、肩胛下区及肩胛间区。

2. 胸壁、胸廓与乳房检查　　检查胸廓外形是否呈正常成人胸,有无扁平胸、桶状胸或佝偻病胸等病态表现;两侧胸廓是否对称,有无一侧或局部隆起或凹陷;有无胸壁静脉曲张、胸壁肿块、瘢痕、皮下气肿、压痛等异常表现;乳房有无异常(对称性、表面情况)、乳头情况(位置、大小、对称性、有无内陷)。

3. 肺脏视诊　　包括呼吸运动和呼吸的频率、深度与节律。被检者取坐位或平卧位,自然呼吸。观察前胸,关注呼吸运动的强度及两侧是否对称,可同时比较腹式呼吸。观察呼吸的频率、深度和节律,呼吸气相及长短,辅助呼吸肌的活动情况等。观察有无呼吸困难及其类型。

4. 肺脏触诊　　包括胸廓扩张度、语音震颤和胸膜摩擦感。

(1) 胸廓扩张度:将两手平放于胸廓两侧的对称部位,嘱被检者深呼吸,比较两侧呼吸运动幅度是否一致。注意左右、上下、前后不同部位的比较。

(2) 语音震颤:用两手掌或手掌尺侧缘平贴于被检者胸壁的对称部位,嘱被检者重复发"1、2、3"或拉长发"yi"音,仔细体会语音震颤的强弱。检查顺序应是先胸后背、先上后下,关注两侧对称部位的语颤是否相等,有无一侧或局部的语颤增强或减弱。注意:① 触诊时不可将两手强压在胸壁上;② 正常人胸壁前、后、上、下语颤不相同,故强调两侧对称部位进行比较。

(3) 胸膜摩擦感:将手掌或手掌尺侧缘平贴于两侧腋中线下部的胸壁,嘱被检者做深呼吸,感受有无类似两片皮革互相摩擦的感觉。

5. 肺脏叩诊　　方法有直接和间接叩诊法。直接叩诊法是用中指掌侧或并拢的手指端对胸壁进行叩击,适用于肺部较广泛的病变。间接叩诊法(也称指指叩诊法)最常用,用左手中指第二指节紧贴于被叩部位(称板指),右手中指端垂直叩向左手中指第二指节的前端,要用右手腕力,即以腕关节和掌指关节的活动为主,避免肘关节及肩关节活动。叩诊动作要迅速、灵活,力量应均匀一致,同一部位多连续叩击2～3次,结果不明确时可重复。

被检者常取坐位,全身肌肉松弛,两手自然下垂,自肺尖开始,从上向下逐个肋间进行叩诊,先叩前胸,再叩背部及两侧。叩诊前胸时胸部应稍向前挺,叩诊腋下时应将双手置于头上,叩诊背部时应将两手交叉抱肩或抱肘。被检者也可取卧位,先叩前胸,然后侧卧位叩诊背部及侧胸部。左手板指一般应与肋骨平行,紧贴于肋间隙,但肩胛间区叩诊时板指与脊柱平行。

注意事项:① 环境应安静,充分暴露叩诊部位;② 叩诊力量应根据胸壁组织厚薄、病变的范围及深浅不同而选择轻叩法或重叩法;③ 应注意比较左右两侧对称部位的叩诊音,并排除胸腔内实质性脏器(如心脏)的影响。

(1) 正常肺部叩诊音:正常肺部叩诊为清音,但存在差异。背部较前胸为浊;前胸上部较下部为浊;右上胸较左上胸稍浊;右下胸受肝脏影响而稍浊;左侧腋前线下方受胃泡影响而呈鼓音。关注有无病理性叩诊音,即在正常清音范围内叩得浊音、实音、鼓音或过清音。

(2) 肺上界(Kronig 峡):自斜方肌前缘中央开始,分别向外侧、内侧叩诊,测量此清音带宽度,即表示肺尖的范围,正常约 4～6cm。

(3) 肺下界:被检者平静呼吸,分别在锁骨中线、腋中线及肩胛线上自上而下进行叩诊,当清音变为浊音时,即表示肺下界所在的位置,正常分别位于第 6、8、10 肋间隙,左右两侧大致相同。

(4) 肺下界移动范围:在叩诊双侧肺下界后,嘱被检者做深吸气后屏住呼吸,叩出肺下界在锁骨中线、腋中线及肩胛线上的位置;而后做深呼气后屏住呼吸,再次叩出其肺下界的位置,并分别做标记。测量肺下界在深吸气末和深呼气末的移动范围,即为肺下界移动范围,正常人为 6～8cm。

6. 肺脏听诊　被检者可取坐位或卧位,一般做平静而均匀的呼吸,必要时做深呼吸或咳嗽几声后立即听诊。一般由肺尖开始,自上而下,由前胸到两侧及背部,沿肋间隙左右对称部位进行对比听诊。

听诊时注意:① 正确佩戴听诊器;② 听诊器体件应贴紧胸壁,避免摩擦;③ 被检者体位舒适、肌肉放松,环境安静、温暖,听诊器体件也应温暖。

(1) 呼吸音:有三类。① 支气管呼吸音:呼气时相较吸气时相长、音响强、音调高,类似张口抬舌呼气时发的"哈"音,在喉部、胸骨上窝和背部第 6、7 颈椎及第 1、2 胸椎附近可听到此音。② 肺泡呼吸音:吸气时相较呼气时相长、音响强、音调高,类似上齿咬下唇吸气时发的"夫"音,在正常肺组织都可听到。③ 支气管肺泡呼吸音:呼气音性质与支气管呼吸音相似,但音响较弱、音调较高;吸气音性质与肺泡呼吸音相似,但音响较强、音调较高,呼气与吸气时相约相等,正常在胸骨角及肩胛间区第 3、4 胸椎水平可听到此音。

应注意听诊呼吸音的音响强度、性质、音调高低及呼吸时间的长短等,仔细区别有无肺泡呼吸音减弱、消失、增强或呼气时相的延长,有无在正常肺泡呼吸音的部位听到支气管呼吸音或支气管肺泡呼吸音,即异常支气管呼吸音或异常支气管肺泡呼吸音。

(2) 啰音:有两类。① 干啰音:有鼾音、哨笛音、哮鸣音等,特点是音调较高,声音清楚持续,以呼气时相较多且清楚,其性质和部位易变。② 湿啰音:有粗、中、细湿啰音(或称大、中、小水泡音),特点呈断续的水泡破裂音,以吸气终末时多而清楚,其性质和部位较恒定。干、湿啰音均可因咳嗽或深呼吸后出现、增多或消失、减少,可以有几种性质不同的干啰音或湿啰音同时存在,也可为干、湿啰音同时存在。捻发音:呈捻搓头发似的声音,仅见于吸气末,注意与细湿啰音区别。

(3) 语音共振:嘱被检者用耳语音及按平时说话的音调数"1、2、3"时,用听诊器在胸壁上可听到柔和而模糊的声音,即为语音共振。

(4) 胸膜摩擦音:见于急性纤维素性胸膜炎(如肺结核、肺炎)、尿毒症等。听诊特点:① 音质粗糙,似拇指和示指在耳边相互摩擦的音响或纸擦音;② 吸气与呼气时均可听到,以吸气末及呼气初较为清楚,屏住呼吸则消失;③ 摩擦音可在胸膜的任何部位听到,但在胸部腋中线下部最易听到,深呼吸或加压听诊器体件时增强;④ 摩擦音在短时间内可出现、消失或再出现。

【注意事项】

1. 光线要适宜,视诊时尽量缩短被检者的暴露时间,并注意遮盖。

2. 叩诊时,板指应贴紧被叩部位,叩指用力要均匀。叩诊肺脏时应注意两侧对比。

3. 触诊和听诊时,应避免手和听诊器体件太凉。

【思考题】

1. 解释语音震颤,简述其检查方法和主要临床意义。

2. 简述正常呼吸音的产生机制和听诊特点。

3. 鉴别干性啰音和湿性啰音的形成机制、听诊特点和临床意义。

4. 简述阻塞性肺气肿的胸部体征特点。

5. 比较胸腔积液和气胸的胸部体征特点。

（童林根）

第四节　心脏与血管检查

【目标】

1. 了解心脏与血管的检查方法和顺序。

2. 掌握心脏与血管的内容和正常特征。

3. 熟悉心脏与血管检查的常见异常改变及其临床意义。

【相关知识】

（一）心脏

心脏位于纵隔腔内，居左右两肺之间，其 1/3 位于前正中线右侧，2/3 位于左侧，相当于第 2～5 肋间。成人心脏大小如自己的拳头，外形近似于圆锥体，心尖指向左前下方，心底位于右后上方，其长轴与前正中线约成对 45°角。心脏由心壁、心腔、瓣膜、起搏传导系统和自身血供系统组成。心壁分三层，即心内膜、心肌和心外膜（脏层心包，其外为心包腔）。心腔分左、右心房和左、右心室，分别由房间隔和室间隔分隔。房室瓣（二尖瓣和三尖瓣）沟通心房和心室，半月瓣（主动脉瓣和肺动脉瓣）沟通心室和大动脉。心脏犹如一个"动力泵"，瓣膜的开启与关闭受心房、心室和大动脉间的压力差影响，使血液沿一定方向流动，从而保证全身脏器和组织的血液供应。而心脏有节律的舒缩则依赖于心脏的起搏传导系统，心脏自身的血供来自于左、右冠状动脉。目前，对心脏的视诊、触诊、叩诊和听诊检查仍是临床诊断心血管疾病的基本手段。

（二）血管

血管是运送血液的管道，包括动脉、静脉和毛细血管。动脉将血液从心脏输向组织，管壁含较多的肌纤维和弹力纤维，具有一定的张力和弹性，称"阻力血管"；毛细血管将小动脉和小静脉相连，在组织中呈网状分布，有利于进行物质交换，称"功能血管"；静脉则将血液从组织汇流回心脏，管壁较薄、管腔较大，能容纳 60%～70% 的血容量，称"容量血管"。

【准备】

实训对象为正常人。实训前备齐听诊器、硬尺等器材。

【流程】

（一）组织教学

教师介绍心脏和血管检查的内容并示范检查方法。学生分组练习（2 人/组），教师巡视、纠错并指导。

（二）实训内容

1. 心脏视诊　包括心前区外形、心尖搏动和心前区异常搏动。

（1）心前区外形：观察有无隆起或凹陷。正常心前区与右前胸相称，无局部隆起或下陷。

（2）心尖搏动：观察其位置、强度、范围、节律及频率。多数正常人可看见心尖搏动，坐位时位于左侧第5肋间隙锁骨中线内0.5～1cm处，搏动范围直径约2～2.5cm，少部分可看不到心尖搏动。体位改变可引起心尖搏动位置变化，注意分析心脏疾病及胸腔、腹腔病变时可引起的心尖搏动位置和强度变化。

（3）心前区异常搏动：正常人心前区无异常搏动。右心室增大时可见胸骨左缘第3、4肋间处搏动；肺源性心脏病时出现剑突下搏动。

2. 心脏触诊　被检者取坐位、仰卧或半卧位，检查者用右手掌指腹端或尺侧缘置于其心前区进行触诊，用力适中。内容包括心尖搏动、震颤和心包摩擦感。

（1）心尖搏动和心前区搏动：触诊可更准确地判断其搏动部位、范围和强度，并有助于了解心率和心律，判断抬举性心尖搏动，确定第一心音，鉴别剑突下搏动等。

（2）震颤：又称猫喘，正常人心前区触不到震颤。触到震颤时常可闻及心脏杂音，但闻及心脏杂音时不一定能触及震颤。震颤提示心脏或血管有器质性病变。

（3）心包摩擦感：急性纤维素性心包炎时可在胸骨左缘第4肋间处触及心包摩擦感。

3. 心脏叩诊　被检者取仰卧位或坐位，平静呼吸，用指指叩诊法，左手板指方向与肋间平行（仰卧位时）或与心脏边缘平行（坐位时）。板指贴紧胸壁并适当加压，一般宜用轻叩，力量均匀。先叩左界，后叩右界，沿肋间从外向内，自下而上（或自上而下）。在由清音变浊音点作标记，依次用直尺测量标记点至前正中线的距离，同时测量左锁骨中线至前正中线的距离，记录在规定的表格内。

（1）正常心浊音界：心脏相对浊音界可反应心脏的实际大小和形状。其范围用表格形式表示，参见表1-2-1。

（2）心浊音界改变：心脏增大、心包积液等心脏疾病时可见心浊音界增大，肺气肿时心浊音界缩小或叩不出，其他的胸腔或腹腔病变也可影响心浊音界的大小和位置。

4. 心脏听诊　心脏听诊在心脏病的诊断中极为重要，在实训中应反复体验，力求准确掌握，并养成有序听诊的习惯。被检者取坐位或仰卧位，必要时可通过变换体位、做深呼吸或进行适量运动来协助听诊。

表1-2-1　正常心脏相对浊音界

右（cm）	肋间	左（cm）
2～3	Ⅱ	2～3
2～3	Ⅲ	3.5～4.5
3～4	Ⅳ	5～6
	Ⅴ	7～9

注：前正中线距左锁骨中线8～10cm

传统的心脏瓣膜听诊区有4个瓣膜、5个区，应非常熟悉其所在的位置，一般听诊顺序：二尖瓣区→肺动脉瓣区→主动脉瓣区→主动脉瓣第二听诊区→三尖瓣区。

心脏听诊的内容包括心率、心律、心音、额外心音、杂音及心包摩擦音等。

（1）心率：正常成人60～100次/min。应以第一心音为准，一般听诊1min即可，但在心率较慢或节律不整时，应听诊2min。注意儿童稍快，老年偏慢。

（2）心律：正常人大多规则，但少数健康人可出现吸气时心搏加快，呼气时减慢，此为窦性心律不齐，一般无临床意义。过早搏动和心房颤动是临床上最常见的心律失常类型，前者听诊时有较长的代偿间歇，后者听诊有"三不一致"：心室律绝对不规整、第一心音强弱不等、心率与脉率不一致(短绌脉)。

(3) 心音:有第一心音(S_1)、第二心音(S_2)、第三心音(S_3)和第四心音(S_4)四个,通常能听到 S_1 和 S_2,部分儿童及青少年可听到 S_3,而 S_4 一般听不到。

S_1 标志着心室收缩的开始,S_2 标志着心室舒张的开始。准确判断 S_1 和 S_2,对于确定异常心音和杂音是在收缩期还是在舒张期十分重要。S_1 和 S_2 的区别为:S_1 在心尖部最响,音调较低,持续时间约 0.1s,且与心尖搏动、颈动脉搏动一致;S_2 在心底部最响,音调较高且持续时间约 0.08s,出现在心尖搏动与颈动脉搏动之后;S_1 和 S_2 之间间隔时间较短,而 S_2 与下一心动周期 S_1 间隔时间较长。

S_3 是继 S_2 之后约 0.1～0.12s 出现,声音短而弱,好像是 S_2 的回音,在心尖部或其内上方较清楚,左侧卧位、呼气末较为清楚,由直立位转变为卧位后更清楚,深吸气时 S_3 减弱或消失。S_4 出现于 S_1 前 0.1s,正常时很弱,一般不易听到。

听诊心音时,要注意有无心音强度、性质的改变及心音分裂。S_1 强度取决于心肌收缩力、心室充盈度及房室瓣的位置和弹性。在甲状腺功能亢进、高热、心室肥大时 S_1 增强,二尖瓣狭窄时呈拍击性 S_1;而心肌病、心肌梗死、二尖瓣关闭不全或主动脉瓣关闭不全时 S_1 减弱;心房颤动 S_1 强弱不等。S_2 强度则取决于动脉内的压力及半月瓣的弹性。高血压时有主动脉瓣区第二心音(A_2)增强,肺动脉高压时有肺动脉瓣区第二心音(P_2)增强;而主动脉瓣狭窄或关闭不全及肺动脉瓣狭窄或关闭不全时分别有 A_2 和 P_2 减弱。

在心肌炎、心肌梗死等心肌严重病变时可出现心音性质改变,表现为钟摆律或胎心律,因 S_1 失去其固有的低钝性音调与 S_2 相似,伴有心率增快。

心音分裂有 S_1 分裂和 S_2 分裂,以后者为常见,表现有:① 生理性分裂,见于正常人尤其是青少年和儿童,在肺动脉瓣区清楚,以深吸气末更易听到;② 病理性分裂,多见于二尖瓣狭窄、肺动脉瓣狭窄、右束支传导阻滞等,受呼吸影响,以吸气末较显著;③ 固定性分裂,见于房间隔缺损,分裂程度不受呼吸影响;④ 反常分裂,见于严重主动脉瓣狭窄等,以主动脉瓣区清楚,呼气末显著。

(4) 额外心音:有收缩期和舒张期三音律。听诊三音律时,首先要确定是在收缩期或舒张期,其次确定是出现在早期或中、晚期。

收缩期三音律有:① 收缩早期喷射音(喀喇音),出现在 S_1 后,音调高尖而清脆,可见于主动脉瓣狭窄或肺动脉瓣狭窄等;② 收缩中、晚期喀喇音,出现在 S_1 后约 0.08s,音调高尖、清脆,其后有收缩晚期杂音,称收缩中晚期喀喇音伴收缩晚期杂音综合征,见于二尖瓣脱垂。

舒张期三音律有:奔马律、开瓣音和心包叩击音等。

1) 舒张早期奔马律:又称室性奔马律,是出现在 S_2 后的病理性 S_3,与性质改变的 S_1 和 S_2 共同组成三个音调和时间间隔相似的三音律,听诊犹如奔驰的马蹄声,呈"滴答答"音。听诊时注意与正常 S_3 鉴别:室性奔马律出现在器质性心脏病患者,心率较快,多在 100 次/min 以上,三个心音时间间隔大致相等;正常 S_3 多见于儿童及青少年,心率正常,S_1 和 S_2 性质正常,S_3 距 S_2 较近。

2) 收缩前期奔马律:又称房性奔马律,实为病理性 S_4,出现在 S_1 之前,音调较钝,深吸气时易听到,见于房室传导阻滞、冠心病、心肌病等。部分患者同时存在舒张早期奔马律和收缩前期奔马律,在心率较快时呈舒张中期(重叠型)奔马律,当心率较慢时则为四音律。

3) 开瓣音:见于二尖瓣狭窄,出现在 S_2 之后,音调高尖、响亮、清脆和短促,在心尖部及其内上方听诊较明显。

4）心包叩击音：见于缩窄性心包炎，出现在 S_2 后约 0.1s，音响较强而短促，可呈拍击样，在心尖部或胸骨下段左缘较明显。

（5）心脏杂音：部分正常人在心尖区或肺动脉瓣区可听到1～2级柔和的吹风样收缩期杂音。心脏杂音对心脏瓣膜病的诊断有重要意义，闻及心脏杂音时应注意分析其出现的部位、时期、性质、传导方向、强度及有关的影响因素。

杂音出现的部位常提示病变所在的瓣膜位置。根据出现时期的不同，杂音分收缩期杂音（SM）、舒张期杂音（DM）、连续性杂音（CM）或双期杂音。双期杂音一般不掩盖心音，而连续性杂音常掩盖第二心音。对于 SM 的性质可描述为柔和或粗糙吹风样、乐音样等，DM 常用隆隆样或雷鸣样、叹气样等词描述，CM 常用机器声样来描述。粗糙吹风样 SM 常说明是器质性病变，而柔和吹风样 SM 多为功能性杂音。

杂音常沿着血流方向传导，也可借周围组织扩散，如二尖瓣关闭不全的 SM 在心尖部最响，向左腋下及肩胛下角处传导；二尖瓣狭窄的 DM 在心尖部最响且较为局限；主动脉瓣狭窄的 SM 在主动脉瓣区最响，向右锁骨下及右颈部传导；而主动脉瓣关闭不全的 DM 以主动脉瓣第二听诊区最响，向心尖方向传导。SM 强度常分为 6 级，3/6 级以上者多为器质性杂音；DM 和 CM 均为病理性，不分级。

常可通过改变体位、呼吸、运动或某些药物来协助判断杂音。如二尖瓣狭窄或关闭不全的杂音于左侧卧位、深呼气时更清楚；主动脉瓣关闭不全的杂音于前倾坐位、深呼气末更明显；肺动脉瓣关闭不全的杂音在深吸气时增强。运动后心缩加强可使狭窄所致的杂音加强。吸入亚硝酸异戊酯后，可使二尖瓣关闭不全或主动脉瓣关闭不全的杂音减弱，而梗阻型肥厚性心肌病患者的杂音增强。

（6）心包摩擦音：见于急性纤维素性心包炎。患者取坐位，身体略前倾，听诊胸骨左缘第3、4 肋间，可闻及粗糙、似指腹摩擦耳廓的声音，加压听诊器体件、屏住呼吸时更清楚。

5. 血管检查　检查内容包括周围血管、脉搏、血压、周围血管征等。

（1）肝颈静脉回流征：被检者取仰卧位或半卧位，检查者用右手按压患者右上腹肿大的肝脏，如果颈静脉充盈更加明显，则为肝颈静脉回流征阳性。见于右心功能不全及心包积液等。

（2）毛细血管搏动征：检查者用一手指轻压被检者指甲缘，或用清洁玻片轻压其口唇，如见到红、白交替的节律性微血管舒缩现象则为毛细血管搏动征。

（3）水冲脉：触诊被检者桡动脉，并将其手臂抬起高过头部，感到脉搏骤起骤降，急促而有力，即为水冲脉。

（4）奇脉：触诊被检者桡动脉，感到脉搏在吸气时明显减弱或消失，而在呼气时出现或增强，称为奇脉。见于心包积液及缩窄性心包炎。

（5）交替脉：触诊被检者桡动脉，感到脉搏呈一强一弱交替出现而节律正常。见于心肌损害如心肌梗死、心功能不全等。

（6）动脉壁情况：触诊被检者桡动脉时，压力加大，使动脉血流中断，则其远端的动脉血管不能触及。如能触及，则标志着动脉硬化。

（7）枪击音及杜氏（Duroziez）双重杂音：听诊被检者的肱动脉或股动脉，如听到"嗒、嗒"音即为枪击音。此时加压听诊器体件，如听到收缩期与舒张期双重杂音，即称杜氏双重杂音。这两种体征和毛细血管搏动征、水冲脉合称周围血管征，见于主动脉关闭不全、甲状腺功能亢进等导致脉压增大的疾病。

【注意事项】

1. 充分暴露心前区,用侧面视线观察心尖搏动,光线要适宜。
2. 叩诊心脏时注意把握好叩诊力量,多采用轻叩法。
3. 触诊和听诊时,应避免手和听诊器体件太凉。
4. 听到心脏杂音时应注意其传导方向。

【思考题】

1. 简述心浊音界的检查方法、常见的异常表现及其意义。
2. 鉴别第一心音和第二心音。
3. 解释心脏杂音,简述其听诊要点。
4. 简述二尖瓣狭窄的心脏体征特点。
5. 简述主动脉瓣关闭不全的心脏体征特点。

(童林根)

第五节　腹　部　检　查

【目标】

1. 熟悉腹部视、触、叩、听诊的内容及方法。
2. 掌握腹部触诊的各种方法及适应证。

【相关知识】

在骨盆入口和胸膈膜之间的空腔称为腹腔。腹腔的边界是腹腔壁。腹部是大部分消化道的所在,腹部上侧界是第 8、9 和 10 假肋软骨连接形成的肋骨下缘,下侧界则是髂骨前棘和起于髂前上棘终于耻骨棘的 Poupart 韧带。下界在体表成沟状。耻骨棘上方两边是腹股沟环,是腹壁肌肉层的开口,男性的精索在此通过,此部位可发生腹股沟疝。为准确描述和记录脏器及病变部位,对腹部进行分区,如图 1-2-1 所示。

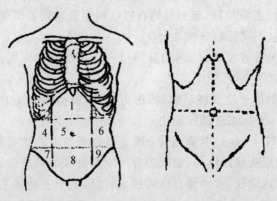

图 1-2-1　腹部体表分区示意图

（一）九区法

1. 右上腹部　肝右叶,胆囊,横结肠右曲,右肾上腺,右肾。

2. 上腹部　肝左叶,胃,十二指肠,大网膜,横结肠,胰腺头部和体部。

3. 左上腹部　脾,胃,横结肠,胰腺尾部,左肾,左肾上腺。

4. 右下腹部　右肾,升结肠,小肠。

5. 中腹部(脐部)　小肠,横结肠,腹主动脉。

6. 左侧腹部　降结肠,左肾,小肠。

7. 右下腹部　盲肠,阑尾,右侧输尿管及卵巢。

8. 下腹部　膀胱,子宫,回肠,直肠。

9. 左下腹部　乙状结肠,左侧输尿管及卵巢。

（二）四区法

1. 右上腹　幽门,十二指肠,小肠,结肠肝曲,部分横结肠,肝,胆囊,胰头,主动脉腹部,右肾,右肾上腺。

2. 左上腹　胃,小肠,部分横结肠,结肠脾曲,肝左叶,脾,胰体,胰尾,腹主动脉,左肾,左肾上腺。

3. 右下腹　小肠,盲肠,阑尾,部分升结肠,男性的右侧精索和右输尿管,女性的右侧卵巢和右输尿管。

4. 左下腹　小肠,部分降结肠,乙状结肠,男性的左侧精索和左输尿管,女性的左侧卵巢和左输尿管。

【准备】

皮尺、热水袋一个(示范震水声及移动性浊音)、听诊器、记号笔、人体腹部模型。

【流程】

（一）组织教学

教师介绍腹部检查的内容并示范检查方法,然后观看腹部检查录像片。学生分组练习(2人/组),教师巡视、纠错并指导。

（二）实习内容

1. 视诊

(1)方法：

1)检查室内温暖；

2)患者仰卧,裸露全腹,腹部及全身肌肉松弛,双下肢屈曲；

3)医生立于患者右侧,光源适当,可利用侧面来的光线观察搏动、蠕动、肿块及某些器官的轮廓。

(2)内容：

1)腹部形态：正常人腹部外观对称,平坦。

腹部膨隆：① 局限性,见于肿块及内脏肿大等；② 弥漫性,有胃肠胀气、腹水或巨大肿块等。

腹部凹陷：呈舟状腹,见于显著消瘦、恶病质及严重脱水的患者。

2）呼吸运动：正常人可见呼吸运动自如。呼吸运动受限或消失见于腹膜炎、剧烈腹痛等。

3）腹壁静脉曲张及血流方向检查：① 正常人腹壁静脉一般不能看见，较瘦或皮肤较白的人的腹壁静脉常隐约可见；② 门静脉梗阻，脐水平线以上的腹壁静脉的血流方向自下向上，而脐以下静脉为自上向下；③ 下腔静脉梗阻，脐上或脐下曲张静脉的血流方向均向上；④ 上腔静脉梗阻，脐上或脐下曲张静脉的血流方向均向下。

检查方法：① 医生用中指和示指两指合并紧压曲张的静脉，中指向上移动，向上挤空血液；② 放松中指，静脉不充盈，说明血流方向是由下而上；③ 反之，松开示指，如静脉充盈，说明血流方向是由下向上（图1-2-2）。

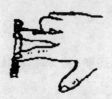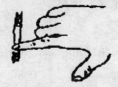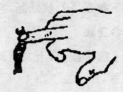

图1-2-2　测定静脉血流方向示意图

4）胃蠕动波及肠型：① 胃蠕动波（胃型），于上腹部可见自左肋缘下向右运行的较大蠕动波，至幽门区消失，有时亦可见自右向左的逆蠕动波，此波于用手拍击腹壁后易见，见于幽门梗阻的患者；② 肠型，见于肠梗阻的患者，在腹壁上可见肠型和肠蠕动波。

5）腹壁皮肤：有无皮疹、色素沉着、条纹、瘢痕、疝、脐疝、血管搏动及心脏搏动等。

2. 触诊

（1）触诊方法：

1）浅部触诊法：将右手（亦可双手重叠）轻放腹壁上，利用掌指关节及腕关节的弹力依次柔和地进行滑动触摸，开始触诊时，常采用此法。其适用于检查腹壁的紧张度、压痛、反跳痛、腹部肿块等。

2）深部触诊法：① 深部滑行触诊法：嘱患者张口平静呼吸，医生以右手并拢的二、三、四指末端逐渐压向腹后壁脏器或包块，在被触及的脏器或包块上作上下左右的滑动触摸，如为肠管或索条状包块则应作与长轴相垂直方向的滑动触诊。此法有利于腹腔深部脏器和胃肠病变的检查。② 深压触诊法：以一个或两三个手指，逐渐按压以明确压痛的部位，如阑尾压痛点、胆囊压痛点等。③ 双手触诊法：用两手进行触诊，右手按滑行触诊法进行，而左手将被检查的部位或脏器托起推向右手，以便能清楚地触及检查脏器，必要时可嘱患者侧卧。此法常用于检查肾脏、脾及肝脏（主要用于肝、脾轻度大的患者）。④ 冲击触诊法：此法仅适用于大量腹水，肿大的肝、脾或肿块难以触及时才采用，方法：以三四个并拢的右手手指，取几乎垂直的角度，置放于腹壁上相应的部位，作数次急速而较有力的冲击动作，在冲击时即会触及腹腔内脏器或肿块在指端沉浮。注意：此法应避免用力过猛，否则使患者不适。

（2）触诊内容：

1）腹壁紧张度：正常腹壁柔软。腹腔内有炎症时，腹肌呈反射性痉挛，腹壁紧张，有抵抗感。

2）压痛及反跳痛：注意检查上腹压痛、脐部压痛、下腹压痛，并考虑引起腹部压痛的可能脏器及病变。阑尾点位于右髂前上棘与脐部所连直线的外1/3与内2/3交界处。

检查方法,以一个或两三个手指逐渐按压,细致触摸腹部深部病变部位,以明确压痛的局限部位。检查反跳痛时,可在深压的基础上迅速将手松开,并询问患者是否感觉疼痛加重或观察患者面部是否出现痛苦表情,是则代表腹部病变累及腹膜,见于急性腹膜炎。

3) 腹部肿块:注意检查肿块的部位、大小、表面状态、硬度、压痛、运动度、边缘状态、搏动性,与邻近脏器的关系。

4) 肝脏触诊:通常先采用滑行触诊法,检查者用右手四指并拢,平放于患者右下腹部(手指与肋缘垂直),嘱患者做较深而均匀的腹式呼吸,右手指紧贴腹壁稍加压力,随腹壁的呼吸运动而起落,吸气时腹壁隆起,触诊的手应随腹壁抬高。因吸气时肝脏随膈肌的运动而下降,此时可触知肝下缘从指端滑过。呼气时,腹壁松弛下陷,触诊的手应及时下按,此时为再一次触知肝下缘的有利时机。自下向上,逐渐向肋缘方向滑动,直达肋弓或手指触及肝脏的下缘为止,经复查后如已触及肝下缘,则应继续向两侧移动检查,确定整个肝下界的位置。

检查肝脏应注意的内容:① 记录肝脏在右锁骨中线肋弓下(简称肋下),通常在平静吸气状态测量及剑突下的大小,以厘米表示(图1-2-3);② 质地:质软、中度或坚硬;③ 表面状态:光滑,结节感及结节的大小;④ 边缘状态:规则或不规则,锐利或圆钝,清楚或不清楚等;⑤ 压痛:轻度、中度、明显压痛或无压痛。

临床意义:① 正常人一般扪不到,但儿童及少数成年人可扪及肝脏,肋下小于1cm,质软、无压痛;② 肝大,可见于各种肝病,如肝炎、肝癌、肝脓肿等;③ 白血病、右心衰竭等。

5) 脾脏触诊:方法同"肝脏触诊"。检查者可将左手置于患者左腰部,将脾脏稍向前托起,用右手于左腹部自下而上进行滑行触诊,如平卧位不能摸及脾脏时,可让患者改为右侧卧位检查,这样常能发现轻度肿大的脾脏。

检查脾脏也要注意其大小、边缘、切迹、硬度、压痛及表面状态。记录左锁骨中线肋缘下脾脏的大小(图1-2-3)。正常人脾脏不能触及。脾大常见于败血症、伤寒、肝硬化、白血病及淋巴瘤等。

6) 肾脏触诊:检查肾脏时患者可取俯卧位或坐位,用双手触诊法。检查者左手放在腰部,托起肾脏,右手在腹部进行滑行触诊,嘱患者行深呼吸,趁腹壁明显下陷时,右手深入压下,使左右两手相对合,即可触到肿大或下垂的肾脏,呈实体样感觉,边缘圆钝。下垂的肾脏可随呼吸而上下移动。正常人肾脏一般不能触及。瘦弱者有时可触及右肾下端。

7) 胆囊触诊:正常人胆囊不能被触及。胆囊肿大时,在右上腹部腹直肌外缘与肋缘交界处触到卵圆形或梨形柔软肿块,随呼吸运动而上下移动,并常有压痛。胆囊肿大常见于胆囊炎。

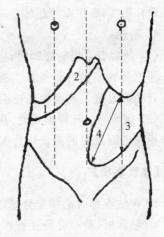

图1-2-3 肝脾肿大的测量

1. 右锁骨中线 2. 剑突下 3. 左锁骨中线上自肋弓至脾脏下缘 4. 从左锁骨中线与肋弓的交叉点到脾的最远点

墨菲(Murphy)征是检查胆囊压痛的方法。检查者以左手拇指放在患者右肋缘与右腹直肌外缘交界处,先用中等压力压迫腹壁,然后嘱患者做深腹式呼吸,在吸气时膈肌下降,使发炎的胆囊下移并触及正在加压的拇指,患者常因疼痛而突然屏气,即为墨菲征阳性,否则为阴性。

8) 波动感:用于检查腹水患者。将一手掌贴于腹壁的一侧,另一手指轻叩对侧腹壁,如腹内有较多的腹水存在,则贴于腹壁的手掌有水波冲击感。须注意:如被检查者腹壁脂肪甚厚,虽无腹水,通过腹壁脂肪的传导,也可能产生水波感。此时可请他人将手掌的尺侧轻轻压在被检者脐上中线处,阻止由腹壁脂肪传来的波动,则由此引起的水波感消失,但腹水患者的水波感仍存在。

3. 叩诊

(1) 移动性浊音叩诊:患者先取卧位,若腹腔内有游离液体,在腹两侧叩诊为浊音,而腹中部因肠管浮起而呈鼓音,然后让患者侧卧,浊音区移至侧位的下方而上面一侧为鼓音,更换体位向另一侧卧时,叩诊浊音区仍在侧卧的下方,表明有腹水在腹腔内移动,称移动性浊音阳性。其对诊断腹水或腹腔内积血有意义。正规的叩诊方法是:患者仰卧,医生立于患者右侧,先从脐部开始,顺势在脐平面向左侧叩诊,直达左侧髂腰肌边缘,如叩诊音变为浊音,则叩诊板指位置固定(不离开皮肤),嘱患者向右侧卧位,重新叩诊该处,听取音调有无变化;然后向右侧移动叩诊,直达浊音区,叩诊板指固定位置,嘱患者向左侧翻身作左侧卧位,再次叩诊,听取叩诊音之变化。

(2) 肝浊音界叩诊:在右锁骨中线处自第2前肋间开始叩诊,由清音变为浊音处代表肝浊音界即肝上界。正常肝浊音界在右侧第5前肋间。肝浊音界上移见于肝大(如肝癌、肝脓肿等)和腹压增高(如腹水)。肝浊音界下移见于肺气肿。肝浊音界消失见于胃肠道穿孔。

(3) 脾浊音区叩诊:在腋中线处第9～11肋之间呈浊音区,前缘不超腋前线,宽度不超过4～7cm。脾大时,脾浊音区相对扩大。

(4) 充盈膀胱的叩诊:患者取仰卧位,从脐正中线脐部向下叩诊,由鼓音变浊音,代表充盈的膀胱,见于尿潴留患者,亦见于妊娠子宫或卵巢囊肿等。

(5) 胃泡叩诊区:在左前胸下部为胃内含气所致,上为肺下缘,右为肝缘,左为脾,下为肋弓,呈一半月形区,胃扩张时此鼓音区扩大,肝、脾大时则缩小,可以间接探知肝、脾大小的程度。

4. 听诊

(1) 肠鸣音:当肠蠕动时,肠内气体和液体移动的声音,称之为肠鸣音。正常每分钟4～5次。注意其频率、音调、强弱。机械性肠梗阻时频率增多(每分钟超过10次以上)、音调增高,肠鸣音明显亢进。麻痹性肠梗阻时,肠鸣音频率减少或消失。

(2) 振水音:有胃潴留时,用手指在患者腹部做连续迅速的冲击动作,可听到胃内气体与液体相撞击而发出的声音称为振水音,犹如水在水瓶内或热水袋内振荡的响声。

【注意事项】

1. 评估腹部时必须充分暴露腹部,注意保暖,并让被评估者放松。

2. 触诊肝、脾时必须让被评估者屈曲双下肢并作缓慢腹式呼吸。

3. 评估者应站在被评估者右侧。

4. 必要时,医生可一边与患者谈话,一边检查,以分散患者的注意力,从而减轻患者自主性的腹肌紧张。

5. 检查顺序为:由浅入深,由下至上,由不痛到痛的部位。

6. 手脑并用,边检查,边思考。

【思考题】

1. 触及肿大的肝脏应注意什么?

2. 脾脏肿大如何测量？

3. 墨菲征如何检查，有什么临床意义？

（项昌富）

第六节　脊柱四肢和神经反射检查

【目标】

1. 熟悉脊柱、四肢等的检查方法及认识正常现象。

2. 掌握临床常用浅反射及深反射的检查方法。

【相关知识】

（一）脊柱

脊柱是身体的支柱，位于背部正中，上端接颅骨，下端达尾骨尖。自上而下有颈椎 7 块、胸椎 12 块、腰椎 5 块、骶骨 1 块（由 5 块骶椎合成）和尾椎骨 1 块（由 4 块尾椎合成）。脊柱内部自上而下形成一条纵行的脊管，内有脊髓。脊柱为人体的中轴骨骼，是身体的支柱，除负重、减震、保护功能外，还有灵活的运动功能，其运动方式包括屈伸、侧屈、旋转和环转等。

（二）反射

在中枢神经系统参与下，机体对内外环境刺激的规律性应答反应，称为反射。它是神经系统的基本活动方式。执行反射活动的形态学基础是反射弧。反射弧包括感受器→传入神经→中枢→传出神经→效应器。人类大脑皮质的思维活动，就是通过大量的中间神经元极为复杂的反射活动来完成的。如果反射弧任何一部分损伤，反射即出现障碍。因此，临床上常用检查反射的方法来诊断神经系统的疾病。

【准备】

正常人、叩诊锤、手电筒、竹签、棉絮、生理盐水。

【流程】

（一）组织教学

教师介绍脊柱、四肢和神经反射检查的内容并示范检查方法。学生分组练习（2 人/组），教师巡视、纠错并指导。

（二）实训内容

1. 脊柱弯曲度　从患者背后观察躯干是否对称，注意脊柱有无异常弯曲及畸形（前凸、后凸、侧凸），检查时可用手指沿脊椎棘突，以适当压力（不使患者感到疼痛）自上向下划过，划压后皮肤上出现一条红线，以此观察脊柱有无侧弯。

正常人脊柱有四个生理性弯曲，即颈椎稍向前凸，胸椎稍向后凸，腰椎有较明显前凸，骶椎有较大幅度后凸。

2. 脊椎压痛与叩击痛　① 脊椎压痛：用右手拇指自上而下逐个按压脊椎棘突，观察有无压痛。脊椎出现压痛提示病变存在。② 脊椎叩击痛：患者取端坐位，医生左手掌面放在患者头顶，右手半握拳，以小鱼际肌部叩击左手，观察患者有无叩痛，或以叩诊锤或手指直接叩击各个脊椎棘突。正常脊椎无叩击痛，脊椎有病变时，在病变部位可出现叩击痛。

3. 脊柱活动度　嘱患者做前屈、后伸、侧弯、旋转等动作，以观察脊柱的活动情况，注意是否有活动受限现象。

4. 四肢检查　注意有无关节畸形或肿胀、肢体瘫痪、肌肉萎缩、手指震颤、杵状指、反甲、水肿等。

5. 浅反射

(1) 角膜反射：用一小棉花絮毛轻触角膜的边缘。被刺激一侧的眼睑立即闭合，称为直接角膜反射；若对侧眼睑也闭合，称间接角膜反射（反射中枢，脑桥）。

(2) 腹壁反射：患者仰卧，使腹壁完全松弛，用较尖锐的器具（如竹签）分别在两侧上、中、下腹壁上自外向内轻轻划过。腹壁反射存在时，可看到该处腹壁肌肉收缩（反射中枢：胸髓7~12节），正常人均可引出腹壁反射，但若腹壁过于松弛（老人、经产妇）、过于肥胖或腹部膨胀时腹壁反射可消失。

(3) 提睾反射：用竹签轻划大腿内侧上方的皮肤，同侧的提睾肌即收缩，使睾丸上提，正常人的提睾反射均可引出（反射中枢：腰髓1~2节）。

6. 深层反射

(1) 二头肌反射：使被检者的上肢于肘部屈曲，并使前臂稍内旋，检查者以左拇指鼻于被检者的二头肌腱上，用叩诊锤叩打被检者的左拇指，反应为二头肌收缩，表现为前臂呈快速的屈曲运动（反射中枢：颈髓5~6节）。

(2) 三头肌反射：使被检者的上肢于肘部屈曲，检查者应托住其前臂及肘关节。用叩诊锤叩打尺骨鹰咀的上方1.5~2cm处（三头肌附着部），反应为三头肌收缩，表现为前臂的伸展运动（反射中枢：颈髓7~8节）。

(3) 桡骨膜反射：使被检者肘关节半屈曲，前臂略外旋，腕关节自然垂下，检查者以叩诊锤叩击桡骨茎突上方，出现前臂旋前及肘屈运动（反射中枢：颈髓5~8节）。

(4) 膝腱反射：被检者取坐位，小腿自然下垂或仰卧位，检查者用左手在被检者腘窝部托起下肢，使髋、膝关节稍屈曲，用叩诊锤叩击髌骨下方股四头肌腱，反应为四头肌收缩，表现为小腿伸展（反射中枢：腰髓2~4节）。

(5) 跟腱反射：使被检者仰卧位，膝半屈，下肢外展及外旋，检查者用手扶被检者的脚趾稍向背屈，用叩诊锤叩打跟腱，反应为腓肠肌收缩，表现为足向跖面屈曲（反射中枢：骶髓1~2节）。

7. 病理反射

(1) 巴宾斯基（Babinski）征：用竹签或叩诊锤柄的尖端，由足跟开始沿足底外侧向前轻划，至小趾跟部再转向蹬趾侧。正常时反应为蹬趾及其他四趾跖屈；如表现为蹬趾背屈，其余四趾呈扇形展开，即为巴宾斯基征阳性，此征见于锥体束疾病患者，亦可在意识不清或深睡时出现。

(2) 奥贲汉姆（Oppenhiem）征：检查者用拇指及示指沿被检者胫骨前缘用力由上向下推动，如蹬趾背屈、四趾展开者为阳性。

（3）戈尔登（Gordon）征：握挤腓肠肌时，有巴宾斯基征反应者为阳性。

（4）卡达克（Chaddock）征：用竹签划足背外侧时，有巴宾斯基征反应者为阳性。

（5）霍夫曼（Hoffmann）征：检查者用左手握住被检者前臂近腕关节处，右手示指和中指夹住被检者中指，并向前上方提拉，再用拇指的指甲急速弹刮被检者中指的指甲，如有拇指屈曲内收，其余手指末节有屈曲动作，即为阳性反应。

8. 脑膜刺激征

（1）颈项强直：被检者去枕仰卧，双下肢伸直，检查者右手置于被检者胸前上部，左手托扶被检者枕部作被动屈颈运动。颈强直时被动运动有抵抗力，下颌不能触及胸部。

（2）凯尔尼格（Kernig）征：被检者仰卧，先将一侧髋关节和膝关节屈曲成直角，然后用手抬高小腿，若在135°以内出现抵抗感，并感疼痛，即为凯尔尼格征阳性。

（3）布鲁津斯基（Brudzinski）征：被检者仰卧，两下肢自然伸直，检查者用手使被检者颈部向前屈曲，若膝关节与髋关节有反射性屈曲即为阳性。

【注意事项】

1. 检查脊柱、四肢、神经系统时应注意保护患者，以免患者跌倒损伤。
2. 神经系统检查时嘱患者放松以免影响检查结果的准确性。
3. 脑膜刺激征评估时须去枕平卧。

【思考题】

1. 浅反射包括哪些？
2. 深反射包括哪些？
3. 脑膜刺激征包括哪些，如何判断正常与否？
4. 杵状指有何特点，常见于哪些疾病？

（李昌茂、项昌富）

第三章　内科诊疗基本操作技能

一切诊疗操作均要从有利于患者的诊断、治疗出发，严格掌握适应证与禁忌证。对有创性检查严格掌握无菌操作，操作前必须做好充分的准备工作。医学生在课堂上实施内科诊疗操作时，要严肃认真对待，爱护实验设备。

第一节　胸腔穿刺术

【目标】

1. 掌握胸腔穿刺术的适应证和禁忌证。
2. 熟悉胸腔穿刺术的操作步骤。
3. 掌握胸膜反应的处理。

【相关知识】

（一）胸膜

胸膜是一层薄而光滑的浆膜，可分为脏胸膜与壁胸膜两部分。脏胸膜被覆于肺的表面；壁胸膜衬贴在胸壁的内面、膈的胸腔面和纵隔的两侧，具有丰富的感觉神经末梢。胸膜具有分泌和吸收浆液的功能。

（二）胸膜腔

胸膜腔是由脏胸膜与壁胸膜在肺根处相互移行所构成的密闭的潜在浆膜腔。其左、右各一，互不相通，腔内含少量的浆液，可减少呼吸时的摩擦，腔内为负压，有利于肺的扩张。脏、壁两层胸膜在肺根下方相互移行重叠，形成三角形的皱襞，称肺韧带。肺韧带呈额状位，连于肺与纵隔之间，有固定肺的作用。

胸膜腔的存在，使肺可随膈肌的运动而扩张和缩小，完成气体的吸入和呼出。胸膜炎、气胸或胸腔积液则可影响肺的呼吸功能。

【准备】

1. 常规消毒治疗盘一套。
2. 无菌胸腔穿刺包，其内包括：针栓接有胶管的胸腔穿刺针、5mL 和 50mL 注射器、7 号针头、血管钳、洞巾、纱布等。
3. 2％利多卡因针剂、1：1000 肾上腺素针剂、无菌手套、无菌试管、量杯等。
4. 治疗气胸者需准备"人工气胸抽气箱"。

【流程】

（一）组织教学

教师介绍胸腔穿刺术、胸腔闭式引流管,示范和讲解操作步骤。学生分组练习(2人/组),教师巡视、纠错并指导。

（二）实训步骤

1. 向患者说明穿刺的目的和术中注意事项,如术中姿势固定、勿深呼吸和咳嗽等。协助患者反坐在靠背椅上,双臂平放于椅背上缘,额部伏于前臂上;不能半坐位者,可取半卧位,患侧前臂上举抱头或置于枕部,以增宽肋间隙。常规消毒后,术者戴手套、铺洞巾;护士用胶布固定洞巾两上角以防滑脱,并打开利多卡因针剂,供术者抽吸做局麻。

2. 术者左手固定穿刺部位,右手持穿刺针(注意:针栓胶管一定要用血管钳夹紧)沿局麻处肋骨上缘缓慢刺入胸腔,将注射器接上针栓胶管;护士接过血管钳,协助术者抽取胸水或气体。

3. 术者用50mL注射器抽取胸水时,护士将血管钳放开,当针管吸满后,应先夹紧针栓胶管,再取下注射器排液,以防气体进入胸腔。每次抽液、抽气时,不宜太快太多,一般第一次抽液不宜超过600mL,以后每次抽液量不超过1000mL,以免纵隔复位过快引起循环障碍。

4. 抽液完毕后,根据需要留取胸水标本,如需要治疗,可注入药物。术毕拔出穿刺针,覆盖无菌纱布,胶布固定,撤除洞巾。

5. 治疗气胸者可用"人工气胸抽气箱"。

6. 术中应密切观察患者有无头晕、面色苍白、出冷汗、心悸、胸部剧痛、刺激性咳嗽等情况,一旦发生,立即停止抽液,并做相应处理,如协助患者平卧,必要时遵医嘱皮下注射1:1000肾上腺素。

【注意事项】

1. 嘱患者平卧或半卧位休息,观察其呼吸、脉搏、血压等情况。

2. 记录胸水的量、颜色、性质,并及时送检标本。

3. 注意观察穿刺点有无渗血、渗液,及时更换敷料。

4. 注入药物后应嘱患者稍活动,以使药物在胸腔内混匀,观察患者有无发热、胸痛等注入药物的反应。

【思考题】

1. 胸腔穿刺术的适应证有哪些?

2. 为什么胸腔穿刺每次抽液量不超过1000mL?

3. 胸腔穿刺时为什么应沿下一肋骨上缘进针?

(王欣鹍、项昌富)

第二节　胸腔闭式引流护理

胸腔闭式引流又称水封闭式引流,在胸腔内插入引流管,管的下方置于引流瓶水中,利用水的作用,维持引流单一方向,避免逆流,以重建胸膜腔负压。

【目标】

1. 掌握胸腔闭式引流的适应证和禁忌证。
2. 熟悉胸腔闭式引流的操作步骤。
3. 掌握胸腔闭式引流后的护理。

【相关知识】

胸腔闭式引流是胸外科应用较广的技术,是治疗脓胸、外伤性血胸、气胸、自发性气胸的有效方法。其以重力引流为原理,是开胸术后重建、维持胸腔负压、引流胸腔内积气、积液及促进肺扩张的重要措施。其目的是为更好地改善胸腔负压,使气、血、液从胸膜腔内排出,并预防其反流,促进肺复张、胸膜腔闭合;平衡压力,预防纵隔移位及肺受压。对脓胸患者,应尽快引流,排除脓液,消灭脓腔,使肺及早复张,恢复肺功能。

【准备】

一次性塑料水封瓶或消毒的玻璃水封瓶、引流管、胸腔切开引流包、床旁小桌、消毒手套、大弯血管钳两把等。

【流程】

(一)组织教学

教师介绍胸腔闭式引流方法,示范和讲解操作步骤。学生分组练习(2人/组),教师巡视、纠错并指导。

(二)实训步骤

1. 引流瓶内需注入适量无菌蒸馏水或生理盐水,标记好引流瓶内最初的液面,引流玻璃管的一端置于水面下 2cm 处,以确保患者的胸腔与引流装置之间为一密封系统,但插入过深则不利于气体的引流,引流瓶塞上的另一短玻璃管为排气管,其下端应距离液面 5cm 以上。必要时按医嘱连接好所需的负压引流装置,调节并保持合适的压力($8\sim12cmH_2O$)。

2. 引流效果的观察和为保证有效引流的护理　①引流术后,引流瓶必须处于胸腔以下位置,防止瓶内液体倒流入胸腔,并尽可能靠近地面或贴紧床沿放置妥当,防止引流瓶被踢倒或打破。②连续观察引流装置的通畅情况,若有气体自水封瓶液面逸出或引流管内的水柱随呼吸上下移动,表明引流通畅。若水柱停止移动,可能与患者肺组织复张、胸腔引流管的一端顶住胸膜、管道被堵塞或扭曲等有关。若患者呼吸困难加重,出现发绀、大汗、四肢湿冷、血压下降并且水封瓶内无气体逸出和无水柱波动等情况,则提示有气胸再发或高压性气胸引起休克的可能,应立即通知医生并协助处理。③ 保持引流管通畅,妥善固定引流管,将引流管留出足够长的一段,便于患者翻身活动,但应避免扭曲受压。④ 根据病情定期挤压引流管(先用一手捏住近胸腔端引流管,另一手在其下方,向引流瓶方向挤压),以防止胸腔积液或渗出物堵塞引流管。⑤ 鼓励患者适当翻身,并进行深呼吸和咳嗽;或吹气球,以促进受压萎陷的肺组织扩张,并加速胸腔内气体排出,使肺尽早复张。而有明显肺大泡者尽量避免咳嗽时过度用力,造成肺大泡再度破裂。

3. 插管、引流排气和伤口护理时要严格执行无菌操作,引流瓶上的短管应用 1～2 层薄纱布包扎好,避免空气中尘埃或脏物进入引流瓶,每日更换引流瓶,更换时应注意连接管和接头处的消毒。伤口敷料每日更换 1 次,如敷料被伤口分泌物渗湿或污染,应及时更换。

4. 协助患者采取舒适体位,如在胸腔引流管下方垫一小毛巾,可以减轻患者的不适,还可防止引流管受压。

5. 肺完全复张,无气体逸出后 24h,再夹管 24h,若 X 线检查未发现气胸复发,做好拔管的准备。

6. 观察并及时记录引流液色、质、量。对血胸患者引流时,应密切观察其生命体征。

7. 搬动患者时需用两把止血钳将引流管交叉双重夹紧,防止在搬动过程中发生管道脱节、漏气或倒吸等意外情况。更换引流瓶时应先将近心端的引流管夹住,待处理安置稳妥后方可松开止血钳,以防止气体进入胸腔。一旦引流瓶被打破,应迅速用止血钳夹住引流管并及时更换引流瓶。若胸腔引流管不慎滑出胸腔,应嘱患者呼气,迅速用凡士林纱布将伤口覆盖,并立即通知医生进行处理。

8. 胸腔引流装置的固定 引流管的长度约 60～100cm,它可垂直降到引流瓶,但不能垂下绕圈,因引流液可积聚环圈处而使引流中断并造成回流压,阻碍引流。可用橡皮筋或胶带条环绕引流管,以别针穿过橡皮筋或胶带条再固定于床上,或将引流管两端的床单拉紧形成一凹槽,再用别针固定。引流瓶放置应低于胸腔引流出口 60cm 以上,并妥善安置,以免意外踢倒。搬运患者前,先用止血钳夹住引流管,将引流瓶放在病床上以利于搬运。在松开止血钳前需先将引流瓶放至低于胸腔的位置。

9. 维持引流通畅 引流管通畅时会有气体或液体排出,或引流瓶长管中的水柱随呼吸上下波动。应注意检查引流管是否受压、折曲、阻塞、漏气等。引流液黏稠或有块状物时,须定时挤压引流管。机械抽吸时,抽吸控制瓶内的液体中有气泡溢出,而水封瓶长管内的液体不会随患者的呼吸而升降。

10. 体位与活动 患者最常采用的体位是半坐卧位。如果患者躺向插管侧,可在引流管两旁垫以沙袋或折叠的毛巾,以免压迫引流管。鼓励患者经常深呼吸与咳嗽,以促进肺扩张,促使胸膜腔气体与液体的排出。当病情稳定时,患者可在床上或下床活动。患者应知道活动时发生引流管脱落或引流瓶打破等意外的紧急处理方法:立即将胸侧引流管折曲,防止气体进入胸腔,或用备用止血钳夹住胸管。

11. 胸腔引流的观察与记录 观察引流液量、性状。如出血已停止,引出胸液多呈暗红色;创伤后,若引流液较多,引流液呈鲜红色,伴有血凝块,考虑胸腔内有进行性出血,应当立即通知医师,并准备剖胸手术。

【注意事项】

胸腔引流管的拔除及注意事项 可拔除胸腔引流管的指征:24h 引流液小于 50mL,脓液小于 10mL,无气体溢出,患者无呼吸困难,听诊呼吸音恢复,X 线检查肺膨胀良好。方法:安排患者坐在床缘或躺向健侧,嘱患者深吸一口气后屏气拔管,并迅速用凡士林纱布覆盖,再盖上纱布、胶布固定。对于引流管放置时间长或放置粗引流管者,拔管前留置缝合线,拔管后结扎封闭引流管口。拔管后最初几小时观察患者有无胸闷、呼吸困难、引流管口处渗液、漏气、管口周围皮下气肿等,并给予处理。

【思考题】

1. 胸腔引流如何进行观察?
2. 简述胸腔穿刺术与胸腔引流术的优缺点。

（王欣鹃）

第三节　气雾剂使用技术

【目标】

掌握气雾剂的使用方法。

【相关知识】

支气管哮喘是由嗜酸性粒细胞、肥大细胞和 T 淋巴细胞等多种炎症细胞参与的气道慢性炎症。这种炎症使易感染者对各种激发因子具有气道高反应性,并引起气道狭窄,主要表现为反复发作的伴有哮鸣音的呼气性呼吸困难,可自行或治疗后缓解。用于舒张支气管平滑肌痉挛的药物常经呼吸道喷雾吸入,疗效迅速而副作用少,深受患者的喜爱。

【准备】

准备有关资料,如说明书、幻灯片,以及需要与患者、家属讨论的内容,如气雾剂基本构造、使用方法及正确使用的意义等。

【流程】

(一)组织教学

教师介绍气雾剂的正确使用方法,示范和讲解操作步骤。学生分组练习(2 人/组),教师巡视、纠错并指导。

(二)实训步骤

1. 用药前先取下气雾剂保护盖,将药瓶上下摇动几次,缓慢呼气至最大量,然后将喷口放入口内,双唇含住喷口,经口缓慢吸气,在深吸气过程中按压驱动装置,继续吸气至最大量,屏气 10s,使较小的雾粒在更远的外周气道沉降,然后再缓慢呼气。若需要再次吸入,应至少等待 1min 后再吸入(推荐 3~5min 吸入 2 喷),间隔一定时间是为了在“第一喷”吸入的药物扩张狭窄的气道后,使再次吸入的药物更容易到达远端受累的支气管(参见图 1-3-1)。

2. 每次喷完药物后认真漱口,并将漱口水吐掉,以减少咽部并发症。

3. 让患者反复练习。

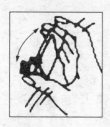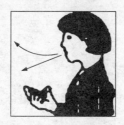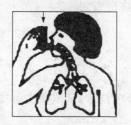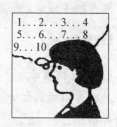

图 1-3-1 气雾剂使用方法

【注意事项】

1. 哮喘患者吸氧时应注意呼吸道的湿化、保暖和通畅,避免气道干燥和寒冷气流的刺激而导致气道痉挛。

2. 哮喘患者氧疗效果不佳,缺氧严重,提示气道不通畅时,禁忌使用呼吸兴奋剂,应做好气管插管或气管切开以及机械通气的准备。

3. 哮喘患者肺部听诊,注意有无双肺野湿啰音及咳粉红色泡沫痰等急性左心衰的表现,做到尽早发现,及时抢救。并发代谢性酸中毒时,应静脉滴注 5‰碳酸氢钠,低钾血症者注意补钾。

4. 哮喘患者应避免接触过敏原,病室内不宜布置花草、铺地毯,枕头内不宜填塞羽毛,不宜饲养小动物,以免吸入刺激性物质引起哮喘发作。做各项护理操作时,防止灰尘飞扬,注意保护患者。

【思考题】

1. 哮喘患者平时应该避免接触什么?

2. 控制哮喘急性发作的常用药物有哪些?

(王欣鹃、项昌富)

第四节 缩唇腹式呼吸技术

【目标】

掌握缩唇腹式呼吸的操作要领。

【相关知识】

慢性阻塞性肺疾病是一种具有气流受限特征的肺部疾病,气流受限不完全可逆,且呈进行性发展,确切病因不十分清楚,一般认为与肺部对有害气体或有害颗粒的异常炎症反应有关。临床表现为慢性进行性的呼气性呼吸困难。临床上除控制呼吸道感染外,尚要进行呼吸功能的锻炼。其中缩唇腹式呼吸锻炼较为常用。

【准备】

靠背椅子或床,要求环境温暖。

【流程】

(一) 组织教学

教师介绍缩唇腹式呼吸技术,示范和讲解操作步骤。学生分组练习(2 人/组),教师巡视、纠错并指导。

(二) 实训步骤

1. 腹式呼吸　请患者做慢而深的呼吸,吸气动作尽量慢,腹部凸出(图 1-3-2),最好能持续 3～5s 以上,至无法再吸气后再缓缓地呼气,以增强膈肌、腹肌肌力和耐力。

2. 缩唇呼吸　吸气与呼气时间比为 1∶2 或 1∶3,每分钟 7～8 次。呼气量以能使距口唇 15～20cm 处,与口唇等高点水平的蜡烛火焰随气流倾斜又不至于熄灭为宜(图 1-3-3)。有条件也可以做吹水训练,以吸管对着水杯内的水(约 1/3 杯)吹气,每次 3min。

3. 缩唇腹式呼吸　缩唇腹式呼吸将缩唇呼吸与腹式呼吸结合进行,是肺气肿缓解期改善肺功能的最佳方法。其具体操作为:患者取站立位、平卧位或半卧位,用鼻缓慢深吸气,膈肌最大限度地下降,腹部凸出。呼气时用缩唇呼吸方式,同时腹肌收缩,膈肌上抬,胸腔压力增加,便于气体呼出。习惯缩唇腹式呼吸后,走、坐、卧时均可采用。

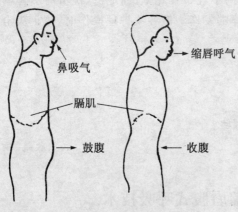
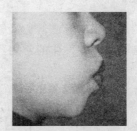

图 1-3-2　缩唇腹式呼吸　　　　　　　图 1-3-3　缩唇呼吸

【注意事项】

1. 不可擅自变动氧流量,告诉患者及家属擅自加大氧流量的危害,取得他们的理解和配合。

2. 长期家庭氧疗时,提醒患者及家属注意用氧安全,严格遵医嘱控制氧流量,注意定期清洁、消毒用氧装置。教会家属判断氧疗有效及无效的方法,以便发现异常及时就诊。

3. 禁止随意乱用止咳药、安眠药、镇静药、止痛药、麻醉药,以免抑制呼吸和咳嗽反射。

【思考题】

1. 如何进行缩唇腹式呼吸？
2. 肺气肿患者如何给氧,为什么？

（王欣鹃、项昌富）

第五节 动脉血标本采集技术

【目标】

1. 动脉血采集的方法。
2. 动脉血标本的要求。

【相关知识】

血液中气体和酸碱平衡状态是体液内环境稳定、机体赖以健康生存的一个重要条件。血液气体分析(简称血气分析)可以了解机体氧气(O_2)和二氧化碳(CO_2)代谢及酸碱平衡的状况,客观反映呼吸衰竭的性质和程度,是临床上抢救各种危重患者和进行临床监护的重要观察指标之一。血气分析的标本有动脉血和静脉血,临床上常用动脉血。

【准备】

1. 环境准备　环境清洁、无尘。
2. 医务人员准备　洗手、戴口罩、戴帽子。
3. 患者准备　向患者说明穿刺目的和术中注意事项。
4. 物品准备　消毒皮肤物品、无菌治疗盘、2mL 无菌干燥玻璃注射器 1 支、1500U/mL 肝素液1 支、软木塞或橡皮塞、指套、消毒棉签、检验单。
5. 用肝素湿润注射器内壁。

【流程】

（一）组织教学

教师介绍动脉血标本采集技术,示范和讲解操作步骤：注射器湿润→消毒→采血 1mL→针头刺入软木塞。学生分组练习(2 人/组),教师巡视、纠错并指导。

（二）实训步骤

1. 选择动脉　通常选用桡动脉和股动脉。因为桡动脉表浅,穿刺后易于压迫止血;股动脉较粗,易刺入。
2. 常规消毒穿刺点。
3. 消毒左手中、示指或戴指套。
4. 穿刺　先用消毒的手指摸清动脉搏动、走向和深度,再穿刺。桡动脉进针角度一般选择 $20°\sim30°$为宜;股动脉选择垂直进针。

5. 动脉血自动充盈注射器 1mL。

6. 拔出穿刺针。

7. 干棉签按压穿刺点 10min。

8. 立即将针头刺入软木塞或橡皮塞。

9. 用手旋转注射器使血液与肝素充分混匀。

10. 贴上姓名标签,立即送检。

11. 整理用物、记录。

【注意事项】

1. 操作中注意点

(1) 用肝素液湿润注射器内壁时,来回推动针芯,使肝素溶液涂布于注射器内壁,然后针尖朝上,排弃注射器内多余的肝素溶液和空气。

(2) 抽血时尽量不拉针栓,若需拉针栓也勿用力过猛,以免空气进入而影响检测结果。

(3) 采血拔出针头后立即将针头刺入备好的橡皮塞或软木塞中,以免空气混入,同时立即用消毒干棉签按压穿刺点,勿揉,以防止局部出血。如有凝血机制障碍或应用抗凝剂溶栓治疗的患者应延长压迫时间直至确无出血方可松手离开。

2. 详细填写化验单　注明吸氧方法和计算氧浓度,记录呼吸机的参数以及采血时间等。

3. 吸痰后不宜立即采集血气分析的标本　吸痰后 20min 体内血气和酸碱值才恢复,此时,方可采集血气分析的标本。

【思考题】

1. 血气分析操作中应注意什么?

2. 如何判断血气分析的结果?

(王欣鹃、项昌富)

第六节　腹膜腔穿刺术

腹膜腔穿刺术(简称腹腔穿刺)是将穿刺针通过腹壁进入腹膜腔,用于诊断及治疗腹腔疾病。

【目标】

1. 掌握腹腔穿刺术的适应证和禁忌证。

2. 熟悉腹腔穿刺术的操作步骤。

3. 熟悉腹腔穿刺术后的护理。

【相关知识】

腹膜属于浆膜,由对向腹膜腔表面的间皮及其下面的结缔组织构成,覆盖于腹、盆腔壁的内面和脏器的表面,薄而透明,光滑且有光泽。依其覆盖的部位不同可分为壁腹膜(或腹膜壁层)和脏腹膜(或腹膜脏层)。前者被覆于腹壁、盆壁和膈下面;后者包被脏器,构成脏器的浆膜,富含感觉神经末梢。腹膜脏层与壁层之间的不规则腔隙,叫做腹膜腔。腹膜腔内含少量浆液,有润滑和减少脏器运动时相互摩擦的作用。

【准备】

常规消毒物品、腹腔穿刺包(穿刺针、注射器、橡皮管、血管钳、输液夹、洞巾、纱布、弯盘)、无菌手套、局麻药、治疗用药、胶布、腹带、血压计等。

【流程】

1. 环境准备　环境清洁、消毒、无尘,室温不低于 20℃,并注意遮挡。

2. 医务人员准备　洗手、戴口罩、戴帽子。

3. 患者准备　向患者解释腹膜腔穿刺的目的及注意事项,消除患者紧张情绪;征得家属签字同意;术前做普鲁卡因皮试;查血小板、出凝血时间等;术前排尿;必要时术前用镇静剂。

4. 物品准备。

5. 安置穿刺体位　患者坐在靠背椅上(图 1-3-4),衰弱者可取半卧位、侧卧位或在 B 超引导下取特殊体位。若放腹水,背部先垫好腹带。

6. 确定穿刺点　① 脐和髂前上棘间连线中、外 1/3 的交点为穿刺点,放腹水时通常选用左侧穿刺点(图 1-3-5);② 脐和耻骨联合连线中点上方 1cm 稍偏左或右 1~1.5cm 处(图1-3-5)。

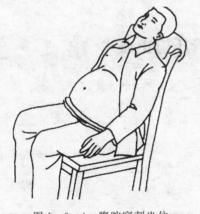

图 1-3-4　腹腔穿刺坐位

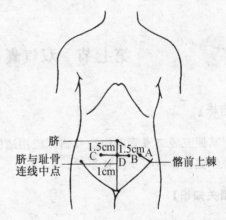

脐
1.5cm 1.5cm A
脐与耻骨
连线中点　C　　D B 髂前上棘
1cm

图 1-3-5　腹腔穿刺点

7. 常规消毒穿刺点。

8. 戴手套、铺洞巾、局麻　护士将瓶塞已消毒的麻药瓶瓶塞面向术者,术者用 5mL 注射器抽取麻药,在穿刺点进行局部浸润麻醉。

9. 检查穿刺针是否通畅、衔接是否紧密。

10. 穿刺　将穿刺针从穿刺点垂直刺入腹壁,待针尖抵抗感突然消失时,提示针尖已穿过壁层腹膜,即可抽取腹水。

11. 抽吸　诊断性穿刺,可直接用 20~50mL 注射器抽吸。放液量大时,可用大号针头,并于针座接一橡皮管,由助手用消毒血管钳固定针头,并夹持胶管,以输液夹调整速度。将腹水引入容器中,记量。一般每次放腹水不超过 3000mL。

12. 拔针、盖纱布、固定　穿刺结束后拔出穿刺针,用碘酒消毒针眼后盖上无菌纱布,用力按压局部,防止腹水外渗,无渗血、渗液后贴胶布。大量放腹水后缚紧腹带,以防腹压骤降、内脏血管扩张,引起血压下降或休克。

13. 协助患者平卧。

14. 整理用物,做好相应记录。

【注意事项】

1. 放腹水时严密观察病情　大量放腹水后,可导致患者水盐代谢失衡,血浆蛋白丢失,甚至发生虚脱、休克、肝性脑病等。所以要观察生命体征、神志、面色、患者的反应等,发现异常,及时通知医生,及时处理。并注意记录腹水量、色、性质等。

2. 放腹水术后护理　患者术后平卧休息至少 8～12h。注意观察有无腹胀、腹痛、肝性脑病的表现,穿刺点有无渗液,尿量是否减少,生命体征有无变化等。

3. 对比放腹水前后情况　放腹水前后均应测量腹围、脉搏、血压,检查腹部体征,以了解放腹水效果和病情变化情况。

【思考题】

1. 腹膜腔穿刺术后应如何护理?

2. 为什么每次放腹水不超过 3000mL?

（王欣鹃、项昌富）

第七节　双气囊三腔管压迫止血术

【目标】

1. 掌握三腔二囊管的构造及临床应用适应证。

2. 掌握操作步骤及注意事项。

【相关知识】

上消化道大出血,指短期内失血量超过 1000mL 或超过循环血容量的 20%,是肝硬化患者的主要并发症之一,且病死率较高,常由食管下段-胃底静脉破裂所致。出血时,绝大多数患者表现为急性大出血,常危及患者生命。三腔二囊管是治疗食管-胃底静脉曲张破裂出血的方法之一。其基本结构是一个胃管带有一个食管气囊及一个胃气囊,充气后分别压迫胃底和食管下段而止血。

【准备】

三腔二囊管、石蜡油、纱布、治疗碗、消毒手套等。

【流程】

（一）组织教学

教师介绍双气囊三腔管压迫止血术,示范和讲解操作步骤。学生分组练习(2 人/组),教师巡视、纠错并指导。

（二）实训步骤

1. 患者准备　向患者解释手术目的和配合事项。

2. 医务人员准备　洗手、戴口罩、戴帽子。

3. 检查管子　仔细检查三腔二囊管,确保胃管、食管囊管、胃囊管通畅并分别做好标记,检查气囊无漏气,试测气囊压力后,抽尽囊内气体,备用。

4. 消毒管子　用纱布包好三腔二囊管煮沸消毒。

5. 清洁鼻腔,颌下垫棉垫。抽尽气囊内空气,用石蜡油润滑三腔管前端及气囊外部后由鼻腔慢慢插入,嘱患者做深呼吸。

6. 注气　插至 50～60cm 时,经检查确定管端已在胃内,向胃气囊注气150～200mL,压力 50mmHg,封闭管口,外牵。若血不止,再向食管气囊注气 100mL,压力 40mmHg,牵拉、固定,必要时连接 0.5kg 沙袋牵拉、固定,沙袋距地面 30cm(图 1-3-6)。

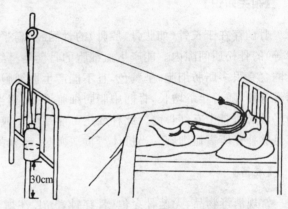

图 1-3-6　三腔二囊管牵引示意

【注意事项】

1. 注气时应从胃囊开始,再充气食管囊。放气时顺序相反。

2. 一般情况下三腔二囊管放置 24h 后,食管气囊应放气 15～30mL,同时放松牵引,并将三腔管向胃内送入少许,以暂解除贲门压力,然后再充气牵引,以免局部黏膜受压过久糜烂坏死。

3. 三腔二囊管压迫 2～3d 后若出血停止,可先放去食管气囊内气体,并放松牵引,观察12h 后仍无出血,则放去胃气囊气体后可拔管。拔管前宜吞服石蜡油 20～30mL,以防囊壁与黏膜黏连。

4. 拔管后禁食 24h,以后给予流质饮食,再给半流质过渡到平时饮食。

【思考题】

1. 三腔二囊管拔管后应该如何护理?

2. 三腔二囊管为什么应先充气胃囊后充气食管囊?

（王欣鹃、项昌富）

第八节　骨髓穿刺术

骨髓穿刺术是诊断血液系统疾病的一项常用诊疗技术。目的：通过采取骨髓液,检查骨髓象,以协助诊断血液病、传染病和寄生虫病;采集供者骨髓,以备骨髓移植等。

【目标】

1. 掌握骨髓穿刺术的适应证和禁忌证。
2. 熟悉骨髓穿刺术的操作步骤。
3. 了解骨髓穿刺术后的护理。

【相关知识】

骨髓存在于长骨(如肱骨、股骨)的骨髓腔、扁平骨(如髂骨、肋骨)和不规则骨(胸骨、脊椎骨等)的骨松质间隙内。能产生血细胞的骨髓略呈红色,称为红骨髓。成人的一些骨髓腔中的骨髓含有很多脂肪细胞,呈黄色,且不能产生血细胞,称为黄骨髓。人出生时,全身骨髓腔内充满红骨髓,随着年龄增长,骨髓中脂肪细胞增多,相当部分红骨髓被黄骨髓取代,最后几乎只有扁平骨松质骨中有红骨髓。此种变化可能是由于成人不需全部骨髓腔造血,部分骨髓腔造血已足够补充所需血细胞。当机体严重缺血时,部分黄骨髓可转变为红骨髓,恢复造血的能力。

【准备】

常规消毒物品、无菌骨穿包(骨穿针、5mL 注射器、20mL 注射器、洞巾、纱布、弯盘)、无菌手套、局麻药、治疗用药、胶布、载玻片若干、推片 1 张、培养基、酒精灯、火柴等。

【流程】

1. 向患者说明穿刺目的和过程,以消除顾虑,取得合作。
2. 安置穿刺体位　选用髂前上棘穿刺者取仰卧位(图 1-3-7);选用髂后上棘穿刺者取俯卧位(图 1-3-8)或侧卧位(图 1-3-9);选用胸骨穿刺者取仰卧位(图 1-3-10);选用腰椎棘突穿刺者取坐位,头俯屈,尽量弯腰,使棘突暴露(图 1-3-11)。

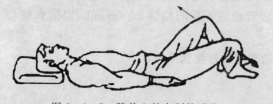

图 1-3-7　髂前上棘穿刺仰卧位

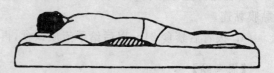

图 1-3-8　髂后上棘穿刺俯卧位

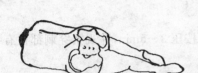

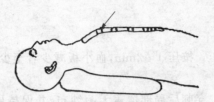

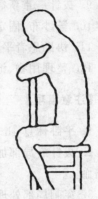

图1-3-9 髂后上棘穿刺侧卧位　　图1-3-10 胸骨穿刺仰卧位　　图1-3-11 腰椎棘突穿刺坐位

3. 确定穿刺点　如图1-3-12所示。

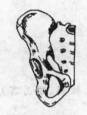 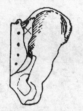 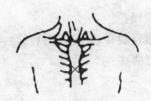 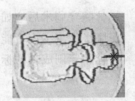

髂前上棘穿刺点　　髂后上棘穿刺点　　　　胸骨穿刺点　　　　脊椎棘突穿刺点

图1-3-12　骨穿部位

4. 常规消毒穿刺点。

5. 戴手套、铺洞巾、局麻　护士将已消毒瓶塞的麻药瓶瓶塞面对术者,术者用5mL注射器抽取麻药。在穿刺点进行皮内、皮下、骨膜浸润麻醉。

6. 检查骨穿针是否通畅、衔接是否紧密。

7. 穿刺　将骨髓穿刺针固定在一定长度,向骨面垂直缓慢钻刺(图1-3-13)。

8. 抽吸　穿刺针进入骨质后拔出针芯,接上干燥的20mL注射器,用适当力量抽吸骨髓液0.1~0.2mL滴于载玻片上,涂片(图1-3-14),迅速送检。若要做骨髓细菌检查,再抽吸1~2mL骨髓液。

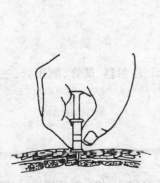

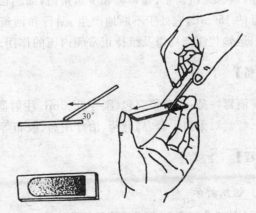

图1-3-13　骨穿针穿刺　　　　　　　图1-3-14　骨髓涂片

9. 拔针　重新插入针芯,用无菌纱布置于针孔处,拔出穿刺针。

10. 盖纱布、固定。

11. 协助患者平卧。

12. 整理用物、记录。

【注意事项】

1. 平卧休息 4h。

2. 拔针后局部加压　按压 1～2min,血小板减少者至少按压 3～5min,并观察穿刺部位有无出血。

3. 穿刺局部处理　穿刺后局部覆盖无菌纱布,并保持局部干燥,及时更换被血液或汗液浸湿的纱布,避免感染。穿刺后 3d 内禁止沐浴,以免污染创口。

【思考题】

1. 骨髓穿刺术后应如何护理?

2. 血小板减少患者能否做骨髓穿刺检查,为什么?

3. 骨髓穿刺成功的标志有哪些?

（王欣鹃、项昌富）

第九节　腰椎穿刺术

【目标】

1. 掌握腰椎穿刺术的适应证和禁忌证。

2. 熟悉腰椎穿刺术的操作步骤。

【相关知识】

脑脊液(CSF)由侧脑室脉络丛产生,是充满于脑室系统、脊髓中央管和蛛网膜下隙的无色透明液体,内含无机离子、葡萄糖和少量蛋白,细胞很少,主要为单核细胞和淋巴细胞。成人脑脊液总量约 150mL,它处于不断地产生、循行和回流的平衡状态,对中枢神经系统起缓冲、保护、营养、运输代谢产物以及维持正常颅内压的作用。

【准备】

常规消毒物品、无菌腰穿包(腰穿针、5mL 注射器、50mL 注射器、试管、测压管、三通管、洞巾、纱布、弯盘)、无菌手套、局麻药、治疗用药、胶布等。

【流程】

(一)组织教学

教师介绍无菌腰穿包,示范和讲解操作步骤。学生分组练习(2 人/组),教师巡视、纠错并指导。

（二）实训步骤

1. 向患者解释穿刺目的、过程、注意事项，及穿刺时所采取的特殊体位，消除其恐惧，以取得充分合作；穿刺前嘱患者排尿便，在床上静卧 15～30min。

2. 做好普鲁卡因皮试。

3. 安置穿刺体位 去枕侧卧，背齐床沿与床板垂直，低头双手抱膝，腰部尽量后突，使椎间隙增宽，如图 1-3-15 所示。

4. 确定穿刺点 双侧髂嵴最高点连线与脊柱中线相交处为第 4 腰椎棘突。一般以 3～4 腰椎间隙或 4～5 腰椎间隙为穿刺点。在穿刺点处做记号，如图 1-3-16 所示。

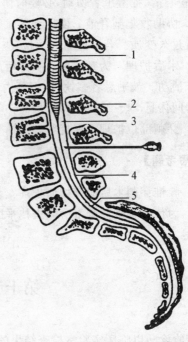

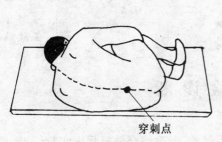

穿刺点

图 1-3-15 腰穿体位 　　　　图 1-3-16 腰穿解剖位置示意图

5. 常规消毒穿刺点、戴手套、铺洞巾、局部浸润性麻醉。

6. 用带针芯的穿刺针穿刺 沿腰椎间隙垂直进针 4～5cm 时，若有落空感，提示已进入蛛网膜下隙。

7. 入蛛网膜下隙后拔出针芯 脑脊液自动滴出。若颅内压明显增高，则针芯不能完全拔出，以防止脑疝形成。

8. 接测压管测脑脊液压力 护士帮助接测压管。

9. 用试管留取脑脊液 一般收集 2～5mL 脑脊液送检查。若颅内压增高，抽取脑脊液时宜慢而少，以防止脑疝形成。

10. 必要时做压颈试验 接测压管后护士用手压迫患者一侧颈静脉 10s 后迅速放松，观察压力变化。

11. 必要时注入药物 向蛛网膜下隙内注入药物称为鞘内注射。鞘内注射时应先放出等量脑脊液，再注入药物。

12. 拔出穿刺针、盖纱布、固定。

13. 协助患者去枕平卧。

14. 整理用物、记录。

【注意事项】

1. 观察病情变化　术中密切观察患者的生命体征、神志、面色、出汗、疼痛情况。发现异常及时通知医生。若患者有脑疝先兆，要立即建立静脉通道，使用降颅压药，积极配合抢救。术后注意观察患者是否有头痛、恶心、呕吐、眩晕等情况。

2. 术中安慰患者　腰穿期间护理人员在患者旁边适当解释，指导患者张开嘴巴，缓慢呼吸，放松心情，提醒患者勿动，必要时协助患者维持固定姿势。

3. 协助收集脑脊液　使用无菌试管收集脑脊液。收集的脑脊液 30min 内一定要送检，以免放置过久变质。若不能立即送检，应将脑脊液置于 40℃ 的冰箱内。

4. 术后护理　为预防患者腰穿后颅内压降低所致的头痛，术后去枕平卧 4～6h，24h 内不宜下床活动。鼓励患者多饮水，但颅内压较高者，不宜多饮水。若患者头痛，应将其安排在较暗的房间休息 12～24h，使脚略抬高 $10°～15°$。

5. 穿刺部位护理　保持纱布清洁干燥，观察有无渗液、渗血等情况。

【思考题】

1. 腰椎穿刺术后应该如何护理？

2. 为什么腰椎穿刺术后应去枕平卧 4～6h？

（王欣鹃）

第十节　实验诊断

实验诊断以临床实验室检查结果的临床应用为目的，通过综合分析临床实验结果，来判断患者健康状况及指导临床诊断、病情监测、疗效观察和预后评价的临床医学活动。实验诊断是临床诊断的一个重要组成部分，各实验诊断有不同的临床意义：① 有的疾病可以直接得到确诊，如血液病依靠骨髓检查、内分泌疾病依靠内分泌功能检查即可诊断；② 有些检查有辅助诊断价值，如肝、肾功能检查的结果有助于肝病、肾病的诊断，但明确诊断需结合临床资料综合分析；③ 有的检查项目有鉴别诊断的意义，如发热患者血常规中白细数和中性粒细胞增高，考虑化脓性感染可能，而淋巴细胞增高则可能为病毒感染。因此，开检查单时应选择对疾病诊断灵敏度高和特异性强的项目。另外，随着临床检验内容的日益丰富，项目繁多，一定要在认真询问病史和查体得出初步诊断的基础上，从疾病诊断的实际需要出发，有的放矢，选用针对性的项目进行检查，避免滥开单，杜绝浪费。

结合临床医学专业的培养目标及执业助理医师技能考核要求，本节实践内容主要为常用的实验室报告结果分析。

【目标】

1. 掌握三大常规、肝肾功能、血糖、血脂、电解质的参考值及临床意义。

2. 熟悉其他生化项目、体液与排泄物、免疫学检查的参考值与临床意义。

3. 了解常用病原学检查。

【相关知识】

（一）血常规

1. 红细胞计数（RBC）

（1）参考值：$(4.0\sim5.5)\times10^{12}/L$（男），$(3.5\sim5.0)\times10^{12}/L$（女），$(6.0\sim7.0)\times10^{12}/L$（新生儿）。

（2）临床意义：① 红细胞计数减少见于各种贫血，如急、慢性再生障碍性贫血、缺铁性贫血等；② 红细胞计数增多常见于身体缺氧、血液浓缩、真性红细胞增多症、肺气肿等。

2. 血红蛋白（Hb）测定

（1）参考值：$120\sim160g/L$（男），$110\sim150g/L$（女），$170\sim200g/L$（新生儿）。

（2）临床意义：同"红细胞计数"。

3. 血细胞比容（HCT）

（1）参考值：$40\%\sim50\%$（男性），$37\%\sim48\%$（女性）。

（2）临床意义：① HCT 增加见于大面积烧伤和脱水患者；② HCT 减少见于贫血患者。

4. 平均红细胞容积（MCV）、平均血红蛋白含量（MCH）、平均红细胞血红蛋白浓度（MCHC）

（1）参考值：MCV $82\sim92fl$；MCH $27\sim31pg$；MCHC $320\sim360g/L$。

（2）临床意义：根据 MCV、MCH、MCHC 三项指标将贫血分为正常细胞性贫血、大细胞性贫血、小细胞低色素性贫血、单纯小细胞性贫血。

5. 白细胞计数（WBC）及分类

（1）参考值：① 白细胞计数：$(4\sim10)\times10^9/L$（成人），$(15\sim20)\times10^9/L$（新生儿）；② 分类：中性粒细胞（N）$50\%\sim70\%$，嗜酸性粒细胞（E）$0.5\%\sim5\%$，嗜碱性粒细胞（B）$0\sim1\%$，淋巴细胞（L）$20\%\sim40\%$，单核细胞（M）$3\%\sim8\%$。

（2）临床意义：① 中性粒细胞：生理性增多见于新生儿和妊娠晚期，病理性增多见于急性感染、急性大出血、急性创伤、急性中毒和白血病等，减少见于再生障碍性贫血、某些传染病、肝硬化、脾功能亢进、放疗、化疗等；② 淋巴细胞：增高见于传染性淋巴细胞增多症、结核病、疟疾、慢性淋巴细胞白血病、百日咳、某些病毒感染等，减少见于长期化疗、X 射线照射后及免疫缺陷病等；③ 嗜酸性粒细胞：增多见于过敏性疾病、寄生虫病、急性传染病（猩红热除外）、慢性粒细胞性白血病等，减少见于伤寒、副伤寒早期、长期使用肾上腺皮质激素后；④ 嗜碱性粒细胞：增多较少见，可见于慢性粒细胞性白血病、真性红细胞增多症等；⑤ 单核细胞：增高见于单核细胞白血病、结核病活动期、疟疾等。

6. 血小板计数（PLT）

（1）参考值：$(100\sim300)\times10^9/L$。

（2）临床意义：① 增高见于原发性血小板增多症、骨髓增生性疾病、大出血、术后和脾切除术后等；② 减少见于再生障碍性贫血、急性白血病、急性放射病、原发性或继发性血小板减少性紫癜、脾功能亢进、尿毒症等。

（二）尿常规

1. 尿量

（1）参考值：成人 1.0～2.0L/24h，平均 1.5L。

（2）临床意义：① 生理性减少见于饮水少、出汗多等；② 病理性减少常见于肾炎、尿毒症、肾衰竭、休克、脱水、严重烧伤、心功能不全等；③ 生理性增多见于出汗少、饮水过多、饮浓茶或酒精类、精神紧张等；④ 病理性增多见于尿崩症、糖尿病、慢性肾炎等。

2. 颜色

（1）参考值：透明，琥珀黄色。

（2）临床意义：灰白色云雾状混浊，常见于脓尿；红色云雾状混浊常为血尿；酱油色多为急性血管内溶血所引起的血红蛋白尿；深黄色为胆红素尿，见于阻塞性或肝细胞性黄疸；乳白色为乳糜尿，有时有小血块并存，常见于血丝虫病；混浊多为无机盐结晶尿。

3. 比重（SG）

（1）参考值：1.015～1.025。

（2）临床意义：① 增高多见于糖尿病、高热、脱水、急性肾小球肾炎等；② 减低常见于慢性肾盂肾炎、尿崩症、慢性肾小球肾炎、急性肾衰竭的多尿期等。

4. 酸碱度（pH）

（1）参考值：在 5.5～7.4 之间，一般情况下在 6.5 左右。

（2）临床意义：尿 pH 值降低常见于酸中毒、糖尿病、痛风、服酸性药物；尿 pH 值增高多见于碱中毒、膀胱炎或服用重碳酸钠等碱性药物等。

5. 尿沉渣检查

（1）参考值：红细胞 0～3 个/HP；白细胞 0～5 个/HP。

（2）临床意义：红细胞增多常见于肾小球肾炎、泌尿系结石、结核、肿瘤；白细胞增多一般见于泌尿系统炎症。

6. 尿蛋白

（1）参考值：定性阴性，定量<150mg/24h。

（2）临床意义：① 生理性增多常见于剧烈运动后（运动性蛋白尿）、体位变化（体位性蛋白尿）、身体突然受冷暖刺激或情绪激动等；② 病理性增多常见于急性肾小球肾炎、肾病综合征、肾盂肾炎、慢性肾炎、高血压肾病、苯中毒等。

7. 尿糖

（1）参考值：阴性。

（2）临床意义：尿糖增多常见于糖尿病、肾病综合征、胰腺炎、肢端肥大症等疾病。

8. 尿酮体

（1）正常参考值：阴性。

（2）临床意义：尿酮体阳性常见于糖尿病酮症酸中毒、剧烈运动后、妊娠剧烈呕吐、饥饿、消化吸收障碍、脱水等。

9. 胆红素（BIL）与尿胆原（UBG）

（1）参考值：均为阴性。

（2）临床意义：① 溶血性黄疸：BIL 阴性，UBG 阳性；② 肝细胞性黄疸：BIL、UBG 均阳性；③ 阻塞性黄疸：BIL 阳性，UBG 阴性。

10. 亚硝酸盐（Nit）

（1）参考值：阴性。

（2）临床意义：阳性支持大肠埃希菌尿路感染。

11. 隐血试验（OB）

（1）参考值：阴性。

（2）临床意义：隐血试验阳性等，见于蚕豆病、疟疾、伤寒、大面积烧伤并发血红蛋白尿、砷、苯、铅中毒及毒蛇咬伤所引起的血红蛋白尿。

12. 管型

（1）参考值：一般尿中无管型，少量透明管型可见于剧烈运动后。

（2）临床意义：颗粒管型增多可见于急、慢性肾小球肾炎；透明管型增多常见于肾实质损害；红细胞管型增多见于肾脏出血、急性肾小球肾炎；脂肪管型增多见于慢性肾炎肾病综合征。

（三）粪便常规

1. 颜色、性状、镜检

（1）参考值：黄褐色成形便，镜检无红细胞、虫卵、原虫，偶见少量白细胞或上皮细胞。

（2）临床意义：① 颜色与性状：柏油样便见于上消化道出血；鲜血便见于下消化道出血；脓血便多见于细菌性痢疾、溃疡性结肠炎、血吸虫病；黏液便见于肠炎、阿米巴痢疾和细菌性痢疾、急性血吸虫病、结肠癌；米汤样便见于霍乱或副霍乱等；蛋花样便多见于婴儿消化不良；羊粪样粒便见于痉挛性便秘；水样便见于消化不良、急性肠炎。② 镜检：红细胞增多常见于肠炎、痢疾、结肠肿瘤、息肉等；白细胞增多常见于过敏性肠炎、肠寄生虫病、细菌性痢疾；寄生虫卵多见于肠道及肝胆寄生虫患者，如蛔虫病等。

2. 粪便潜血试验（OBT）

（1）参考值：阴性。

（2）临床意义：消化道溃疡可呈间歇阳性，消化道恶性肿瘤常呈持续阳性，其他导致消化道出血的原因或疾病阳性。

（四）肝功能检查

1. 血清总蛋白（TP）、清蛋白（A）、球蛋白（G）及 A/G 比值测定

（1）参考值：血清总蛋白 60～80g/L，清蛋白 40～55g/L，球蛋白 20～30g/L，A/G 比值为（1.5～2.5）∶1。

（2）临床意义：用于检测慢性肝损害，并可反映肝实质细胞储备功能。① 血清总蛋白、清蛋白增高见于血清水分减少、总蛋白和清蛋白浓度升高；② 血清总蛋白、清蛋白减少见于肝细胞损害，合成减少，营养不良，丢失过多（肾病综合征），消耗增加（甲亢、晚期肿瘤）；③ 血清总蛋白、球蛋白增高主要为 M 蛋白血症；④ 球蛋白减少见于生理性原因（如小于 3 岁的幼儿）、免疫功能抑制、先天性低 γ 球蛋白血症等。

2. 血清总胆红素（STB）和结合胆红素（CB）测定

（1）参考值：STB 3.1～17.1μmol/L，CB 0～6.8μmol/L。

（2）临床意义：① 隐性黄疸 STB 在 17.1～34.2μmol/L，溶血性黄疸通常 STB＜85.5μmol/L，肝细胞性黄疸通常 STB＜171μmol/L，阻塞性黄疸通常 STB＞171μmol/L；② CB/STB＜20％提示溶血性黄疸，20％～50％为肝细胞性黄疸，＞50％为阻塞性黄疸。

3. 血清氨基转移酶速率法(37℃)　包括丙氨酸氨基转移酶(ALT)和天门冬氨酸氨基转移酶(AST)。

(1) 参考值：ALT<40U/L,AST<45U/L；ALT/AST≤1。

(2) 临床意义：增高见于：① 肝胆疾病，如急慢性肝炎、肝硬化活动期、肝癌、脂肪肝、胆囊炎、胆管炎等；② 心肌损害，如急性心肌梗死、心肌炎等；③ 骨骼肌损伤，如多发性肌炎；④ 药物和中毒性肝脏损害，如药物性肝炎、酒精性肝炎(AST升高更明显)。

4. 血清碱性磷酸酶(ALP)连续检测法(37℃)

(1) 参考值：女性1～12岁<500U/L,15岁以上40～150U/L；男性1～12岁<500U/L,12～15岁<750U/L,25岁以上40～150U/L。

(2) 临床意义：① 生理性升高见于生长期儿童、妊娠中晚期；② 病理性升高见于肝胆疾病，主要为肝内外胆管阻塞性疾病、骨骼疾病。

5. γ-谷氨酰转移酶(GGT)连续检测法

(1) 参考值：男性11～50U/L,女性7～32U/L。

(2) 临床意义：增高见于：① 胆管阻塞性疾病，如原发性胆汁性肝硬化；② 急慢性病毒性肝炎，肝硬化，药物和中毒性肝脏损害，如药物性肝炎、酒精性肝炎。

(五) 肾功能检查

1. 血清肌酐(Cr)测定

(1) 参考值：44～106μmol/L(男),44～97μmol/L(女)。

(2) 临床意义：不是肾功能损害的早期指标。升高见于任何导致肾小球降低的疾病。

2. 血清尿素氮(BUN)测定

(1) 参考值：3.2～7.1mmol/L(成人),1.8～6.5mmol/L(儿童)。

(2) 临床意义：升高见于：① 肾前性：蛋白质代谢增加，大量高蛋白饮食、饥饿、发热等，肾血流下降(脱水、休克、心力衰竭)；② 肾性：如急慢性肾衰竭；③ 肾后性：如肾脏以下的尿路阻塞性疾病。

3. 血清尿酸(UA)测定

(1) 参考值：150～416μmol/L(男),89～357μmol/L(女)。

(2) 临床意义：增高见于：① 原发性增高，如原发性痛风；② 核酸代谢增加，如白血病、骨髓瘤等；③ 肾功能损害性疾病，如中毒(如：氯仿、四氯化碳、铅中毒)和子痫。

(六) 血脂检查

1. 血清总胆固醇(TC)

(1) 参考值：2.84～5.17mmol/L。

(2) 临床意义：① 生理性变化与年龄、性别、饮食、精神紧张、缺乏运动有关；② 病理性增高见于原发性的高胆固醇血症和高脂血症，降低见于严重的肝脏疾病、严重的贫血、甲亢等。

2. 血清甘油三酯(TG)

(1) 参考值：0.45～1.81mmol/L(男),0.40～1.53mmol/L(女)。

(2) 临床意义：① 增高见于原发性的高脂血症及继发性病变，如甲状腺功能减退、糖尿病、肾病综合征；② 降低见于严重的肝脏疾病、肾上腺功能减退、甲状腺功能亢进。

3. 高密度脂蛋白胆固醇(HDL-C)

（1）参考值：1.14～1.76mmol/L（男），1.22～1.91mmol/L（女）。

（2）临床意义：降低有临床意义，与 TG 呈负相关，见于冠心病、动脉粥样硬化、糖尿病等。

4. 低密度脂蛋白胆固醇（LDL-C）

（1）参考值：2.1～3.1mmol/L。

（2）临床意义：升高与冠心病的发病呈正相关。

（七）血电解质检查

1. 血钾（K^+）

（1）参考值：正常为 3.5～5.5mmol/L，低血钾＜3.5mmol/L，高血钾＞5.5mmol/L。

（2）临床意义：① 低钾血症见于钾摄入不足（营养不良等）、丢失过多（呕吐、肾小管重吸收障碍等）、细胞内转移（如同时使用胰岛素和葡萄糖使血清钾进入细胞内）；② 高钾血症见于钾摄入过多、排泄困难、细胞内钾大量释放。

2. 血钠（Na^+）

（1）参考值：正常为 135～145mmol/L，低钠血症＜135mmol/L，高钠血症＞145mmol/L。

（2）临床意义：① 低钠血症见于钠摄入不足（如营养不良等）、丢失过多（如消化道失钠、肾性失钠、体表失钠、烧伤等）；② 高钠血症见于摄入水分不足、肾性失水（渗透性利尿）、体表失水（大量出汗）、肾小管重吸收增多。

3. 血钙（Ca^{2+}）

（1）参考值：成人正常为 2.25～2.57mmol/L，低钙血症＜2.25mmol/L，高钙血症＞2.58mmol/L。

（2）临床意义：① 低钙血症见于钙摄入不足或吸收不良、钙需要量增加（如孕妇）、肾脏疾病，甲状旁腺功能低下；② 高钙血症见于钙摄入过多，甲状旁腺功能亢进，服用维生素 D 过多，骨病及某些肿瘤。

4. 血氯（Cl^-）

（1）参考值：正常为 96～108mmol/L，低氯血症＜96mmol/L，高氯血症＞108mmol/L。

（2）临床意义：① 低氯血症见于氯摄入不足（营养不良等）、丢失过多（如呕吐、腹泻引起的消化道失钠，肾性失氯）、摄入水分过多（如尿崩症）和呼吸性酸中毒；② 高氯血症见于高钠血症、低蛋白血症、呼吸性碱中毒等。

5. 血磷（P^{2-}）

（1）参考值：正常为 0.97～1.62mmol/L，低磷血症＜0.97mmol/L，高磷血症＞1.62mmol/L。

（2）临床意义：① 低磷血症见于摄入不足或吸收不良、磷转移至细胞内、丢失过多（如血透），以及甲状旁腺功能亢进、糖尿病酮症酸中毒、酒精中毒等；② 高磷血症见于甲状旁腺功能减退、尿毒症、维生素 D 过多、多发性骨髓瘤等。

（八）血糖

1. 空腹血糖

（1）参考值：3.9～5.6mmol/L。

（2）临床意义：① 增高见于糖尿病、其他内分泌疾病（如甲亢、皮质醇增多症）、应激性高血糖（如颅内压增高、心肌梗死等）、药物性原因（如噻嗪类利尿药）；② 降低见于胰岛素分泌过多(如胰岛细胞瘤)、抗胰岛素的激素缺乏(如肾上腺皮质激素、生长激素等)、严重的肝脏疾病、生理性血糖降低(如饥饿、剧烈运动后)。

2. 葡萄糖耐量试验(OGTT)

(1) 参考值:口服葡萄糖后 0.5～1h 血糖升高达峰值,约为 7.78～8.89mmol/L,并于 2h 后血糖恢复正常,每次尿糖均为阴性。

(2) 临床意义:① 糖尿病的诊断;② 糖耐量降低见于 2 型糖尿病、痛风、肥胖症、甲亢;③ 葡萄糖耐量曲线低平见于胰岛 B 细胞瘤。

(九)血清铁、铁蛋白和总铁结合力检查

1. 血清铁

(1) 参考值:11～30μmol/L(男),9～27μmol/L(女)。

(2) 临床意义:① 增高见于肝细胞损害、血液病、溶血性黄疸和肝细胞性黄疸;② 降低见于缺铁性贫血。

2. 铁蛋白

(1) 参考值:15～200μg/L(男),12～150μg/L(女)。

(2) 临床意义:是判断体内贮存铁最敏感的指标之一。增高常见于体内铁负荷过多的疾病、恶性肿瘤、某些肝病等;降低可见于营养不良、缺铁性贫血、肝脏疾病晚期等。

3. 总铁结合力

(1) 参考值:50～77μmol/L(男),54～77μmol/L(女)。

(2) 临床意义:① 生理性变化,如新生儿降低,年轻妇女和孕妇增高;② 病理性降低见于转铁蛋白合成减少(如肝硬化等),增高见于转铁蛋白合成增加(如缺铁性贫血、孕妇后期、急性肝炎)。

(十)乙肝病毒免疫标志物

乙肝病毒免疫标志物包括:乙肝病毒表面抗原(HBsAg)、乙肝病毒表面抗体(HBsAb)、乙肝病毒 e 抗原(HBeAg)、乙肝病毒 e 抗体(HBeAb)、乙肝病毒核心抗体(HBcAb)。临床检查的结果常为乙肝病毒免疫标志物的阴性、阳性的不同组合。具体意义如表 1-3-1 所示。

表 1-3-1　乙肝三系临床意义

HBsAg	HBsAb	HBeAg	HBeAb	HBcAb	意　义
−	−	−	−	−	正常
+	−	+	−	+	称大三阳,说明患者是慢性肝炎,有传染性
+	−	−	−	+	急性乙肝感染阶段或者慢性乙肝表面抗原携带者,传染性较弱
+	−	−	+	+	称小三阳,说明乙肝已趋向恢复,属于慢性携带者,传染性弱
−	+	−	−	+	既往感染过乙肝,现在仍有免疫力,属于不典型恢复期,也可能为急性乙肝感染期

续　表

HBsAg	HBsAb	HBeAg	HBeAb	HBcAb	意　义
－	－	－	＋	＋	既往有乙肝感染,属于急性感染恢复期,少数人仍有传染性
－	－	－	－	＋	过去有乙肝感染或现在正处于急性感染
－	＋	－	－	－	病后或接种乙肝疫苗后获得性免疫
－	＋	－	＋	＋	急性乙肝恢复期
＋	－	－	－	－	急性感染早期或者慢性乙肝表面抗原携带者,传染性弱
＋	－	－	＋	－	慢性乙肝表面抗原携带者易转阴或者是急性感染趋向恢复
＋	－	＋	－	－	早期乙肝感染或者慢性携带者,传染性强
＋	－	＋	＋	＋	急性乙肝感染趋向恢复或者为慢性携带者

（十一）血气分析

1. 动脉血氧分压（PaO_2）

（1）参考值：10.6～13.3kPa（80～100mmHg）。

（2）临床意义：判断机体是否缺氧及缺氧程度。PaO_2＜60mmHg（8kPa）为呼吸衰竭，PaO_2＜40mmHg 为重度缺氧，PaO_2＜20mmHg 时生命难以维持。

2. 动脉血二氧化碳分压（$PaCO_2$）

（1）参考值：4.67～6.0kPa（35～45mmHg）。

（2）临床意义：① 结合 PaO_2 判断呼吸衰竭的类型和程度。Ⅰ型呼吸衰竭为 PaO_2＜60mmHg，$PaCO_2$ 正常；Ⅱ型呼吸衰竭为 PaO_2＜60mmHg，$PaCO_2$＞50mmHg。② 判断有无呼吸性酸碱平衡失调。呼吸性酸中毒 $PaCO_2$＞6.67kPa（50mmHg），呼吸性碱中毒 $PaCO_2$＜4.67kPa（35mmHg）。③ 判断代谢性酸碱平衡失调的代偿。④ 判断肺泡通气状态。二氧化碳产生量不变，$PaCO_2$ 增高为肺泡通气不足，$PaCO_2$ 降低为肺泡通气过度。

3. 动脉血氧饱和度（SaO_2）

（1）参考值：95％～98％。

（2）临床意义：SaO_2 与 PaO_2 相关的氧合曲线呈"S"形。

4. 血液酸碱度（pH）

（1）参考值：7.35～7.45。

（2）临床意义：pH＜7.35 为失代偿性酸中毒（酸血症）；pH＞7.45 为失代偿性碱中毒（碱血症）。

5. 碳酸氢根（HCO_3^-）　包括实际碳酸氢根（AB）和标准碳酸氢根（SB）。

（1）参考值：AB 为 22～27mmol/L，正常 AB＝SB。

（2）临床意义：AB 与 SB 均正常为酸碱度正常；AB 与 SB 均减低为代偿性代谢性酸中

毒;AB 与 SB 均升高为代偿性代谢性碱中毒;AB>SB 为呼吸性酸中毒;AB<SB 为呼吸性碱中毒。

6. 全血缓冲碱(BB)　血液(全血或血浆)中一切具有缓冲作用的碱(负离子)的总和。

(1) 参考值:45～55mmol/L。

(2) 临床意义:BB 降低见于代谢性酸中毒,BB 增高见于代谢性碱中毒。

7. 二氧化碳结合力(CO_2CP)

(1) 参考值:22～31mmol/L。

(2) 临床意义:与 SB 相同。

8. 剩余碱(BE)

(1) 参考值:0mmol/L±2.3mmol/L。

(2) 临床意义:BE 是反映代谢性酸碱中毒的重要指标。代谢性酸中毒时,BE 负值减少;代谢性碱中毒时,BE 正值增加;呼吸性酸中毒发生代偿时,BE 正值略有增加。

(十二) 脑脊液检查

脑脊液检查对中枢神经系统器质性病变的诊断具有重要意义。常见脑及脑膜疾病的脑脊液(CSF)特点见表 1-3-2。

表 1-3-2　常见脑及脑膜疾病的 CSF 特点

项　目	正　常	化脓性脑膜炎	结核性脑膜炎	病毒性脑膜炎	流行性乙型脑炎	新型隐球菌脑膜炎	蛛网膜下腔出血
压力	80～180mmH$_2$O	明显增高	明显增高	轻度增高	轻度增高	轻度增高	中度增高
外观	无色透明	混浊	混浊	清或微浊	清或微浊	清或微浊	血性
凝块	无	有凝块	薄膜形成	无	无	(±)	(±)
蛋白质	0.2～0.4g/L	中度或显著增高	中度增高	轻度增高	轻度增高	中度增高	轻度增高
葡萄糖	2.5～4.5mmol/L	显著降低	中度降低	正常	正常或稍增高	降低	可轻度增高
氯化物	120～130mmol/L	中度降低	显著降低	正常	正常	轻度降低	正常
细胞增多	0～8×10^6/L	以多核细胞为主	早期以中性粒细胞为主,晚期以淋巴细胞为主	以淋巴细胞为主	早期以中性粒细胞为主,后期以淋巴细胞为主	以淋巴细胞为主	以红细胞为主
致病菌	无	化脓菌	抗酸杆菌	无	无	隐球菌	无

(十三) 浆膜腔积液检查

浆膜腔积液包括胸腔积液、心包积液、腹水,按性质分为渗出液与漏出液。两者的鉴别要点见表 1-3-3。

表 1-3-3　渗出液与漏出液的鉴别

鉴别项目	渗出液	漏出液
病因	炎症、肿瘤、化学或物理性刺激	非炎症性
外观	不定,可为血性、脓性、乳糜性等	淡黄色、浆液性
透明度	多混浊	透明或微混
相对密度	高于 1.018	低于 1.015
凝固	能自凝	不自凝
黏蛋白定性试验	阳性	阴性
蛋白定量	$>30g/L$	$<25g/L$
葡萄糖定量	常低于血糖水平	与血糖水平相近
乳酸脱氢酶	$>200U/L$	$<200U/L$
细胞计数	常$>500\times10^6/L$	常$<100\times10^6/L$
细胞分类	根据不同病因,分别以中性粒细胞或淋巴细胞为主	以淋巴细胞、间皮细胞为主
癌细胞	可找到癌细胞或病理性核分裂	不一定
细菌学检查	可找到病原菌	无细菌

【准备】

缺铁性贫血、肺炎、肝炎后肝硬化、急性黄疸型肝炎、慢性肾功能不全、胸腔积液、脑膜炎等病例资料及相关实验室检查报告单打印一套。

【流程】

(一)组织教学

教师介绍实验要求与目标,学生分组讨论(4 人/组),汇报、总结分析。

(二)实训步骤

1. 明确教学目标,告知教学设计。

2. 创建模拟临床诊疗小组,落实学习任务　4 人组成诊疗小组,由 1 位组长负责,每诊疗小组负责 1 个病例的化验单分析。

(1)病例 1:患者张燕,女性,42 岁,主诉乏力、头昏 1 年。平时月经量多,偏食,不喜肉食,面色苍白。血常规检查结果:WBC $7.7\times10^9/L$,N 50%,L 36.8%,M 8.6%,E 3.8%,B 1%,RBC $2.8\times10^{12}/L$,HB 71g/L,MCV 73fl,MCH 23pg,MCHC 274g/L,PLT $220\times10^9/L$,网织红细胞 3.0%。大便常规+隐血检查正常。要求:① 分析该患儿贫血的形态学分类诊断,病因诊断;② 贫血程度属哪一类? ③ 临床上需进一步做哪些检查?

(2)病例 2:患者王成,男性,19 岁,学生。因发热、咳嗽、咳痰 1 周就诊。直体:体温 39.5℃,咽部轻度充血,左下肺听到少许湿啰音,余无殊。血常规检查:白细胞 $19.5\times10^9/L$,中性分叶核粒细胞 75%,中性杆状核粒细胞 10%,中性晚幼粒细胞 2%,中性粒细胞胞浆中可见分布不均、粗大的黑色颗粒,淋巴细胞 10%,嗜酸性粒细胞及嗜碱性粒细胞为 0,单核细胞 3%,红细胞 $4.2\times10^{12}/L$,血红蛋白 125g/L,血小板 $225\times10^9/L$。胸片提示左下肺炎。要求: ① 分析该血常规结果有何异常,需与哪一种血液病相鉴别,如何鉴别? ② 初步考虑何种疾病? ③ 临床上需进一步做哪些检查?

(3) 病例 3:患者王老五,男性,60 岁,因"纳差、腹胀伴乏力 1 年"入院。查体:慢性病容,可见蜘蛛痣、肝掌,巩膜轻度黄染,肝肋下 2cm,质韧,脾肋下 3cm,移动浊音阳性。肝功能检查示 ALT 60U/L, AST 180U/L, ALB 28g/L, STB 37.5μmol/L, CB 9.8mmol/L。乙肝三系示 HBSAg(+),HBSAb(−),HBeAg(+),HBeAb(−),HBcAb(+)。AFP 600μg/L。腹水检查示黄色,澄清,比重 1.012,利凡他试验(−),蛋白定量 25g/L,细胞计数 $55\times10^6/L$。要求: ① 分析化验结果有何异常,患者的黄疸类型、腹水的原因及性质;② 患者初步考虑何种疾病? ③ 临床上需进一步做哪些检查?

(4) 病例 4:患者金三富,男性,50 岁,因全身乏力、纳差 7d 就诊,皮肤巩膜黄染。门诊查尿常规示尿胆红素 3+;血常规示 WBC $4.8\times10^9/L$, N 25.4%, L 68.9%, RBC $4.54\times10^{12}/L$, Hb 127g/L, PLT $173\times10^9/L$;肝功能检查示 ALT 1565U/L, AST 1148U/L, ALP 150U/L, ALB 40g/L, STB 197.5μmol/L, CB 128.2mmol/L。① 分析化验结果有何异常,患者的黄疸类型;② 患者初步考虑何种疾病? ③ 临床上需进一步做哪些检查?

(5) 病例 5:患者王阿香,女性,61 岁,因反复乏力、眼睑浮肿 3 年余,加重 1 周就诊。查 BP 160/100mmHg,面色苍白,眼睑浮肿,两肾区无叩痛。化验报告:尿常规示比重 1.010,蛋白"2+",红细胞 15~20/HP,白细胞 1~2/HP,颗粒管型 1~2/HP,蜡样管型 0~2/HP;血常规示 WBC $6.5\times10^9/L$, N 48.6%, L 37.8%, RBC $2.9\times10^{12}/L$, Hb 80g/L, MCV 81fl, MCH 35pg, MCHC 279g/L, PLT $170\times10^9/L$,网织红细胞 2.8%;肾功能示 BUN 17.2mmol/L, Cr 368μmol/L, UA 342mmol/L;血电解质示 K^+ 4.0mmol/L, Na^+ 130mmol/L, Cl^- 100mmol/L, Ca^{2+} 2.3mmol/L, P 1.1mmol/L。要求: ① 分析化验结果有何异常;② 患者初步考虑何种疾病? ③ 临床上需进一步做哪些检查?

(6) 病例 6:患者张三,男性,40 岁,因发热、胸痛、乏力半月就诊,查体发现右侧胸腔积液。化验报告:血常规示 WBC $18.3\times10^9/L$, N 78.6%, L 20.8%, RBC $4.9\times10^{12}/L$, Hb 120g/L, PLT $181\times10^9/L$;胸水检查:淡黄色、半透明混浊状,比重 1.025,黏蛋白试验阳性,蛋白定量 39.5g/L,糖定量 0.86mmol/L;白细胞计数 $1850\times10^6/L$;细胞分类:多形核细胞 92%,单个核细胞占 8%。要求: ① 分析化验结果有何异常;② 患者初步考虑何种疾病? ③ 临床上需进一步做哪些检查?

(7) 病例 7:患者李强,男性,30 岁,因发热、头痛 5d 住院,体温 39.6℃,脑膜刺激征阳性,考虑脑炎可能,予脑脊液检查。化验报告:脑脊液乳白色、混浊,葡萄糖 1.30mmol/L,蛋白质阳性,NaCl 108mmol/L,镜检 WBC 850/μL, RBC 120/μL;血常规示 WBC $14\times10^9/L$, N 80%, L 20%, RBC、PLT 正常。要求: ① 分析化验结果有何异常;② 患者初步考虑何种疾病? ③ 临床上需进一步做哪些检查?

3. 合作学习,讨论、整理资料　由各诊疗小组自行查阅资料、讨论问题,根据上述病例要求整理资料;教师巡视,可根据学生提问指出思考方向。

4. 汇报成果,共同评析　由各诊疗组组长主持相关病例的化验单分析,教师组织讨论并点评、矫正。

5. 完成实践报告　对讨论的病例化验单进行归纳,完成实践报告。

【注意事项】

1. 分析化验单要注意综合病例资料。
2. 学会临床推理、诊断思维。
3. 课堂讨论分析后要重视教学反思,课后加强练习。

【思考题】

1. 贫血患者一般应做哪些检查有助于诊断?
2. 肝病患者如何选择检查项目?
3. 渗出液与漏出液检查有何不同?

(倪桂莲)

第十一节　尿葡萄糖班氏法定性检查

【目标】

1. 掌握尿葡萄糖(urine glucose,Glu)班氏(Benidict)定性的方法。
2. 熟悉尿葡萄糖班氏定性方法的结果判断标准。

【相关知识】

糖尿病是由于人体内胰岛素绝对或相对不足而引起的血中葡萄糖浓度升高,当其超过肾糖阈时,糖就会从尿中排出,并出现多饮、多尿、多食、消瘦、头晕、乏力等症状,进一步发展可引起全身各种严重的急、慢性并发症,威胁身体健康。常测尿中葡萄糖以作为糖尿病的筛选依据。但尿糖阳性不一定是糖尿病,而糖尿病尿糖也不一定全阳性。

【准备】

大试管、试管夹、试管架、5mL 刻度吸管、吸耳球、滴管、胶吸头、酒精灯。

1. 甲液　枸橼酸钠($Na_3C_6H_5O_7 \cdot 2H_2O$)42.5g、无水碳酸钠 25g、蒸馏水 700mL,加热助溶。

2. 乙液　硫酸铜($CuSO_4 \cdot 5H_2O$)10g、蒸馏水 100mL,加热助溶。

甲液、乙液均冷却后,将乙液缓慢倾入甲液中,边加边不断搅拌混匀,最后补充蒸馏水至 1000mL,即班氏试剂。若溶液不清晰透明,需进行过滤处理。

3. 新鲜尿液。

【流程】

1. 鉴定试剂　取试管 1 支,加入班氏试剂 1mL,摇动试管徐徐加热至沸腾 1min,观察试剂有无颜色及性状变化。若试剂仍为清晰透明蓝色,可用于实验;若煮沸后出现沉淀或变色则不能使用。加入 5g/L 葡萄糖 2 滴,应呈阳性反应。

2. 加尿液　将离心后的尿液 0.2mL(约 4 滴)加于已鉴定的 2mL 班氏试剂中,混匀。

3. 加热煮沸　继续煮沸 1~2min,自然冷却。

4. 判断结果　见表 1-3-4。

表 1-3-4　Benidict 糖定性试验结果判断

反应现象	报告方式	葡萄糖含量 N(mmol/L)
仍呈透明蓝色	—	/
蓝色中略带绿色,但无沉淀	±	$N<6$
绿色,伴少许黄绿色沉淀	+	$6 \leqslant N<28$
较多黄绿色沉淀,以黄为主	++	$28 \leqslant N<55$
土黄色混浊,有大量沉淀	+++	$55 \leqslant N<110$
大量棕红色或砖红色沉淀	++++	$N \geqslant 110$

【注意事项】

1. 尿液应新鲜,久置尿液因细菌繁殖消耗葡萄糖,可使结果偏低或造成假阴性。糖尿病患者宜检测空腹或餐后 2h 的尿液标本。

2. 严格掌握加入尿液的体积量,使得试剂与尿液的比例控制在 10:1。如果尿液过量,可发生尿酸盐沉淀而影响结果的观察。

3. 加热煮沸　煮沸时应不断摇动试管以防暴沸喷出,试管口应朝向无人处,以免操作中不慎伤人。此煮沸过程也可在沸水浴中进行,放置 5min。

(王欣鹃、项昌富)

第十二节　正常心电图

心电图检查因无创伤、无痛苦、诊断谱宽、重复性好、经济方便等优点已成为目前临床上应用最广的检查手段之一。其常用于各种心律失常的诊断,协助诊断心脏房室肥大、心肌损害、冠脉供血不足、药物对心脏作用和电解质紊乱等,也广泛应用于手术麻醉、药物监测、危重患者抢救及运动和航天等领域中。

【目标】

1. 掌握心电图各导联的正确连接方法。
2. 掌握心电图描记的操作方法。
3. 掌握心电图的操作与测量方法。

【相关知识】

(一)心电图各波段的形成和命名

1. P 波　心房除极产生的小波称为 P 波。P 波在正常的心动周期中最先出现,波形圆钝,有直立、倒置、低平、双向等形态。

2. P-R间期　P-R间期为心房开始除极到心室开始除极的时间,即从P波起点到QRS波群起点。

3. QRS波群　心室除极产生的综合波称为QRS波群,形态变化较大。第一个正向波称为R波。R波之前的负向波称为Q波。R波之后的负向波称为S波。S波之后的正向波称为R'波。R'波之后的负向波称为S'波。只有一个负向波称为QS波。根据每个波的相对大小分别用大、小写英文字母来命名,如Rs、qR、qRs等。

4. ST段　ST段是心室除极结束后缓慢复极的一段时间,为QRS波群终点至T波起点之间的一段等电位线。

5. T波　心室肌快速复极产生T波。T波圆钝,占时较长,有直立、倒置、低平、双向等形态。

6. U波　U波的形成可能与心肌后继电位有关,系T波后的一个小波,方向与T波相同,一般在V_3导联最明显。

7. Q-T间期　心室肌除极和复极的总时间称Q-T间期,从QRS波群起点至T波终点。

（二）心电图各波段的测量

心电图多直接描记在布满纵横细线的心电图记录纸上,纵横细线相交形成的小方格边长均为1mm。横向距离代表时间,纵向距离代表电压。国内一般采用25mm/s的走纸速度描记心电图,则每小格（1mm）相当于0.04s。可根据需要加快纸速,如成倍加快至50mm/s或100mm/s,每小格就分别相当于0.02s或0.01s。一般将心电图机上的增益调整到输入1.0mV的定标电压,心电描记笔正好上下移动10mm,则每小格相当于0.1mV电压。可根据受检者电压的大小调整定标电压,波幅过小者可加倍输入,波幅过大者可减半输入。

1. 各波段时间的测量　测量各波的时间应从波形起点的内缘至波形终点的内缘。P波和QRS波群时间,在单导联心电图仪记录的12个导联中,应选择最宽的P波和QRS波群进行测量,在多导联同步心电图仪记录的心电图中,应从同步记录的最早的P波起点测量到最晚的P波终点,或从最早的QRS波群起点测量到最晚的QRS波群终点;P-R间期,在单导联心电图仪记录的心电图中选择P波宽大并有Q波的导联测量,在同步记录的心电图中,从最早的P波起点测量到最早的QRS波群起点;Q-T间期,从同步记录的最早的QRS波群起点测量到最晚的T波终点,或在单导联心电图仪记录的12个导联中取最长的Q-T间期。

2. 各波段振幅的测量　测量P波振幅,以P波起始前的水平线为参考水平;测量QRS波群、J点、ST段、T波和U波振幅,统一采用QRS起始部水平线为参考水平,如果QRS波群起始部受心房复极波等影响而为一斜段,则以QRS波群起始点为测量参考点。正向波形的电压,测量参考水平线的上缘至波顶端的垂直距离;负向波形的电压,测量参考水平线的下缘至波形底端的垂直距离。测量ST段移位时,应选择J点后0.06s或0.08s处为测量点。ST段抬高时,测量该点ST上缘至对照基线上缘的垂直距离;ST段下移时,测量该点ST段下缘至对照基线下缘的垂直距离。

【准备】

心电图仪、生理盐水、棉签、记录笔等。

【流程】

(一)组织教学

教师介绍心电图机的连接方法,定标,心电图机各按键的操作方法。示范和讲解心电图机的具体操作。学生分组练习(2 人/组),教师巡视、纠错并指导。

(二)实训步骤

1. 被检者的准备

(1)在描记心电图前,让被检者静卧数分钟,使全身肌肉松弛。在冬天应在比较温暖的环境内进行,可减少因肌肉震颤而引起的干扰。嘱被检者去除身体上的金属饰品、电子表,以防电波干扰。

(2)对初次检查心电图者,应给予解释、说明以减少和消除心理上的紧张。

(3)被检者一般采取卧位,宜用木床。如在铁床上进行,应注意绝缘,使身体不与其他任何金属导电体接触,可在床上垫上橡皮或塑料布,亦不能与墙壁和地面接触,以免受到干扰。

(4)四肢及胸前安放电极部位的皮肤要擦洗干净,并涂上导电液体,保持皮肤与电极良好接触及导电性能。

2. 心电图机的操作步骤

(1)接好地线,以防交流电干扰,并保障患者安全。

(2)接好导联线。

(3)接通交流电源:打开电源开关,将导联变换器转至"0"点,预热 1~2min 打开输入开关。

(4)校正心电图机的走纸速度、画笔的位置和温度,并描记标准电压,校正后使 10mm=1mV。

(5)打开记录开关,记录 I 导联心电图,以后依次记录 II,III,aVR,aVL,aVF,V_1~V_6 等导联。

(6)将导联开关旋回到"0"位,关闭电源开关,然后撤除各个导联线。在记录纸上注明姓名、性别、年龄、测定时间、导联等。

【注意事项】

1. 检查供电电源电压与机器规定电压是否相符。

2. 先检查心电图机画笔;再检查各个控制旋钮是否都在"0"位或固定位置,若不在则要旋回规定位置。

3. 检查机器、导线及附件是否齐全、完整。

4. 女性被检者应避免穿连衣裙。

【思考题】

1. 简述心电图检查的准备工作。

2. 试述胸导联的连接部位。

(项昌富)

第十三节 心律失常

心律失常是指心脏冲动的频率、节律、起源部位、传导速度与激动顺序的异常。心肌细胞有自律性、兴奋性、传导性与收缩性四种生理特性,前三种与心律失常有密切关系。

【目标】

掌握常见心律失常心电图的特点。

【相关知识】

(一) 自律性

具有自律性的心肌组织包括窦房结、结间束、房室连接区、房室束和心室传导系统,凡是具有自律性心肌细胞的组织均称为起搏点。在正常情况下,窦房结是心肌中自律性最高的组织,每分钟发出 60~100 次冲动,成为心脏的起搏点。当窦房结的功能被抑制时,低于窦房结自律性的起搏点便发生冲动,形成逸搏或逸搏节律。其起搏频率的高低依次为房室连接区、房室束、束支、浦氏纤维。浦氏纤维自律性最低,最低为 30~40 次/min。自律性细胞的频率主要决定于舒张期去极化的坡度(4 相坡度),坡度愈陡,频率越快。此外还与以下两个因素有关: ① 最大舒张期电位的高低,舒张期电位越接近阈电位水平,起搏点频率越高;② 阈电位的高低,电位越低,起搏点频率越高,反之,则频率越低。

窦房结自律性增高或减低时,产生窦性心动过速或过缓。当窦房结以外的起搏点自律性增高,超过窦房结发生冲动的频率而控制心脏搏动时,则产生异位性心动过速。

另一种异位性心动过速的产生机制为后电位的触发活动,在心肌除极后,可再有一过性的阈下膜除极现象,即后电位。但在一定的条件下,后电位升高而达到电位,即可触发有效的除极动作电位。

(二) 兴奋性

心肌受到刺激后引起反应的性能称兴奋性,又称应激性,引起心肌产生电位变化和机械收缩。生理情况下,在心动周期的不同阶段,心肌的兴奋性是不同的。

1. 绝对不应期 在绝对不应期内对任何刺激均不起反应,为动作电位 0 相到 3 相的前半部,相当于心电图 QRS 波群开始至 T 波波峰前的一段时间。

2. 有效不应期 对强刺激局部反应微弱而不能扩布传导、不产生动作电位,为绝对不应期后一小段时间,与绝对不应期一起称为有效不应期。

3. 相对不应期 对较强的刺激引起稍低于正常的兴奋反应,为有效不应期之末到复极完毕前的一小段时间,相当于 T 波终末。相对不应期产生的兴奋称为期前兴奋。相当于心电图 T 波波峰前后有一短暂的兴奋性增强阶段,称为易激期或易损期,在此期间被刺激则易激发心动过速、心房扑动或颤动。有效不应期与相对不应期总称为全不应期。

4. 超常兴奋期 给予较弱刺激即可引起较正常为低的反应。这是由于心肌细胞的膜电位尚未完全恢复,比较接近阈电位,所以强度较小的"阈下刺激"即可使心肌除极达到阈电位而产生激动。

（三）传导性

心肌纤维的激动自动地引起邻近心肌细胞激动的性能称为心肌的传导性，各部位心肌的传导速度不同，它取决于动作电位 0 相除极的速度及静息膜电位的水平。在阈电位不变的情况下，0 相除极速度越快，静息膜电位的负值越大（－90mV），激动传导的速度越快。浦氏纤维的传导速度最快（4000mm/s），其次是心房肌及心室肌（分别为 1000mm/s,400mm/s），房室交界的传导速度最慢（20～200mm/s）。其重要的生理意义在于，一方面它可防止过快的心房激动（如心房颤动）下传到心室，另一方面，心室收缩稍后于心房，可以提高心室的充盈量。

心肌纤维的传导性可因心肌本身的病变和神经体液等因素而出现传导障碍。最常见的是传导速度减慢（传导延迟）或传导阻滞。其发生的基本原理有组织处于不应期、递减性传导、不均匀传导。

（1）单向阻滞：正常心肌组织可前向或逆向传播激动，但在特殊条件下，激动只能沿一个方向传导，而不能从相反的方向传导，这便是单向传导（从另一方向看即单向阻滞）。

（2）不均匀性传导：某些心肌组织各局部的传导性能不均匀，激动波峰前进速度参差不齐，因而减低了激动传播的效力，称为不均匀性传导，如房室结。

（3）递减性传导：激动在传播的过程中遇到心肌尚未充分复极，静止期电位值低，其 0 相的除极速度及幅度均相应减小，它的激动传导作用减弱，它所引起的组织反应更弱，如此顺延下去，传导性就会不断降低，形成递减性传导。当激动仅激动了某一部分而产生不应期，但未能完全通过该区，在心电图上未形成激动波，但却可影响下一次冲动的形成或传导，称为隐匿性传导。

4. 折返激动　从某处传出的激动沿一条途径传出，又从另一条途径返回，使该处再一次激动，称为折返激动。折返激动在快速型异位心律的发生机制中占有非常重要的地位。形成折返激动有三个基本条件：① 存在解剖的或功能的折返通路；② 单向传导阻滞；③ 传导速度减慢。

【准备】

心电图机、心电图纸或心电监护仪等。

【流程】

（一）组织教学

教师介绍常见心律失常心电图特点。学生分组（2 人/组）辨认练习，教师巡视、纠错并指导。

（二）实训步骤

分发常见心律失常图谱，让学生阅读，概括其特点，写出心律失常的诊断。

1. 窦性心动过速　图 1-3-17 的心电图表现为：① 窦性心律，成人频率≥100 次/min；② 每个 P 波后都有一个 QRS 波群，P-R 间期正常。——

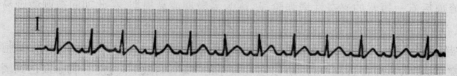

图 1-3-17　窦性心动过速

2. 窦性心动过缓 图1-3-18的心电图表现为：① 窦性心律，频率<60次/min，多在40～60次/min；② P-R间期正常。

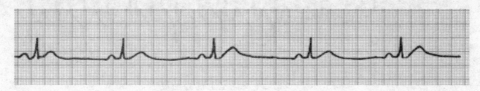

图1-3-18 窦性心动过缓

3. 窦性心律不齐 图1-3-19的心电图表现为：① 窦性P波；② 同一导联上P-P间期差异>0.12～0.16s。

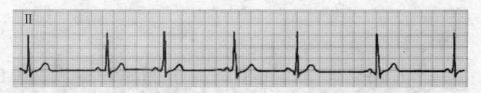

图1-3-19 窦性心律不齐

4. 房性期前收缩 图1-3-20的心电图表现为：① 提前出现一个变异的P(P')波，QRS波不变形；② P'-R>0.12s；③ 代偿间歇常不完全（早搏前后两个窦性P波之间的间隔不等于正常P-P间隔的两倍）。

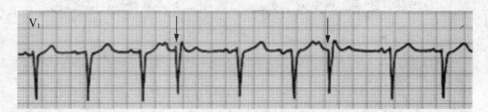

图1-3-20 房性期前收缩

5. 室性期前收缩 图1-3-21的心电图表现为：① 提前出现一个宽大畸形的QRS-T波群，QRS时限>0.12s；② 有完全代偿间歇；③ 早搏的QRS波前无P波；④ T波多与主波方向相反。

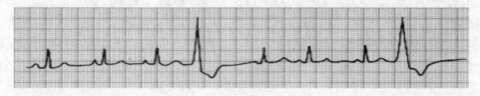

图1-3-21 室性期前收缩

6. 阵发性室上性心动过速 图1-3-22的心电图表现为：① 出现3个或3个以上连续而迅速的QRS波群，节律均匀整齐，QRS波时限、形态多正常（伴有束支传导阻滞或差异性传导时出现增宽变形）；② P'波不易辨认；③ 频率多在150～240次/min；④ 起止突然。

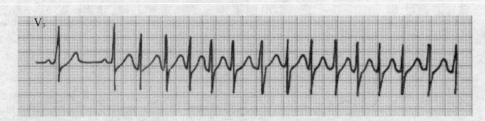

图 1 - 3 - 22　阵发性室上性心动过速

7. 阵发性室性心动过速　图 1 - 3 - 23 的心电图表现为：① QRS 波呈室性波形（＞0.12s），并有继发性 ST-T 改变；② 心室律基本匀齐，频率 140～200 次/min；③ 有时可见窦性 P 波融合于 QRS 波的不同部位。

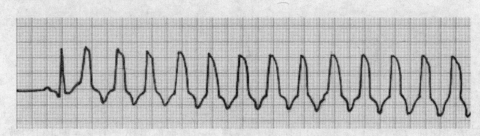

图 1 - 3 - 23　阵发性室性心动过速

8. 心房颤动　图 1 - 3 - 24 的心电图表现为：① 无正常 P 波，代之以大小不等、形状各异的 f 波（以 V₁ 导联最明显）；② 频率为 350～600 次/min；③ 心室律绝对不规则。

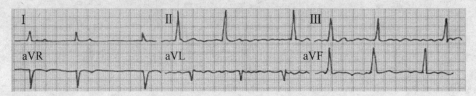

图 1 - 3 - 24　心房纤维性颤动

9. 心室扑动　图 1 - 3 - 25 的心电图表现为：① 无正常 QRS-T 波群，代之连续、快速而相对规则的大振幅波动；② 频率为 200～250 次/min。

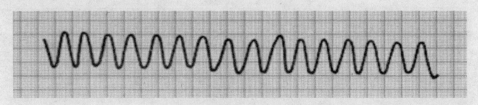

图 1 - 3 - 25　心室扑动

10. 心室颤动　图 1 - 3 - 26 的心电图表现为：① QRS-T 波群完全消失，出现大小不等、极不匀齐的低小波形；② 频率为 200～500 次/min。

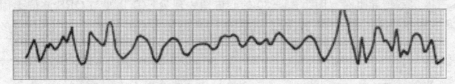

图 1-3-26 心室颤动

11. 一度房室传导阻滞 图 1-3-27 的心电图表现为：① P-R 间期超过正常最高值（>0.20s）；② P-R 间期虽未超过正常范围，但心率未变或较快时，P-R 间期较原先延长 0.04s。

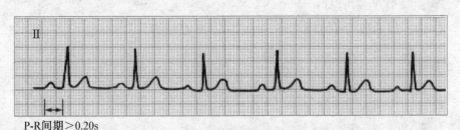

图 1-3-27 一度房室传导阻滞

12. 二度房室传导阻滞 分 Ⅰ 型房室传导阻滞和 Ⅱ 型房室传导阻滞。

(1) 二度 Ⅰ 型房室传导阻滞：图 1-3-28 的心电图表现为：① P 波规律出现；② P-R 间期逐渐延长，直至一个 P 波后漏脱一个 QRS 波群；③ 漏脱后，P-R 间期又缩短，之后逐渐延长，如此周而复始，称文氏现象。

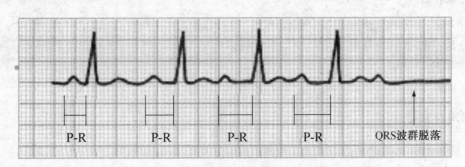

图 1-3-28 二度 Ⅰ 型房室传导阻滞

(2) 二度 Ⅱ 型房室传导阻滞：图 1-3-29 的心电图表现为：① P-R 间期恒定不变，P-R 间期时限可正常或延长；② 突然出现 P 波后 QRS 波群脱落；③ 房室传导比例一般为 5∶4,4∶3,3∶2,3∶1,2∶1 等。如图 1-3-29 所示，若半数以上的 P 波未下传，称为高度房室传导阻滞。

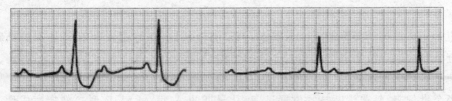

图 1-3-29 二度 Ⅱ 型房室传导阻滞

13. 三度房室传导阻滞　图 1-3-30 的心电图表现为：① P 波与 QRS 波群无固定的时间关系，P 波频率快于 QRS 波频率，P-P 间隔与 R-R 间隔各有其固定规律；② 心房多在窦房结控制之下，故常可见到窦性 P 波等。

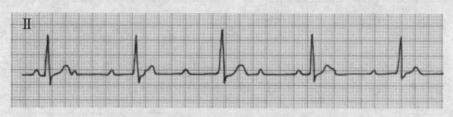

图 1-3-30　三度房室传导阻滞

【注意事项】

1. 护士应熟悉心电监护仪、心电图机的各种性能。在心电监护中能鉴别各种心律失常，并及时做好记录。

2. 严重心律失常者在床边备抢救车、抗心律失常药、除颤器、临时起搏器等，建立静脉通道。

3. 当心电图或心电示波监护中发现以下任何一种心律失常时，都应及时与医师联系，并准备急救处理。

(1) 频发室性期前收缩、室性期前收缩呈联律出现、连续出现两个以上多源性室性期前收缩、有 RonT 情况。

(2) 反复发作的短阵室上性心动过速。

(3) 完全性房室传导阻滞。

(4) 室扑、室颤。

(5) 心率低于 40 次/min 或大于 160 次/min。

【思考题】

1. 临床上常见的严重的心律失常有哪些，最危急的是哪一种？

2. 一度房室传导阻滞与二度房室传导阻滞最主要的区别是什么？

3. 阵发性室性心动过速的心电图特征性改变是什么？

（王欣鹃、项昌富）

第十四节　超　声　检　查

超声是指声波振动频率超过 2 万赫兹（Hz）的机械波，即超过人耳听觉范围的高频声波。超声检查是利用超声波物理特性和人体器官组织学特性相互作用后产生的信息，并将其接收、放大和信息处理后形成图形、曲线或其他数据，借此进行疾病诊断的检查方法。

近半个世纪来，超声诊断技术发展迅速，从早期的 A 型、M 型、B 型二维超声成像，到动态三维成像；从黑白灰阶超声成像发展到彩色血流显像。各项新的检查技术，如腔内超声检查、器官声学造影、介入超声等,逐渐应用于临床。目前超声诊断已成为诊断学领域中不可缺少的检查手段之一。

【目标】

1. 了解超声检查的优势及缺点。

2. 了解超声常用切面及正常声像图。

3. 熟悉超声声像图检查方位及识别方法。

4. 掌握超声检查的临床应用范围,在临床工作中能正确选择超声检查。

【相关知识】

(一)超声成像原理

与超声成像有关的物理性质有以下几种。

1. 指向性　超声在介质中呈直线传播,有良好的指向性,是超声对人体器官进行定位探查的基础。

2. 反射、折射与散射　超声在介质中传播,遇到两种不同声阻抗物体的接触界面时,发生反射、折射与散射,利用这一特性可显示不同组织的界面轮廓。

3. 衰减与吸收　超声在介质中传播时,其声能逐渐减少,称为衰减。除声束远场扩散、界面反射与散射引起衰减外,介质的吸收也造成衰减。不同组织对超声的吸收程度不同,吸收程度主要与蛋白质和水含量有关。在人体组织中,其衰减程度递减顺序为骨质与钙质、肝组织、脂肪组织和液体。

4. 多普勒效应　是指超声遇到运动的反射界面时,反射的频率发生改变。利用这一效应测血流速度及方向,判断血流性质。

5. 彩色多普勒血流显像　彩色编码用红、蓝、绿三色显示血流多普勒频移信号,朝向探头的正向血流以红色代表,背向探头的负向血流以蓝色代表,湍流方向复杂多变,以绿色代表。流速快者彩色鲜亮,流速慢者则暗淡。彩色多普勒血流显像可以显示血流方向、速度及血流性质,多普勒频谱曲线可检测有关血流动力学参数及反映器官、组织的血流灌注。

(二)人体组织的声学分型

超声图像是根据探头所扫查的部位构成的断层图像,改变探头位置可获得任意方位的超声图像。它以解剖形态学为基础,依据各种组织结构间的声阻抗的大小以明(白)暗(黑)之间不同的灰度反映回声之有无和强弱,从而分辨解剖结构的层次,显示脏器的病变和形态、轮廓和大小及某结构的物理性质。根据组织内部声阻抗及声阻抗差的大小,将人体组织、器官分为以下四种类型。

1. 无反射型(无回声)　所有的液性物质(血液、尿液、胆汁等)质地均匀,内无声阻抗差异的界面,超声束通过时不产生界面反射。图像呈现液性暗区。

2. 少反射型(等回声)　比较均匀的实质组织(肝、脾等),声阻抗差异较小,超声束通过时产生反射较少。图像呈现细小、均匀光点。

3. 多反射型(高回声)　结构杂乱的组织(心瓣膜、血管壁、肾盂等)间声阻抗差异较大,形成明显界面,超声束通过时反射较多而强。图像呈现较多且不均匀光点。

4. 全反射型(强回声)　含气组织器官(肺、胃肠道),由于软组织与空气间形成的界面声阻抗太大,超声束几乎全部反射,而界面后方组织无法显示,因而这些器官的超声检查受到限制。

(三) 超声诊断法的种类

1. A 型诊断法　以波幅的高低代表回声的强度,显示在纵坐标上;横坐标代表界面的深度。

2. B 型诊断法　灰阶成像,以光点的亮度代表回声强度。

3. D 型诊断法　利用多普勒效应的原理,把发射的超声和遇到与之发生相对运动的界面返回的超声所产生的频率差以频谱显示出来的诊断法。

4. M 型诊断法　光点扫描法,用单声束垂直取样获得界面回声,以灰度调节方式显示回声的强弱(与 B 型相似)。

A 型超声已很少使用,目前的超声诊断仪兼有 B 型、M 型、频谱多普勒显示和彩色多普勒血流显像等功能。

(四) 超声检查的临床应用范围

超声能形象地显示脏器和病变的解剖结构、功能状态及血流情况,应用范围很广,主要有以下几方面。

1. 脏器及脏器内病变的位置、大小、形态、物理特性以及脏器的功能状态。

2. 心脏、血管内径的大小、形态、解剖结构、血流情况及功能状态,用于诊断心血管疾病。

3. 胎儿生长发育、胎儿畸形的检出。

4. 诊断各种积液并估计积液量的多少。

5. 动态观察经药物或手术治疗后各种病变的变化情况,为下一步治疗提供依据。

6. 介入检查、介入治疗,如超声造影、超声引导下活检、超声引导下置管引流、囊肿硬化治疗、肿瘤射频治疗等。

(五) 超声诊断的优缺点

1. 优点

(1) 无创伤、无电离辐射的损伤。

(2) 分辨率强,取得的信息丰富。

(3) 可以实时、动态观察组织和器官。

(4) 观察血流方向及流速。

(5) 能多方位、多切面地进行扫查。

(6) 可在床旁及手术中进行检查。

(7) 可以追踪、随访观察,比较治疗前后的效果等。

2. 缺点　由于超声的物理特性,使其对骨骼、肺及胃肠等含气脏器显示有一定限制。

【准备】

彩色多普勒超声显像仪、诊察床、投影仪。

【流程】

(一) 组织教学

学生分组观摩实时超声检查(或图像投放教室大屏幕),选代表性脏器进行检查,如心脏、肝脏、胆囊、肾脏、眼、甲状腺、颈部血管等。检查过程中同步解说,学生可提问,教师即时解答,教学互动。

（二）实训步骤

开始检查时,先讲解声像图方位的识别,近场、远场的概念,回声的概念。在对每一个脏器或部位检查时,同步解说每个切面的解剖结构及内部回声;超声检查的适应证,超声对该脏器检查的优缺点。

1. 声像图检查方位识别方法

（1）纵断面,如图 1-3-31 所示。

（2）横断面,如图 1-3-32 所示。

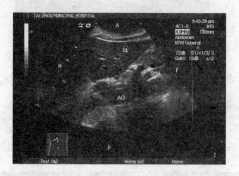
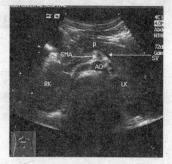

图 1-3-31　剑突下纵切面　　　　　　　图 1-3-32　上腹部横切面（胰腺水平）

声像图左侧代表患者头侧（H）；　　　　　声像图左侧代表患者右侧（R）；

声像图右侧代表患者足侧（F）；　　　　　声像图右侧代表患者左侧（L）；

仰卧位上方代表腹侧（A）,下方代表背侧（P）；　声像图上方代表患者腹侧；

俯卧位上方代表背侧,下方代表腹侧。　　　声像图下方代表患者背侧。

2. 心脏超声检查　患者常用体位有左侧卧位、平卧位。常用声窗有胸骨旁心前区、心尖区、剑下区及胸骨上窝。常用切面有左室长轴切面、大动脉短轴切面（心底切面）、左心室短轴切面、右心流入道和流出道切面、心尖四腔切面、心尖五腔切面、左心两腔切面、四腔心切面、五腔心切面、右室流入道长轴切面、上下腔静脉长轴切面、主动脉弓长轴和短轴切面。

（1）M 型超声：从心尖到心底水平完成心尖波群、心室波群（图 1-3-33）、二尖瓣波群（图 1-4-34）及心底波群（图 1-3-35）的扫查。

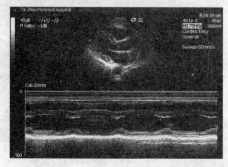
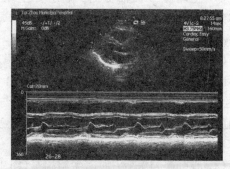

图 1-3-33　心室波群　显示右室前壁、右　　　图 1-3-34　正常二尖瓣波群　前叶双峰、后
室、室间隔、左室、左室后壁　　　　　　　　　叶逆向

（2）左室长轴切面（图1-3-36）：显示主动脉、主动脉瓣（右冠瓣和无冠瓣），右心室、右心室流出道，室间隔（IVS），左室、左室后壁、左室流出道，二尖瓣；显示主动脉前壁与室间隔相连、主动脉后壁与二尖瓣前叶相连。

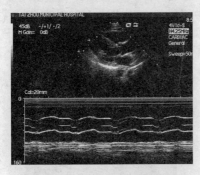 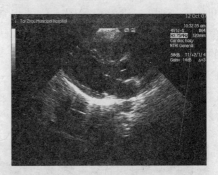

　　　　图1-3-35　心底波群　　　　　　　　　　图1-3-36　胸骨旁左室长轴观

（3）大动脉短轴切面（图1-3-37）：显示位于中央的主动脉及三个瓣叶，左房，房间隔，右房，三尖瓣，右室（RV），右室流出道，肺动脉瓣，肺动脉主干及左肺动脉和右肺动脉。

（4）左心室短轴切面（图1-3-38）。

（5）心尖四腔切面（图1-3-39）：显示心尖、左右心室，左右心房，房间隔，室间隔及肺静脉。

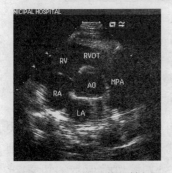 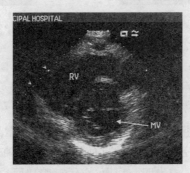 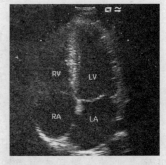

图1-3-37　大血管短轴切面　　　图1-3-38　二尖瓣口短轴观　　　图1-3-39　心尖四腔观

　　LA：左房；RA：右房；LV：左室；RV：右室；RVOT：右室流出道；AO：主动脉；MPA：主肺动脉；MV：二尖瓣；
　　ASD：房间隔缺损；LA：左房；RA：右房

（6）主动脉弓长轴切面：显示升主动脉、主动脉弓、降主动脉。

心脏超声检查的适应证有以下几种。

（1）先天性心脏病（图1-3-40，图1-3-41）：判定心脏位置及心脏与内脏的位置关系；检出心脏结构异常；检出心脏结构连接关系的异常，如心房与心室、心室与动脉的连接关系，体静脉、肺静脉的回流及冠状动脉发育和起源异常等。

（2）心脏瓣膜病变：如二尖瓣狭窄（图1-3-42～图1-3-46）、二尖瓣脱垂、三尖瓣下移畸形等。

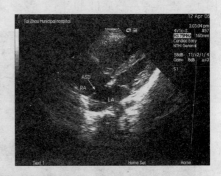

图1-3-40　房间隔缺损
房间隔中部回声中断，右房、右室增大

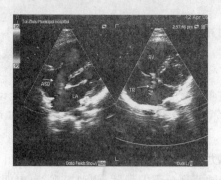

图1-3-41　房间隔缺损血流显像

房间隔中部见左向右穿隔血流（箭头所指红色血流）

TR：三尖瓣反流（箭头所指蓝色血流）

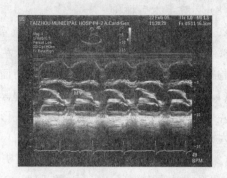

图1-3-42　二尖瓣狭窄

瓣叶增厚，前叶呈"城墙样"改变，后叶同向

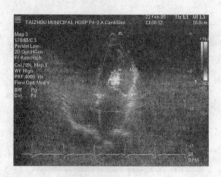

图1-3-43　二尖瓣狭窄

二尖瓣口五彩镶嵌血流，流束变窄

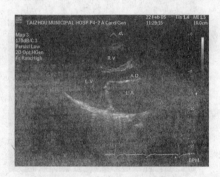

图1-3-44　二尖瓣狭窄

瓣叶增厚，舒张期开放受限，左房增大

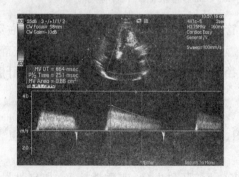

图1-3-45　二尖瓣狭窄

二尖瓣口舒张期脉冲多普勒频谱图

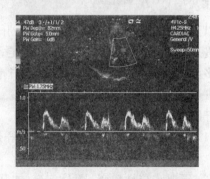

图1-3-46　正常二尖瓣口舒张期脉冲多普勒频谱图

舒张期二尖瓣口血流方向朝向探头，频谱显示在基线上方

（3）心脏肿瘤：如心房黏液瘤，横纹肌瘤，转移性肿瘤等。

（4）心脏血栓。

（5）心肌病变：如扩张性心肌病，肥厚型心肌病。

（6）心包疾患：如心包积液、缩窄性心包炎、心包肿瘤等。

（7）评价心脏功能。

（8）心脏手术后评价。

（9）介入治疗：如超声引导下房间隔、室间隔封堵等。

3. 肝脏超声检查　患者常取平卧位、左侧卧位。选用频率 2.5～5.0MHz 凸阵或线阵探头。检测肝脏大小、位置，常规观察以下切面。

（1）剑突下纵切面（图 1-3-31）：显示肝脏左叶、腹主动脉及腹腔动脉、肠系膜上动脉，测量左叶长度及厚度，观察肝脏包膜、肝脏形变，并向左侧扫查，声束朝向左肩、左季肋部方向，显示左外叶、左侧角。

（2）右肋缘下斜切（图 1-3-47）：探头置于右肋缘下，声束方向朝向右肩，显示右肝静脉长轴，测量右叶最大斜径；显示胆囊、膈肌、三支肝静脉及部分下腔静脉；侧动探头，声束朝向左上，显示门静脉及其左干分支、肝圆韧带、静脉韧带。

（3）右肋间斜切（图 1-3-48）：探头置于右侧肋间，从第 4、5 肋间开始依次向下扫查至肝下缘，显示肝脏、胆囊、门静脉主干至门静脉右支和分支、胆总管及肝动脉。

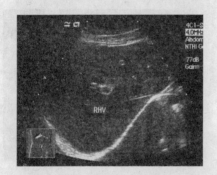
图 1-3-47　肝脏右肋缘下斜切
RHV：右肝静脉

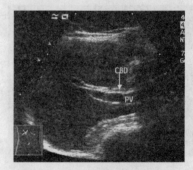
图 1-3-48　肝门水平右肋间斜切
CBD：胆总管；PV：门静脉

以上切面显示肝动脉、门静脉系统、肝内外胆管系统，肝动脉与门静脉系统并行，至右第一肝门进入肝实质，其主要分支在肝内行走；三支肝静脉右周边回流，至第二肝门进入下腔静脉；胆管多与门静脉平行，且多走行于门静脉前方，内径约为门静脉的 1/3。同时还需观察肝脏与比邻脏器、周围组织的关系。

肝脏超声检查的适应证有以下几种。

（1）肝脏实质弥漫性病变：肝炎、肝硬化（图 1-3-49）、脂肪肝、肝瘀血、血吸虫性肝病等。

（2）肝脏占位性病变：囊性病变，如肝囊肿、多囊肝、肝包虫病；实质性病变，如良性肿瘤、恶性肿瘤（图 1-3-50）、炎性假瘤、局灶性结节性增生等。

（3）肝脓肿。

（4）肝脏外伤。

（5）肝血管病变：门静脉高压、门静脉血栓或癌栓、门静脉海绵样变性、布-加综合征等。

（6）肝移植术后的监护。

（7）肝脏介入性超声诊断及治疗：超声引导下穿刺活检（图 1-3-51）、穿刺抽吸引流（囊肿、脓肿）、超声引导下肿瘤消融治疗等。

4. 胆囊与胆管超声检查　患者禁食 8h 以上，仰卧位及左侧卧位。选用频率 2.5～

5.0MHz 的凸阵或线阵探头,以右上腹直肌外缘纵横切面扫查,显示胆囊纵轴、横轴断面;利用肝脏显示充盈的胆囊、胆囊颈管及肝内外胆管。

胆囊与胆管超声检查适应证有以下几种。

（1）胆管系统炎症、结石（图1-3-52）。

（2）胆管系统肿瘤。

（3）胆囊腺肌增生症。

（4）胆囊息肉样病变。

（5）先天性胆管异常。

（6）黄疸的鉴别诊断。

（7）胆囊收缩功能检查。

（8）超声引导下胆管、胆囊穿刺。

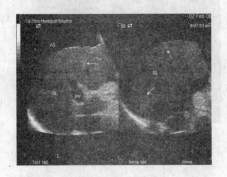

图1-3-49　肝硬化　包膜高低不平
箭头所指为结节;AS:腹水

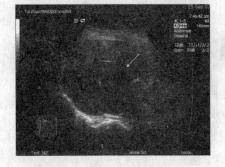

图1-3-50　原发性肝癌
箭头所指为肿块

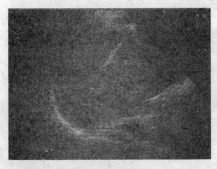

图1-3-51　超声引导性肝脏穿刺活检
两条引导线中间的强回声为穿刺针

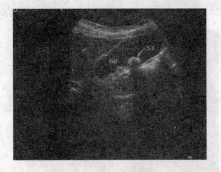

图1-3-52　胆囊结石
GB:胆囊;ST:结石

5. 肾脏超声检查　患者取侧卧位、仰卧位、俯卧位。选用频率2.5～5.0MHz的凸阵或线阵探头。经侧腰部、腹部、背部对肾脏进行冠状切面、矢状切面扫查,显示肾脏包膜、皮质、髓质、肾窦及肾门等结构（图1-3-53）。

肾脏超声检查适应证有以下几种。

（1）先天性异常:肾缺如、异位肾、单肾等。

（2）肾囊性病变:如肾囊肿、多囊肾。

（3）肾肿瘤:肾实质肿瘤、肾盂肿瘤。

（4）肾结石。

（5）肾积水（图 1-3-54）。

（6）肾外伤。

（7）肾脏感染性疾病：肾脓肿、肾周围脓肿、肾结核等。

（8）肾血管病变：肾动脉狭窄、肾静脉栓塞、肾动静脉瘘等。

（9）移植肾及其并发症。

（10）肾脏弥漫性病变：肾小球肾炎、糖尿病性肾病等。

（11）介入性超声：超声引导下肾穿刺活检、肾造瘘术、囊肿及脓肿引流和药物治疗、肿瘤消融治疗等。

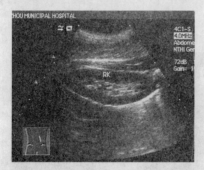 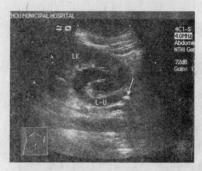

图 1-3-53　正常肾脏背部纵切声像图　　　图 1-3-54　左侧输尿管结石伴肾盂轻度积水

RK：右肾　　　　　　　　　　　　　　　LK：左肾；L-U：左输尿管；箭头所指为结石

6. 子宫及其附件超声检查　患者检查前饮水 500～800mL，使膀胱适度充盈，取平卧位。选用频率 2.5～5.0MHz 的凸阵或线阵探头。于下腹部行纵向、横向和多角度扫查。显示子宫形态、肌层回声、内膜回声及两侧附件（图 1-3-55，图 1-3-56）。

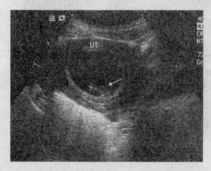 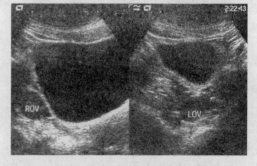

图 1-3-55　正常子宫纵切声像图（经腹扫查）　　　图 1-3-56　卵巢声像图

UT：子宫　　　　　　　　　　　　　　ROV：右侧卵巢；LOV：左侧卵巢

子宫及其附件超声检查的适应证有以下几种。

（1）先天性子宫发育异常。

（2）子宫肿瘤。

（3）子宫内膜病变。

（4）子宫腺肌症。

（5）子宫损伤。

（6）宫内节育器定位。

（7）卵巢非赘生性囊肿。

（8）卵巢赘生性肿瘤（良性、恶性）。

（9）卵泡监测。

（10）输卵管疾病。

（11）胎儿的生长发育（图1-3-57，图1-3-58，图1-3-59）、胎儿畸形的检出。

（12）介入性超声诊断及治疗。

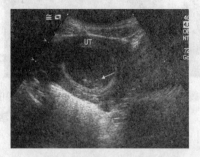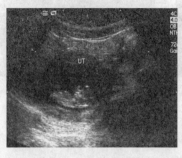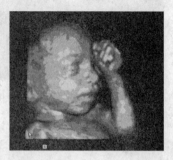

图1-3-57　孕7周　　　　　图1-3-58　孕12周　　　　图1-3-59　孕26周胎儿三维成像

7. 眼部超声检查　患者取仰卧位，眼睑闭合，按照医生的要求转动眼球方向。选用7.5～12MHz高频探头。探头上涂耦合剂，直接置于眼睑，做眼球水平或垂直轴位扫查，并嘱受检者朝各方向转动眼球以全方位观察，应显示：虹膜、晶状体、玻璃体、球壁、视神经（眶内段）、球后组织、眼动脉、视网膜中央动脉、睫状后动脉。

眼部超声检查适应证有以下几种。

（1）眼球、眼轴测量（图1-3-60）。

（2）检查视网膜、脉络膜有无脱离。

（3）眼球创伤：超声可检查眼球结构的完整性，有无异物存留。

（4）眼球内及球后占位病变（图1-3-61）：超声检查可明确病变的性质（实性、囊性）、位置、大小及眼部伴随情况。

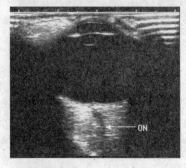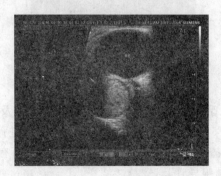

图1-3-60　正常眼球声像图　　　　　图1-3-61　眼眶肿瘤

　　ON：视神经　　　　　　　　　　　箭头所指为肿瘤

（5）检查单侧或双侧眼球突出的原因（肿瘤、炎症或血管畸形）。

（6）为眼部缺血性疾病提供血流参数。

8. 甲状腺超声检查　患者取仰卧位，头稍后仰，充分暴露颈前及侧方。选用 7.5～12MHz 高频探头，进行甲状腺左右叶及峡部纵横连续扫查，显示甲状腺边界、内部回声、甲状腺上动脉(图1-3-62～图1-3-64)。

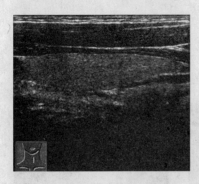 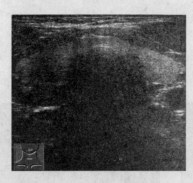 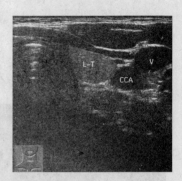

图1-3-62　甲状腺纵切声像图
正常左叶

图1-3-63　甲状腺横切声像图
显示右叶、峡部、左叶

图1-3-64　甲状腺左叶横切声像图
L-T：甲状腺左叶；CCA：颈总动
脉；V：颈内静脉

甲状腺超声检查适应证有以下几种。

(1) 甲状腺弥漫性疾病：甲状腺肿大或萎缩，甲状腺炎。

(2) 甲状腺占位性病变：结节单发或多发，囊性、实性或混合性，辅助鉴别良性或恶性(图1-3-65，图1-3-66)。

(3) 甲状腺结节的穿刺活检。

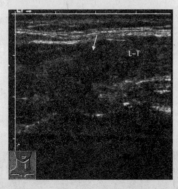 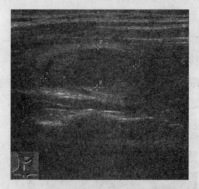

图1-3-65　甲状腺癌
箭头所指低回声团，内见钙化点

图1-3-66　甲状腺腺瘤出血囊变

9. 乳腺超声检查　患者一般取仰卧位及半侧卧位，双手上举至头，充分暴露乳腺及腋窝。选用 7.5～12MHz 高频探头，按固定程序进行扫查，如以乳头为中心按顺时针方向，向外做辐射状扫查，变换扫查位置时应与已扫查切面有部分重叠，显示乳腺前方的脂肪组织、乳腺腺体回声、乳腺导管。

乳腺超声检查适应证有以下几种。

(1) 乳腺炎症或脓肿。

(2) 乳腺肿块囊性与实性的鉴别。

(3) 乳腺肿块良性与恶性的鉴别(图1-3-67)。

（4）乳腺肿块活检及手术前定位。

10. 颈部动脉血管超声检查　患者取仰卧位，颈后垫枕，充分暴露颈部，头后仰并偏向检查侧的对侧。选用5～10MHz线阵探头，于颈部紧靠胸骨上缘或锁骨开始向上扫查，尽可能扫查至颈部最高点，全面显示颈总动脉、颈外动脉、颈内动脉颅外段、椎动脉颈段及椎间段（图1-3-68～图1-3-73）。

颈部动脉血管超声检查的适应证有以下几种。

（1）颈动脉粥样硬化。

（2）颈动脉瘤。

（3）颈动脉体瘤。

（4）多发性大动脉炎累及颈动脉。

（5）椎动脉先天发育不良。

（6）椎动脉走行变异。

（7）椎动脉闭塞性疾病。

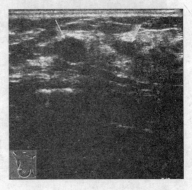

图1-3-67　乳腺纤维腺瘤声像图
箭头所指低回声为肿块

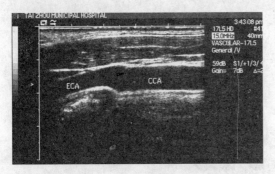

图1-3-68　颈动脉声像图
ECA：颈外动脉；CCA：颈总动脉

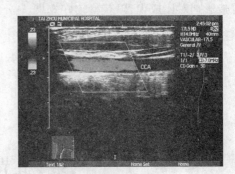

图1-3-69　颈动脉血流显像
CCA：颈总动脉

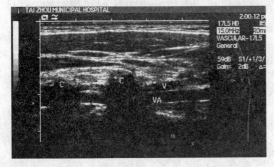

图1-3-70　椎动脉声像图
VA：椎动脉；VV：椎静脉；C：椎体

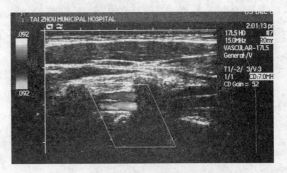

图1-3-71　椎动脉、椎静脉血流显像

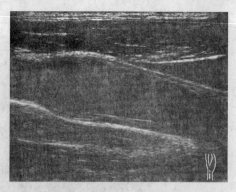

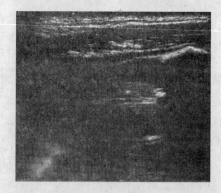

图 1-3-72　颈动脉内中膜增厚(标记处)　　　　图 1-3-73　颈内动脉粥样斑块(标记处)

【注意事项】

1. 由于超声波的物理特性,在肺气肿、腹部胀气等情况下扫查会影响图像质量,影响诊断。

2. 虽然骨骼、肺及胃肠道等含气器官的超声检查受到一定的限制,但对骨质受到破坏的骨肿瘤、靠近肺周围组织的病变,超声仍是较好的检查手段;胃肠的超声检查则可通过饮水或胃造影剂对比成像,以获得较好效果。

【思考题】

1. 简述超声检查的临床应用范围。

2. 简述超声检查在急腹症中的作用。

(殷　平)

第十五节　影像诊断

医学影像学是以影像方式显示人体内部结构的形态和功能信息,及实施以影像导向的介入性治疗的科学,现代医学以 B 型超声、X 线、计算机体层成像(CT)、发射体层成像(ECT)以及磁共振(MRI)等共同构成了影像诊断学,本节主要介绍 X 线、CT 等检查。

【目标】

1. 了解 X 线、CT 基本原理及成像方法,以及两者之间的优缺点。

2. 熟悉 X 线、CT、MRI 临床应用价值。

3. 掌握各系统正常 X 线表现与 CT 表现。

4. 掌握各系统常见病的 X 线表现与 CT 表现。

【相关知识】

(一)X 线成像原理

当 X 线透过人体不同组织结构时,被吸收的量不同,剩余的 X 线量有差别,因此,到达荧光屏上产生的荧光效应强弱不等,形成明暗不同的影像。由于在胶片上产生的感光效应强弱不等,形成了由黑到白不同灰度的影像。

(二) CT 基本原理

计算机体层成像,简称 CT,CT 是用 X 线束对人体某部位一定厚度的层面进行扫描,由对侧的探测器接收透过该层内组织的 X 线,将其转变为可见光后,由光电转换器转变为电信号,再经模拟/数字转换器转为数字,输入计算机处理,计算机系统按设计好的图像重建方法对数字信号加以一系列的设计和处理,得出人体断层层面上组织密度数值的分布。

(三) X 线图像分析要素

X 线图像分析要素包括:病变位置和分布;病变数目;病变形状;病变的边缘;病变密度;邻近器官和组织的改变;器官功能的改变。

(四) CT 诊断的临床应用价值与限度

CT 检查对中枢神经系统疾病的诊断价值较高,应用普遍,CT 对于明确纵隔和肺门有无肿块或淋巴结增大、支气管有无狭窄或阻塞,对原发和转移性纵隔肿瘤、淋巴结结核、中心型肺癌等病变的诊断均很有帮助。CT 还可用于诊断肝、胆、胰、腹腔、腹膜后间隙以及泌尿生殖疾病,尤其是占位性病变、炎症性和外伤性病变等。

(五) MRI 诊断的临床应用价值与限度

MRI 诊断现已广泛应用于神经系统、头颈部、胸腹部及关节等部位的疾病。

(六) 影像检查方法

影像检查方法包括平片、造影、平扫 CT、增强 CT、MRI、MRA、MRS、DWI、DSA 检查、介入治疗等。

(七) X 线、CT、MR 检查优点

X 线、CT、MR 检查是临床重要的检查手段,优点有:无创伤、分辨率强,取得的信息丰富;能多方位、多切面地进行扫查。

(八) 介入放射学

介入放射学指在影像医学(X 线、超声、CT、MRI)的引导下,通过经皮穿刺途径或通过人体原有孔道,将特制的导管或器械插至病变部位进行诊断性造影和治疗;或组织采集,进行细胞学、细菌学及生化检查。介入治疗的适应证:消化、呼吸、骨科、泌尿、神经、心血管等各系统疾病的诊断与治疗,如血管造影、血管栓塞、肿瘤药物灌注、血管成形、支架植入等,以及子宫肌瘤栓塞、不孕症介入治疗。

【准备】

多媒体教室、实验读片室、投影仪、X 线及 CT 典型图片、讲义、实验报告。

【流程】

(一) 组织教学

学生分组观摩实时图片阅读(或将图像投放在教室大屏幕),选代表性图片进行分析,如骨折、肺炎、结石、脑出血等。学生可提问,教师即时解答,教学互动。要求学生独立完成实验

报告。

（二）实训步骤

1. 教师与学生互动复习基本概念和基本理论。明确 CT、MR 临床应用范畴。掌握影像分析原则、步骤。

（1）影像报告主要结构：分一般项目、描述、结论三部分。

（2）影像分析原则：按序描写、系统观察、左右对比。

（3）影像病变分析要素：包括位置、分布、数目、形状、密度、大小、邻近器官。

2. 正常影像图片分析

（1）胸部正侧位（图 1-3-74，图 1-3-75）：显示胸壁软组织、骨骼、纵隔、横膈、肺。肺含气多，密度低，是胸片 X 线检查的重点。应分析以下各结构。

1）肺野：含气的肺在照片上显示为透明部分，应注意观察其透明程度。肺野可分为上野、中野和下野（以第 2、4 肋骨前端水平线为界），亦分为内、中、外三带（均等分）。

2）肺门及肺纹理：肺门阴影由肺动脉、肺静脉、支气管和淋巴组织共同形成，但正常肺门主要由肺动脉及与肺动脉重叠的肺静脉组成。右肺门血管上、下形成肺门角，其下段为右下肺动脉，正常宽度不超过 15mm；左肺门上界清楚，是左肺动脉弓，左肺门较右肺门高约 1～2cm。肺纹理也由动脉、静脉和支气管形成，但主要成分是肺动脉及其分支。它由肺门分出，向外延伸呈树枝状而逐渐变细，至肺外带大多已消失不见。正常的肺纹理轮廓清楚，由内向外逐渐变细，一般下肺野较粗而密集。

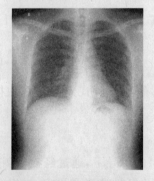

图 1-3-74 胸部正位片

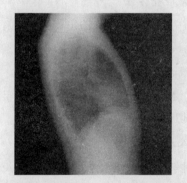

图 1-3-75 胸部侧位片

（2）胸部 CT 横断面图像（图 1-3-76，图 1-3-77）：一般采用两种不同的窗宽和窗位。一种是肺窗，窗位为 -700～-400HU，窗宽为 1000～1500HU，适于观察肺实质。另一种是纵

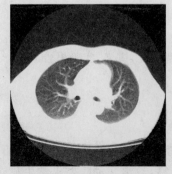

图 1-3-76 肺窗

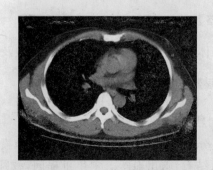

图 1-3-77 纵隔窗

隔窗,其窗位为30～60HU,窗宽为300～500HU,适于观察纵隔。

(3) 心脏正位投影及示意图(图1-3-78,图1-3-79):显示心脏右缘中点有一轻度凹陷切迹,其上的一段是升主动脉和上腔静脉的复合影,较为平直;切迹之下方为右心房,呈略隆起的弧状影。心脏左缘上方为主动脉弓,呈半球形影,故称主动脉球;其下为肺动脉主干,又称肺动脉段;左缘下段为左心室,为一最大的弧形突出,其突出顶点为心尖。透视下左心室搏动强而有力,并且与肺动脉搏动相反,故两者交界处称反向搏动点。

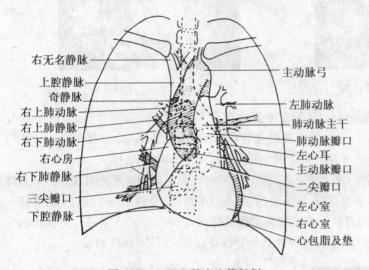

右无名静脉
上腔静脉
奇静脉
右上肺动脉
右上肺静脉
右下肺动脉
右心房
右下肺静脉
三尖瓣口
下腔静脉

主动脉弓
左肺动脉
肺动脉主干
肺动脉瓣口
左心耳
主动脉瓣口
二尖瓣口
左心室
右心室
心包脂及垫

图1-3-78　心脏大血管解剖

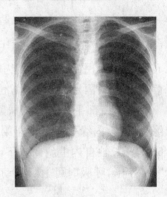

图1-3-79　心脏正位片

(4) 消化道造影(图1-3-80～图1-3-83):显示食管上起第6颈椎,下达第11～12胸椎,共分三段。胃分为胃底(贲门水平以上)、胃体(贲门至胃角)和胃窦(胃角至幽门)。胃的形态与体型、张力及神经状态有关,分为牛角形、鱼钩形、长形和瀑布形。十二指肠呈"C"形,分球、降、横、升各部,其内侧为胰头。空肠分布在左上腹、左下腹和中腹部,钡剂通过快,蠕动活跃,有羽毛状黏膜皱襞;回肠分布在右腹部及盆腔,钡剂通过较慢,蠕动不明显,黏膜皱襞细而少等。大肠分为盲肠、升结肠、结肠肝曲、横结肠、结肠脾曲、降结肠、乙状结肠和直肠,围绕于腹腔四周,可见结肠袋、半月皱襞等。

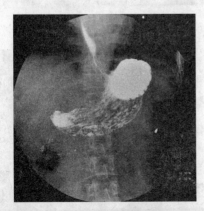

图1-3-80　胃黏膜相

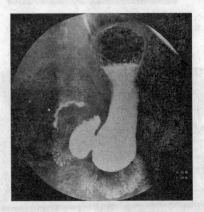

图1-3-81　胃充盈相

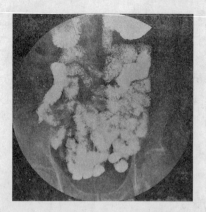

图 1-3-82　全小肠造影

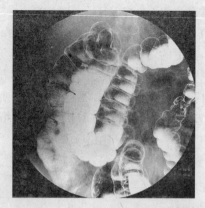

图 1-3-83　结肠造影

　　(5) 胆管系统造影(图 1-3-84)：显示正常肝内胆管与肝内门脉分支伴行，呈放射状分布，一般 CT 平扫图像不能显示。约 82% 正常胆总管影可见，其直径 <6mm，胆总管与肝外门静脉的关系固定；胆囊通常位于右叶和方叶之间，在肝门和稍下方的层面上。

　　(6) 腹部平片与静脉尿路造影(图 1-3-85，图 1-3-86)：显示两肾边界光滑，密度均匀，外缘为弧形，内缘平直。位于第 12 胸椎至第 3 腰椎($T_{12} \sim L_3$)平面，长径约 12～13cm，宽径约 5～6cm，肾长轴自内上斜向外下，其与脊柱间形成的角度称肾脊角，正常为 150°～250°。两肾长轴呈"八"字形，呼吸时可上下移动约 2～3cm。侧位片肾与脊椎重叠，上极较下极略偏后。

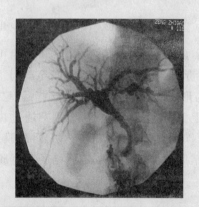

图 1-3-84　胆管造影

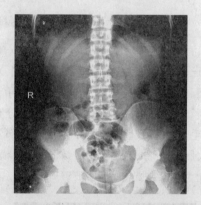

图 1-3-85　腹部平片

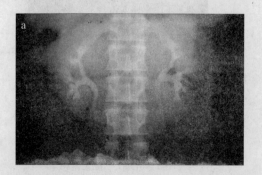

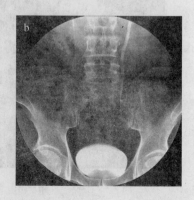

图 1-3-86　静脉尿路造影(IVP)

（7）四肢骨骼与脊柱（图1-3-87，图1-3-88）：识别各骨的形态，如胫骨、腓骨、尺骨、桡骨、股骨等。识别颈、胸、腰椎各椎体的形态特征。

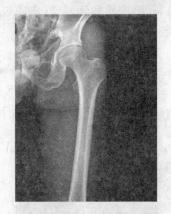

图1-3-87 正常四肢长骨

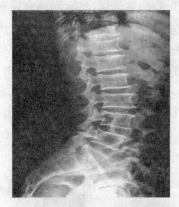

图1-3-88 正常脊柱

（8）颅脑CT横断面解剖（图1-3-89～图1-3-92）：① 颅底层面，由前向后显示眼眶上部、蝶窦、中颅凹底、枕骨及枕大孔等颅底结构；② 蝶鞍层面，可见垂体、桥池和脑桥小脑角池，岩锥与内听道，前、中、后颅凹脑组织结构，重点观察垂体和后颅凹结构；③ 鞍上池层面，可见鞍上池呈六角或五角星形低密度间隙，增强扫描，脑底动脉环位于鞍上池周围，鞍上池、环池和四叠体池包绕部分为中脑；④ 三脑室前部层面，重点观察内囊、基底节和丘脑区，该区是中老

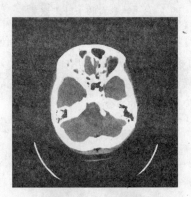

图1-3-89 颅底层面

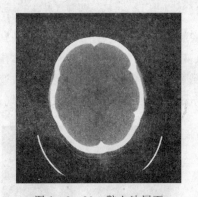

图1-3-90 鞍上池层面

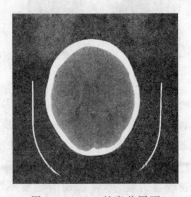

图1-3-91 基底节层面

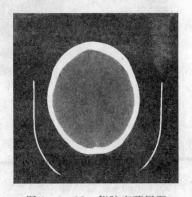

图1-3-92 侧脑室顶层面

年人脑卒中的好发部位;⑤ 三脑室后部层面,显示内囊、基底节、丘脑、三脑室后部及松果体区;⑥ 侧脑室体层面,显示侧脑室体部、三角区和后角,增强可见直窦、上矢状窦、大脑镰和脉络丛强化影;⑦ 侧脑室顶层,显示侧脑室顶部、大脑纵裂、脑皮质和脑髓质,皮质包绕的髓质区称为半卵圆中心;⑧ 脑室上层面,显示脑皮质、髓质、脑沟和大脑纵裂。

3. 常见疾病影像表现

(1) 阻塞性肺气肿(图1-3-93):是由于支气管部分阻塞产生活塞作用,空气能被吸入,不能完全呼出,导致肺组织过度充气而膨胀的一种状态。

(2) 阻塞性肺不张(图1-3-94):是由多种原因所致的肺内气体减少、肺体积缩小、肺萎缩等改变。

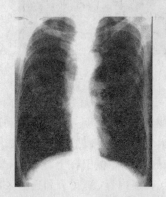
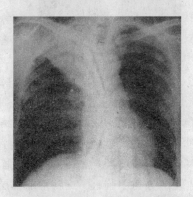

图1-3-93　两肺气肿　　　　　　　图1-3-94　右肺上叶不张

(3) 胸腔积液与积气(图1-3-95,图1-3-96):液体量在300mL以上时,立位表现为肋膈角变钝、变平,透视下液体可随呼吸及体位改变而移动;中量积液(500~1000mL)表现为下肺野均匀致密,肋膈角消失,膈面及心缘被遮盖,由液体形成的致密影的上缘呈外高内低的斜形弧线。气胸为脏层或壁层胸膜破裂,空气进入胸腔所引起的。

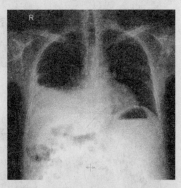
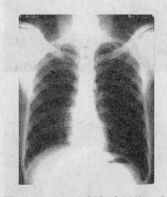

图1-3-95　右侧胸腔积液　　　　　图1-3-96　左侧气胸压缩20%

(4) 大叶性肺炎(图1-3-97):早期(充血期)表现为局部肺纹理增多或透光度略低。实变期则出现典型的致密片状影,其形状与肺叶或肺段的形态一致,且在叶间胸膜处形成清楚、整齐的边界。一般多在2周内吸收。

(5) 浸润型肺结核(Ⅲ型)(图1-3-98):X线表现甚为复杂,常表现为密度不均、边缘模糊的片絮状影,范围大小不等,也可表现为新的渗出性病灶而密度均匀。病灶大多分布在锁骨上、下，也可呈肺段或肺叶分布。病灶的发展过程甚为复杂，常呈时好时坏的慢性发展过程，因此病灶中常同时存在着渗出、增殖、播散、纤维化和钙化甚至空洞等多种表现。

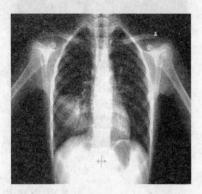

图1-3-97 右下大叶性肺炎

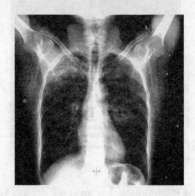

图1-3-98 左上中肺结核(Ⅲ型)

(6) 中央型肺癌(图1-3-99)：其X线表现多种多样，甚为复杂，但主要可分为以下三类。① 瘤体征象，在平片最常见的表现是肺门部肿块影(以管外型为主)，其形状、大小、边界及密度有很大差别。② 支气管阻塞继发病变，如肺不张、肺气肿、阻塞性肺炎等。③ 肺门及纵隔淋巴结转移，肺门及纵隔出现多个肿块，且与原发者融合形成一巨大、形状不规则阴影。

(7) 周围型肺癌(图1-3-100)：瘤体常表现为球状影，边缘可呈分叶状，或边缘模糊，还可出现毛刺，这是因为肿瘤生长不均匀，而毛刺和模糊则由癌的浸润性生长及阻塞性肺炎、淋巴管炎等引起的。瘤体的密度一般较均匀，有些则由于生长不均，瘤体中可有残留的正常肺泡，所以X线片上可出现1~3mm小透光区而称为"小泡征"。有癌组织坏死后排出形成空洞，它的壁较厚且不规则，其特征为多无液平。瘤体影多在2cm以上。

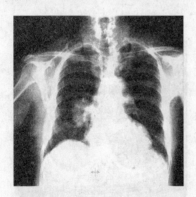

图1-3-99 右中央型肺癌

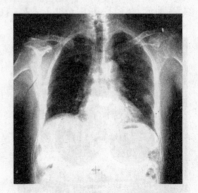

图1-3-100 左周围型肺癌

(8) 中央型肺癌CT表现(图1-3-101，图1-3-102)：① 支气管壁增厚，多不规则；② 支气管腔狭窄，应用仿真内镜技术能显示支气管腔狭窄及突向腔内的肿块；③ 肺门肿块表现为分叶状或不规则状，常同时伴有阻塞性肺炎或肺不张；④ 侵犯纵隔结构，表现瘤体与纵隔结构之间的脂肪界面消失，与纵隔相连，受侵血管表现受压移位、管腔变窄或闭塞、管壁不规则；⑤ 纵隔淋巴结转移，采用薄层增强扫描可明确显示肺门、纵隔淋巴结增大的部位、大小及数量。淋巴结横径大于15mm或肺门淋巴结大于10mm通常提示为转移。

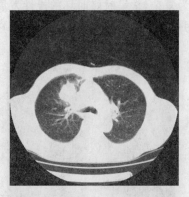

图 1 - 3 - 101　肺窗显示肿块

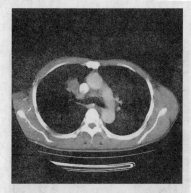

图 1 - 3 - 102　纵隔窗

（9）继发性肺结核（Ⅲ型）（图 1 - 3 - 103,图 1 - 3 - 104）：CT 表现与 X 线表现相似。

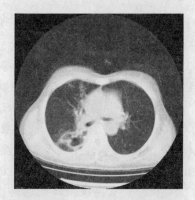

图 1 - 3 - 103　肺窗

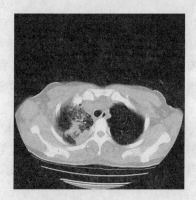

图 1 - 3 - 104　纵隔窗

（10）纵隔肿瘤的 CT 表现（图 1 - 3 - 105,图 1 - 3 - 106）。

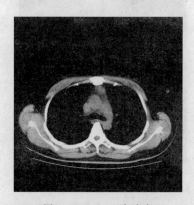

图 1 - 3 - 105　胸腺瘤

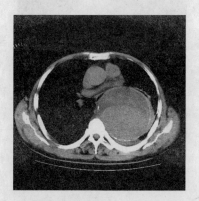

图 1 - 3 - 106　主动脉夹层

（11）左心室增大（图 1 - 3 - 107）：后前位片见心左缘下段向外隆起突出,心尖下移,反向搏动点上移；左前斜位心后缘向后下隆起延伸可与脊椎重叠,室间沟前移；左侧位心后食管前间隙消失。

（12）右心室增大（图 1 - 3 - 108）：后前位见左心缘心腰部（即肺动脉段）膨隆,反向搏动点下移,心尖上翘;右前斜位心前缘下段膨隆,心前间隙狭窄;左前斜位心前缘膨隆,室间沟向后移。

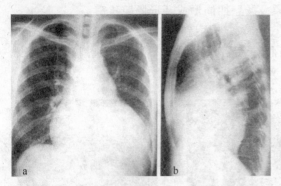
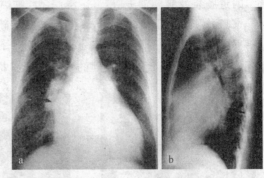

图1-3-107　左心室增大　　　　　　　　　　图1-3-108　右心室增大

(13)风湿性心脏病二尖瓣狭窄 X 线表现(图1-3-109):心脏呈梨形(又称二尖瓣型),即心腰部隆起,主动脉球较小,左心室萎缩,心尖上移。左心房增大,右心室增大伴有肺瘀血及不同程度的肺循环高压。左房增大是诊断本病的重要征象。

(14)冠脉粥样硬化性心脏病(图1-3-110):冠状动脉造影是诊断本病的主要检查方法,表现为冠状动脉及其分支局限性或多发性狭窄等。

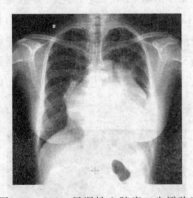
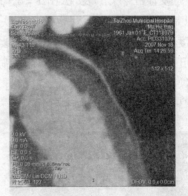

图1-3-109　风湿性心脏病二尖瓣狭窄　　　　图1-3-110　冠状动脉造影

(15)胃癌的 X 线表现(图1-3-111):① 蕈伞型:又称肿块型、菜花型等,表现为形状不规则的充盈缺损,可有分叶,表面凹凸不平,附近黏膜皱襞中断、消失,胃壁僵硬,蠕动消失等。② 溃疡型:不规则半月状的巨大腔内龛影,边缘不整,形成尖角。龛影周围环绕宽窄不等的透明带称"环堤";龛影口部常有特征性指压迹和裂隙征;附近黏膜破坏,中断;胃壁僵硬,蠕动消失等。③ 浸润型:可发生于局部胃壁(局限型)或全胃(弥漫型)。主要 X 线表现是胃壁僵硬,管腔狭窄,黏膜破坏,蠕动消失。如发生在胃窦形成"漏斗状胃";发生于全胃则形成"皮革状胃"。

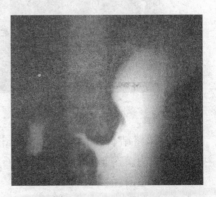

图1-3-111　胃窦癌

（16）结肠癌 X 线表现（图 1-3-112）：进展期表现为以下三种类型。① 息肉型：不规则充盈缺损致肠腔狭窄，局部肠壁僵硬等。② 溃疡型：不规则充盈缺损中可见星芒状长形龛影，附近肠袋及皱襞消失等。③ 浸润型：肿瘤累及肠壁四周形成环形肠腔狭窄等。

（17）胃肠道穿孔（图 1-3-113）：膈下新月状游离气体是其典型 X 线表现。

（18）肠梗阻（图 1-3-114）：梗阻以上肠曲有大量气体、液体，表现为肠腔扩张、阶梯状液平面等。根据充气肠腔皱襞的多少和形状推测梗阻的部位。

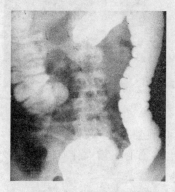
图 1-3-112　横结肠癌

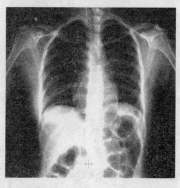
图 1-3-113　胃肠道穿孔

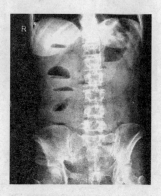
图 1-3-114　肠梗阻

（19）原发性肝癌 CT 表现（图 1-3-115a，图 1-3-115b）：CT 平扫绝大多数是低密度病灶，瘤可以是单个或多个结节，也可呈巨块状。动态扫描时，对比剂呈"快进快出"的特点。除了上述密度改变外，CT 还可能看到以下改变：① 肿瘤处体积增大，轮廓隆凸；② 肿瘤压迫肝门和（或）肝裂，使之变形和移位；③ 门静脉内瘤栓，表现为门静脉增粗，密度不均，增强后可见腔内充盈缺损影或门静脉不增强；④ 邻近器官如胃、胰、肾的受压移位；⑤ 附近或远处淋巴结增大（肿瘤转移），腹水或其他脏器转移。

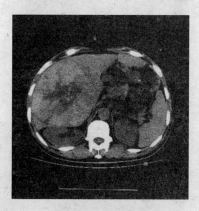
图 1-3-115a　CT 平扫

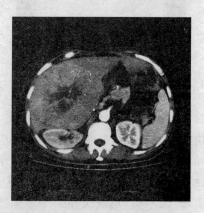
图 1-3-115b　CT 增强

（20）尿路结石（图 1-3-116，图 1-3-117）：多数结石为阳性结石，故腹部平片检查是主要诊断方法。造影可诊断阴性结石，了解有无尿路梗阻、感染，了解肾功能。

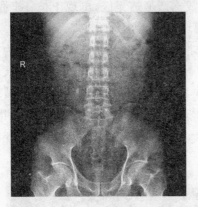

图 1-3-116 右输尿管结石

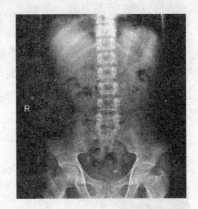

图 1-3-117 膀胱结石

(21)肾癌(图 1-3-118,图 1-3-119):CT 平扫可见密度略低于或等于肾实质的肿块,有时为略高密度,肿瘤边缘光滑或不整,与肾实质分界不清,可突出于肾外。增强扫描,动脉期肿瘤强化明显,静脉期肾实质强化明显,则肿瘤呈低密度。

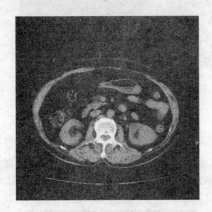

图 1-3-118 CT 平扫

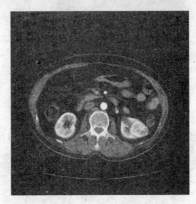

图 1-3-119 CT 增强

(22)骨折类型(图 1-3-120,图 1-3-121)。

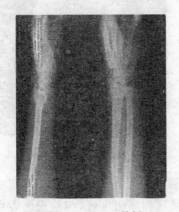

图 1-3-120 骨折

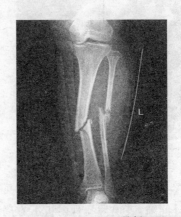

图 1-3-121 骨折

(23)骨囊肿(图 1-3-122):常见的类肿瘤病变,多发生于青少年的四肢长骨干骺端,大多无症状,常因病理骨折而发现。X线表现为圆形或椭圆形透光区,出现于长骨干骺端中心,边界清楚。骨干呈均匀性膨胀,骨皮质变薄,无骨膜反应。囊肿亦可表现为多房性。

(24)骨肉瘤(图1-3-123):是最常见的骨恶性肿瘤,且恶性程度高,临床甚为重要。多发生于青年期,以15~25岁者最多。好发于长骨干骺端,股骨下端最多,胫骨上端次之。主要症状是进行性局部疼痛和肿胀。X线表现:① 肿瘤骨:有致密瘤骨、絮状瘤骨、毛玻璃状瘤骨和针状瘤骨,是确诊的可靠根据;② 骨破坏:按其形态及范围可分为不规则的斑片状、虫蚀状或大片状,骨皮质可呈筛孔状或条状;③ 骨膜反应:有单层、多层葱皮状、骨膜三角及针状;④ 软组织包块:可呈球状,其中可有瘤骨。

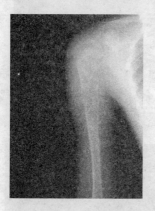
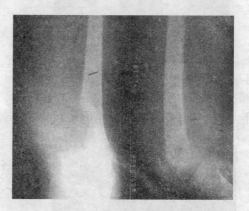

图1-3-122　骨囊肿　　　　　　　　图1-3-123　股骨下段骨肉瘤

(25)脑梗死CT(图1-3-124,图1-3-125):脑梗死发病24h内可无CT表现,以后平扫出现低密度或混杂密度区,累及髓质和皮质区,呈边缘不清的楔形,其部位和范围与闭塞血管供血区一致。因伴水肿可出现占位表现,发病3d后增强时可表现为皮质区脑回状强化,2~3周时可以出现"模糊效应",病灶变为等密度影而消失,1~2个月后形成低密度囊腔。

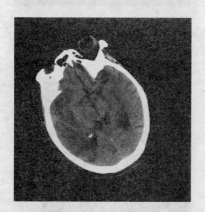
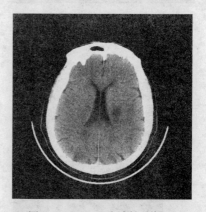

图1-3-124　脑梗死　　　　　　　　图1-3-125　腔隙性脑梗死

(26)急性硬膜外血肿(图1-3-126):多由脑膜血管损伤所致,常见于脑膜中动脉,血液聚集在硬膜外间隙,表现为颅骨内板下方局限性梭形均匀高密度区,与脑表面边界清楚,常有轻微占位表现,多位于骨折附近。

(27)急性硬膜下血肿(图1-3-127):多由桥静脉或静脉窦损伤出血所致,血液聚集在硬膜下间隙,沿脑表面广泛分布。表现为颅骨内板下方新月形薄层广泛的均匀高密度区,常伴有脑挫裂伤或脑内血肿;亚急性期血肿形状不变,但多为高或混杂密度影;慢性期血肿呈梭形,为高、混杂、等密度或低密度影。

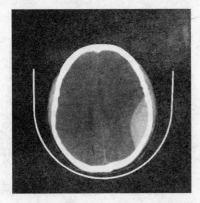
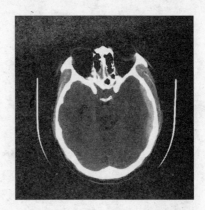

图 1 - 3 - 126   急性硬膜外血肿   图 1 - 3 - 127   急性硬膜下血肿

【注意事项】

1. 不同疾病可以出现相同或类似的影像学征象,同一疾病也会因在不同的发展阶段或不同的类型而出现不同的影像学表现。影像诊断应结合临床,具有特征性影像学表现时可以做出肯定诊断。

2. 爱护电脑,操作完成及时关机。

3. 独立完成实验报告。

【思考题】

1. 简述 CT 检查的临床应用范围。

2. 大叶性肺炎 X 线表现有何特征?

3. 左心室增大在正位片上的改变有哪些?

4. 恶性骨肿瘤 X 线特点有哪些?

5. 原发性肝癌 CT 表现有哪些?

6. 脑梗死 CT 表现有哪些?

7. 硬膜外血肿 CT 表现有哪些?

(王林友)

第二篇　外科学基本技能

外科学是一门实践性很强的专业学科。外科学基本技能实训是从外科理论到外科实践的桥梁课程，是外科学教学要求的重要组成部分，主要内容包括无菌技术、手术基本操作技能、外科动物实验手术操作实训、外科诊疗基本操作技能。外科基本技能训练是提高学生分析问题和解决问题的能力、培养学生实事求是的科学态度和理论联系实际能力的重要教学环节。

1. 树立无菌观念　手术是治疗外科疾病的主要手段，严格执行外科手术的无菌操作是避免和控制术后感染、保证手术成功的关键。医学生可通过消毒灭菌、手术人员的无菌准备、患者手术区皮肤的消毒、手术室管理制度和手术中的无菌原则、动物实验手术综合训练等实验项目的实训，从而增强无菌意识，树立无菌观念。

2. 掌握手术基本操作技能　外科基本技能训练是掌握手术基本操作技能的必然途径。手术基本技能操作包括消毒、切开、分离、止血、结扎、缝合、穿刺等项目。手术基本技能操作和手法技巧需要经过不断的训练方可获得，医学生为了能熟练、准确地掌握手术基本技能操作就必须反复训练。

3. 掌握外科诊疗技能操作　医学生通过反复训练，熟练掌握各种诊疗和护理操作技能，如各种穿刺或穿刺引流术、急救技术（复苏术、开放气道、止血、包扎、固定、搬运等）、插管术（插胃管、洗胃、三腔二囊管技术、导尿、灌肠）、止痛技术、换药术等操作技能，为将来的临床实践工作打下良好基础。

掌握外科学基本操作技能的根本目的在于临床应用，学习外科学基本技能时不能仅仅把它当成一门技巧，而应该把它当作外科学的基础。

第一章 无 菌 技 术

无菌技术是外科手术操作的基本原则,是指在执行外科医疗、护理技术操作过程中,防止一切微生物侵入机体,保持无菌物品及无菌区域不被污染的操作技术和管理方法。

1. 无菌技术的原则　明确消毒的主要对象,应具体分析引起感染的途径、涉及的媒介物及病原微生物的种类,有针对性地使用消毒灭菌法。

(1) 环境清洁:无菌操作环境应清洁、宽敞、定期消毒。进行无菌技术操作前半小时,停止卫生处理,减少人员走动,以减少室内空气中的尘埃。

(2) 工作人员准备:在无菌操作前,工作人员要穿戴整洁的衣帽,口罩遮住口鼻,修剪指甲、洗手,进行手术时应穿无菌手术衣、戴无菌手套。

(3) 物品管理:明确无菌区、非无菌区、无菌物品的概念。经过灭菌处理而未被污染的区域,称无菌区域。非无菌区是指未经灭菌处理,或虽经灭菌处理但又被污染的区域。经过灭菌并未被污染的物品称无菌物品。无菌物品不可暴露于空气中,必须存放于无菌包或无菌容器内,无菌包外需标明物品名称、灭菌日期,有效期以 1 周为宜,并按有效期先后顺序排放。无菌物品过期或受潮应重新进行灭菌处理。

(4) 取无菌物:操作者身距无菌区 20cm,手臂应保持在腰部以上或治疗台面以上,不可跨越无菌区,取无菌物品时须使用无菌持物钳(镊),手不可直接接触无菌物品。无菌物品取出后,不可过久暴露,若未使用,也不可放回无菌包或无菌容器内;疑有污染或已被污染,不得使用,应予更换并重新灭菌。做到一物一人,以防交叉感染。

2. 选择消毒灭菌法的原则　根据消毒灭菌对象选择简便、有效、不损坏物品、来源丰富、价格适中的消毒灭菌方法。医院诊疗器械按污染后可造成的危害程度和在人体接触部位不同分为三类。

(1) 高度危险的器材:指穿过皮肤、黏膜而进入无菌组织或器官内部,或与破损的皮肤、黏膜密切接触的器材,如手术器械、注射器、心脏起搏器等。对此,必须选用高效灭菌法。

(2) 中度危险的器材:仅与皮肤、黏膜密切接触,而不进入无菌组织内,如内窥镜、体温计、氧气管、呼吸机及所属器械、麻醉器械等。应选用中效消毒灭菌法,杀灭除芽孢以外的各种微生物。

(3) 低度危险器材和物品:不进入人体组织,不接触黏膜,仅直接或间接地与健康无损的皮肤接触,如果没有足够数量的病原微生物污染,一般并无危害,如口罩、衣被、药杯等,应选用低效消毒法或只做一般卫生处理。

第一节　消毒与灭菌

消毒是指杀死病原微生物,但不一定能杀死细菌芽孢的方法,但已使微生物减少至不至于引起外科感染。用于消毒的化学药物称为消毒剂。灭菌是指把物品上所有的微生物,包括细菌芽孢、病毒、真菌等彻底杀死的方法，使之达到无菌程度，通常用物理方法来达到灭菌的目的。灭菌虽然彻底可靠，但应用范围有限，如高压蒸气灭菌法不可能用于皮肤，故外科无菌技术是灭菌与消毒的综合应用，相互补充。

【目标】

1. 熟悉常用消毒剂的名称、用途、注意事项。
2. 熟悉常用物理灭菌法的名称、用途、注意事项。

【相关知识】

（一）高温灭菌法

高温灭菌法通常有干热、湿热和间歇加热灭菌等方法。利用高温能使微生物细胞内的一切蛋白质变性，酶活性消失，新陈代谢受到障碍而死亡，从而达到消毒灭菌的目的。

1. 干热法　是指相对湿度在 20% 以下的高热。一般繁殖体在干热 80～100℃ 中经 1h 可以杀死，芽孢、病毒需在 160～170℃ 经 2h 方可杀死。

2. 干烤法　将物品放在烘箱中加热到 160～170℃，利用烤箱的热空气消毒灭菌。烤箱通电加热后的空气在一定空间不断对流，温度一般可在 50～250℃ 范围内调节，产生均一效应的热空气直接穿透物体。微波炉的磁控管将电能转化为微波能，当磁控管以 2450MHz 的频率发射出微波能时，置于微波炉炉腔内的水分子以每秒钟 24.5 亿千次的变化频率进行振荡运行，物品在高频磁场中发生震动，分子间相互碰撞、摩擦而产生热能，振荡频率愈高，振幅愈大，分子间摩擦愈剧烈，产生的热量也就愈多。微波可以穿过玻璃、陶瓷、塑料等绝缘材料。

3. 湿热法　是以沸水、蒸气和蒸气加压灭菌，由空气和水蒸气导热，传热快，穿透力强，湿热灭菌法比干热灭菌法所需温度低、时间短。常用有煮沸法和高压蒸气灭菌法。

煮沸法将水煮沸至 100℃，保持 5～10min 可杀灭繁殖体，保持 1～3h 可杀灭芽孢。在水中加入碳酸氢钠，配成 2% 溶液，沸点可达 105℃，能增强杀菌作用，还可去污防锈。

高压蒸气灭菌器装置严密，输入蒸气不外逸，温度随蒸气压力增高而升高，当压力增至 104～137.3kPa 时，温度可达 121～126℃，一般维持 30min，能将芽孢全部杀死。高压蒸气灭菌法是利用高压和高热释放的潜热进行灭菌。潜热是指当 1g 100℃ 的水蒸气变成 1g 100℃ 水时，释放出 2255.2J 的热量。

（二）紫外线灯管消毒法

紫外线灯管是一种人工制造的低压汞石英灯管，管内注入压强 0.4～0.6kPa 的氩气和水银数滴，管子两端用钨丝做成螺旋状电极。通电后，氩气先电离，然后冲击水银电离，发放紫外线。经 5～7min 后，受紫外线照射的空气才能使氧气产生臭氧。因此消毒时间应从灯亮5～7min后计时，紫外线杀菌能力与其波长有密切关系。最佳杀菌波长为 2537nm（是细菌对紫外线吸收最快的波长）。常用的紫外线灯管有 15W、20W、30W、40W 四种，可采用悬吊式、移动式灯架照射，或紫外线消毒箱内照射。紫外线灯配用抛光铝板作反向罩，可增强消毒效果。

（三）化学消毒灭菌法

化学消毒灭菌法原理：利用化学药物渗透到细菌的体内，使菌体蛋白凝固变性，干扰细菌酶的活性，抑制细菌代谢和生长或损害细胞膜的结构，改变其渗透性，破坏其生理功能等，从而起到消毒灭菌作用。有的化学消毒剂杀灭微生物的能力较强,可以达到灭菌效果,又称为灭菌剂。

消毒灭菌剂浓度稀释配制计算法:消毒剂原液和加工剂型一般浓度较高,在实际应用中必须根据消毒的对象和目的加以稀释,配制成适宜浓度使用,才能收到良好的消毒灭菌效果。稀释配制计算公式:$C_1 \cdot V_1 = C_2 \cdot V_2$。其中,$C_1$:稀释前溶液浓度;$C_2$:稀释后溶液浓度;$V_1$:稀释前溶液体积;$V_2$:稀释后溶液体积。例如:欲配 $1:1000$ 苯扎溴铵(新洁尔灭)溶液 3000mL,需用5%苯扎溴铵溶液多少毫升? 代入公式:$5\% \times X = 0.1\% \times 3000$,$X = 60$mL。答:需用5%苯扎溴铵溶液60mL。常用化学消毒剂及使用见表2-1-1。

表 2-1-1　常用化学消毒剂及使用

消毒剂名称	消毒水平	作用原理	用　途	注意点
酒精	中效	使菌体蛋白凝固变性,对芽孢无效	皮肤消毒;器械、橡皮片和肠线浸泡30min	每周应过滤校正浓度或更换;其对黏膜及创面有刺激性
碘酊	高效	使细菌蛋白氧化变性,能杀灭大部分细菌、真菌或芽孢	2%溶液用于皮肤消毒;2.5%溶液用于脐带断端的消毒	有较强的刺激性,不能用于黏膜、会阴、肛门、破溃皮肤及新生儿皮肤消毒,皮肤过敏者禁用;忌与红汞同用
聚乙烯吡酮碘别名:碘伏、强力碘	中高效	杀灭细菌繁殖体、芽孢、真菌和部分病毒	用于外科洗手、皮肤消毒、冲洗伤口。用于体温计消毒浸泡30min	本品是碘与表面活性剂的不定型结合物,无刺激、无致敏、无腐蚀性
苯扎溴铵	低效	其阳离子与细菌的细胞膜结合致菌体自溶,对芽孢无效	常用 0.1%~0.5% 浓度。用于黏膜、皮肤消毒;锐利器械浸泡30min。加入0.5%亚硝酸钠以防锈	每周更换;对肥皂等阴离子表面活性剂有拮抗作用
甲醛	高效	菌体蛋白变性,酶活性消失。杀灭真菌、芽孢和病毒	40%甲醛熏蒸用于空气消毒;10%甲醛溶液用于塑料导管、有机玻璃制品浸泡60min消毒	熏蒸穿透力弱,衣服最好挂起消毒
环氧乙烷	高效	通过烷基化,破坏微生物的蛋白质代谢。杀灭细菌、真菌、病毒、立克次体和芽孢	用环氧乙烷灭菌器加温密闭消毒;用于电子仪器、不耐高温物品、一次性高分子医疗器材等的灭菌	为气体灭菌剂。须避开明火以防燃防爆,放置阴凉、通风、无火源及电源开关处,贮存温度不可超过40℃;严禁放入电冰箱
过氧乙酸	高效、速效	使菌体蛋白质氧化,能杀灭细菌繁殖体、真菌、芽孢、病毒	常用浓度0.5%~2%。用于手消毒浸泡、物体表面的擦拭、餐具消毒浸泡30~60min;室内空气熏蒸消毒	浓溶液有刺激性及腐蚀性,不宜用金属器皿盛装;应存放于阴凉处,防高温引起爆炸;易氧化分解,使杀菌力下降,须现配现用
戊二醛	高效、速效	杀灭细菌繁殖体、芽孢和病毒。作用较甲醛强2~10倍	用于内窥镜、温度计、橡胶与塑胶制品及各种医疗器械浸泡消毒	对皮肤与黏膜的刺激性较甲醛小,不宜用于皮肤、黏膜消毒

注:高效可杀灭一切微生物;中效可杀灭细菌繁殖体、结核杆菌、病毒,不能杀灭芽孢;低效可杀灭细菌繁殖体、真菌,不能杀灭芽孢和病毒。

【准备】

1. 高温灭菌法　搪瓷容器、95％乙醇、金属器械、电热烤箱、微波消毒柜。煮沸消毒灭菌器、高压蒸气灭菌器、手术器械包、布类与敷料包（55cm×33cm×22cm）、碳酸氢钠、玻璃类物品、橡胶类物品、自制测温管、苯甲酸、压力灭菌指示胶带、紫外线灯管。

2. 化学消毒灭菌法　食醋、40％甲醛、0.2％过氧乙酸、环氧乙烷、酒精、碘酊、聚乙烯吡酮碘、苯扎溴铵、戊二醛、过氧化氢。

【流程】

（一）组织教学

将学生分为物理消毒灭菌组和化学消毒灭菌组。然后教师组织学生进行示教或录像示教，最后将学生分为 2 人/组练习，教师巡回指导。

（二）实训步骤

1. 高温灭菌法　分为干热消毒灭菌法、干烤法和湿热消毒灭菌法。

（1）干热消毒灭菌法：① 烧灼法：适用于金属器械、搪瓷类、接种环、载玻片和试管口等消毒灭菌，在急用时可采用此法，锐利器械不宜用燃烧法。将器械放在火焰上烧灼 1～2min；若为搪瓷容器，可倒少量 95％乙醇，慢慢转动容器，使乙醇分布均匀，点火燃烧至熄灭约 1～2min。燃烧时须远离易燃易爆物品。燃烧过程不得添加乙醇，以免引起火焰上窜而致灼伤或火灾。② 焚烧：对某些特殊感染，如破伤风、气性坏疽、绿脓杆菌感染的敷料，以及其他已污染且无保留价值的物品，如污纸、垃圾等，应放入焚烧炉内焚烧，使之炭化。

（2）干烤法：① 电热烤箱：适用于玻璃器皿、瓷器以及明胶海绵、液体石蜡、各种粉剂、软膏等灭菌。灭菌后待箱内温度降至 50～40℃以下才能开启柜门，以防炸裂。② 微波消毒：适用于食品、药品、手术器械包、微生物实验室用品等。若物品先经 1％过氧乙酸或 0.5％新洁尔灭湿化处理，后微波消毒，可起协同杀菌作用。微波对人体有一定危害性，其热效应可损伤睾丸、眼睛晶状体等，长时间照射还可致神经功能紊乱。使用时可设置不透微波的金属屏障或戴特制防护眼镜等。

（3）湿热消毒灭菌法：① 煮沸法：适用于搪瓷、金属器械、玻璃、橡胶类等物品，尤其适用于小件物品。② 高压蒸气灭菌法：是目前临床应用最广、效果最可靠的灭菌方法。适用于耐高温、高压和耐湿的物品，如布类敷料、金属器械、搪瓷、玻璃、橡胶类和药品等。操作步骤如下。手提式高压蒸气灭菌器操作方法（图 2-1-1）：在灭菌器中盛水 3000mL，将拟灭菌的物品随同盛装的桶放入灭菌器内，将盖子上的排气软管插于铝桶内壁的方管中，盖好盖子，拧紧元宝螺丝，插入电源，打开排气阀门，放出冷空气（一般在水沸后排气 10～15min），关闭放气阀门，使压力逐渐上升至 103kPa，温度达 121.3℃，维持 30min 后，排气至"0"时，慢慢打开盖子。如果突然开盖，冷空气大量进入，蒸气凝成水滴，使物品潮湿，且玻璃类易发生爆裂。卧式高压蒸气灭菌器操作方法（图 2-1-2）：关闭放气开关，待夹层压力表达到灭菌所需压力时（约 10min 后），将蒸气控制阀移至"消毒"位置，使蒸气进入柜室，柜室内的冷空气及冷凝水可由柜室阻气器排出；待柜室的压力升到 103～137kPa，温度达 121.3～126.2℃时，转动压力调节阀，使压力与温度保持恒定；维持 30min 后，将蒸气控制阀移至"排气"位置，排气毕，将蒸气控制阀移至"干燥"位置;物品干燥后,将蒸气控制阀移至"关闭"位置,待压力指针到"0"位置和热空气排尽后,才能取出物品,关紧进气阀。一次可灭菌大量物品,操作人员须经专业培训,合格后方能上岗。

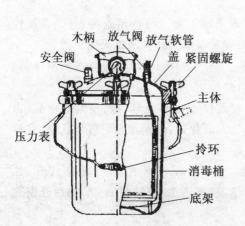

图2-1-1 自动手提式高压蒸气灭菌器

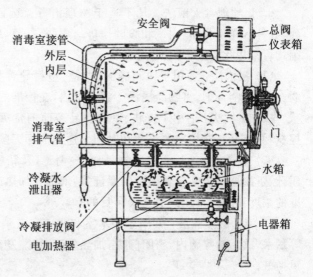

图2-1-2 卧式高压蒸气灭菌器(电加热)

高压蒸气灭菌效果监测如下。① 工艺监测:又称程序监测。根据安装在灭菌器上的量器(压力表、温度表、计时表)、图表、指示针、报警器等,指示灭菌设备工作正常与否。此法不能确定灭菌物品是否达到灭菌要求,但可作为常规监测方法。② 化学指示监测:用压力灭菌指示胶带,此胶带上印有斜形白色指示线条图案,是贴在待灭菌的无菌包外的一种特制变色胶纸。粘贴面可牢固地封闭灭菌包上,在121℃经20min,130℃经4min后,胶带100%变黑色(图2-1-3)。

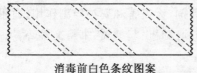

消毒前白色条纹图案

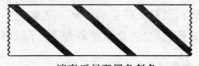

消毒后显现黑色斜条

图2-1-3 压力灭菌指示带

2. 紫外线灯管消毒法　物品消毒选用30W紫外线灯管,有效照射距离为25～60cm,时间为25～30min。空气消毒室内每10m² 安装30W紫外线灯管1支,有效距离不超过2m,照射时间为30～60min,照射时关闭门窗,停止人员走动。

3. 臭氧灭菌灯消毒法　灭菌灯内装有1～4支臭氧发生管,在电场作用下,将空气中的氧气转换成高纯臭氧。臭氧主要依靠其强大的氧化作用而杀菌。使用灭菌灯时,关闭门窗,确保消毒效果。用于空气消毒时,人员须离开现场,消毒结束后20～30min方可进入。

4. 电离辐射灭菌法　应用放射性同位素γ源或直线加速器发生的高能量电子束进行灭菌,是适用于忌热物品的常温灭菌方法,又称"冷灭菌"。尤其对一次性应用的医疗器材、密封包装后需长期储存的器材、精密医疗器材和仪器,以及移植和埋植的组织和人工器官、节育用品等特别适用。

5. 超声波消毒法　利用频率在 $20\sim200kHz$ 的声波作用下,使细菌细胞机械破裂和原生质迅速游离,达到消毒目的。如超声洗手器,用于手的消毒;超声洗涤机,用于注射器清洁和初步的消毒处理。

6. 化学消毒灭菌法　凡不适于物理消毒灭菌而耐潮湿的物品,如锐利金属器械(如刀、剪、缝针),光学仪器(内镜和腹腔镜等),皮肤、黏膜,患者的分泌物、排泄物、病室空气等消毒灭菌均可采用化学消毒灭菌。

(1) 浸泡法:适用于锐利器械、内镜、塑料导管类等消毒灭菌。可选用杀菌谱广、腐蚀性弱、水溶性消毒剂,将物品浸没于消毒剂内,在标准的浓度和时间内达到消毒灭菌目的。

(2) 擦拭法:适用于皮肤、室内物品表面消毒灭菌。选用易溶于水、穿透性强的消毒剂,擦拭物品表面,在标准的浓度和时间里达到消毒灭菌目的。

(3) 熏蒸法:适用于室内物品、空气消毒,及精密贵重仪器和不能蒸、煮、浸泡的物品(血压计、听诊器及传染患者用过的票证等)消毒。加热或加入氧化剂,使消毒剂呈气体状态,在标准的浓度和时间里达到消毒灭菌目的。

1) 纯乳酸熏蒸法:常用于手术室和病室空气消毒。每 $100m^3$ 空间用 80% 乳酸 $12mL$ 加等量水,放入治疗碗内,密闭门窗,加热熏蒸,待蒸发完毕,移去热源,继续封闭 2h,随后开窗通风换气。

2) 甲醛熏蒸法:按每立方米空间用 40% 甲醛 $2mL$ 加高锰酸钾 $1g$ 计算,将甲醛溶液倒入高锰酸钾内即产生蒸气,关闭门窗,12h 后开窗通风。有人建议用 40% 甲醛 $20\sim60mL/m^3$ 空间,在室温 $18℃$ 以上,相对湿度 70% 以上时,可提高灭菌效果。

(4) 喷雾法:借助普通喷雾器或气溶胶喷雾器,使消毒剂产生微粒气雾弥散在空间,进行空气和物品表面的消毒。如 0.2% 过氧乙酸溶液作空气喷雾时,对被细菌芽孢污染的表面,每立方米喷雾 2% 过氧乙酸溶液 $8mL$,在 $18℃$ 以上的室温下,经 $30min$ 可达 99.9% 杀灭率。

(5) 环氧乙烷气体密闭消毒法:将环氧乙烷气体置于密闭容器内,在标准的浓度、湿度和时间内达到消毒灭菌目的。环氧乙烷是广谱气体杀菌剂,无损害和腐蚀等副作用,适用于不耐高热和湿热的物品,如精密器械、电子仪器、光学仪器、心肺机、起搏器、书籍文件等。

【注意事项】

1. 煮沸法　① 物品预先刷洗干净,打开轴节或盖子,将其全部浸入水中。② 大小相同的碗、盆等均不能重叠,以确保物品各面与水接触。③ 锐利、细小、易损物品用纱布包裹好,以免撞击或散落。如玻璃类物品,应拔出针芯,用纱布包好针筒、针芯放入冷水或温水中煮;橡胶类和丝线应待水沸后放入。④ 消毒时间均从水沸后开始计算,若中途再加入物品,则重新计时。⑤ 经煮沸灭菌的物品,无菌有效期不超过 6h。⑥ 在高原地区气压低、沸点低的情况下,海拔每增高 $300m$,需延长消毒时间 20%。

2. 高压蒸气灭菌法　① 灭菌包不宜过大($<55cm\times33cm\times22cm$)和过紧,放入灭菌器内的包裹不应排得太密,以免妨碍蒸气的透入,影响灭菌效果。消毒前打开贮槽或盒的通气孔,有利于蒸气流通,而且排气时使蒸气能迅速排出,以保持物品干燥。消毒灭菌完毕后,关闭贮槽或盒的通气孔,以保持物品的无菌状态。② 易燃或易爆物品如碘仿、苯类等,禁用高压蒸气灭菌法;锐利器械如刀剪等不宜用此法灭菌,以免变钝。③ 瓶装液体灭菌时盖均应打开,要用

玻璃纸或纱布包扎瓶口,有橡皮塞的则应插入针头排气。④ 布类物品应放在金属类物品上,否则蒸气遇冷凝聚成水珠,使包布受潮,阻碍蒸气进入包裹中央,严重影响灭菌效果。⑤ 定期检查灭菌效果。高压蒸气灭菌包和灭菌容器有效期以 1 周为宜。

3. 紫外线灯管消毒法 ① 注意保护眼睛、皮肤,照射时嘱患者勿直视紫外线光源,可戴墨镜,或用纱布遮盖双眼,或用被单遮盖肢体,以免引起眼炎或皮肤红斑。② 紫外线灯管要保持清洁透亮,灯管要轻拿轻放。关灯后应间隔 3~4min 后才能再次开启。一次可连续使用4h。③ 定期监测消毒效果:紫外线的杀菌力取决于紫外线输出量的大小,灯管的输出强度随使用时间的增加而减弱。故日常消毒多采用紫外线强度计或化学指示卡进行监测,定期进行空气细菌培养,以检查杀菌效果。

4. 化学消毒灭菌法 ① 根据物品的性能及病原体的特性,选择合适的消毒剂;② 严格掌握消毒剂的有效浓度、消毒时间和使用方法;③ 需消毒的物品应洗净擦干,浸泡时打开轴节,将物品浸没于溶液中;④ 消毒剂应定期更换,挥发剂应加盖并定期测定比重,及时调整浓度;⑤ 浸泡过的物品,使用前需用无菌等渗盐水冲洗,以免消毒剂刺激人体组织。

【思考题】

1. 高温、化学消毒灭菌法的原理是什么?
2. 试述高压蒸气灭菌法的适用范围、操作程序及注意事项。
3. 灭菌效果的检查方法有哪些?
4. 常用化学消毒剂中,适用于皮肤消毒、外科洗手、器械浸泡消毒的分别有哪些?

(杨通河)

第二节 手术室的洁净与消毒

手术室是感染的高危科室之一,术后感染会延长康复和住院的时间,严重感染时可危及患者生命。当今,对手术室空气和物品消毒的观念正在更新,更趋向于对手术间内物体表面、地面及墙面等彻底清洁、干燥,以及环境、空气的净化。洁净手术室的术后感染率较一般手术室可降低 10 倍以上。

【目标】

1. 了解洁净手术室的净化标准和适用范围。
2. 熟悉手术室的清洁和消毒,熟悉洁净手术室的空气净化技术。

【相关知识】

(一)洁净手术室的净化标准

洁净手术室是用空气洁净技术取代传统的消毒方法,使手术室内的细菌数控制在一定范围,空气洁净度达到一定级别(表 2-1-2),适于各类手术之要求,并提供适宜的温度、湿度,营造一个洁净舒适的手术空间环境。空气洁净的程度是以含尘浓度来衡量的,含尘浓度越低洁净度越高,反之则越低。

表 2 - 1 - 2　　洁净手术室的等级标准

等　级	用　途	静态空气洁净度级别		浮游菌浓度（菌落/m³）	沉降菌（∅90mm,30min）（菌落/皿）
		级别≥0.5µg	微粒数（粒/m³）		
Ⅰ	特别洁净手术室	100	≤3500	≤5	≤1
Ⅱ	标准洁净手术室	1000	≤3.5 万	≤25	≤1
		1 万	≤35 万	≤75	≤2
Ⅲ	一般洁净手术室	10 万	≤350 万	≤150	≤4
Ⅳ	准洁净和辅助用房	30 万	≤1050 万	≤175	≤5

引自曹伟新,李乐之. 外科护理学. 人民卫生出版社. 第 4 版. 第 54 页表 5 - 1.

（二）洁净手术室的适用范围

Ⅰ级洁净手术室（100 级）：适用于器官移植手术、心脏外科、脑外科、关节置换手术、眼科等无菌手术；Ⅱ级标准洁净手术室（1000 级和 1 万级）：适用于胸外科、肝胆胰外科、普通外科、泌尿外科、骨科、整形外科等Ⅰ类无菌手术；Ⅲ级一般洁净手术室（10 万级）：适用于普通外科（除Ⅰ类无菌手术外）和妇产科等Ⅱ类手术；Ⅳ级准洁净手术室（30 万级）：适用于肛肠外科及污染类手术。

（三）手术室分区

按洁净程度将手术室分为三个区域：洁净区、准洁净区和非洁净区。分区的目的是控制无菌手术的区域及卫生程度，减少各区之间的相互干扰，使各区之间的空气质量达到卫生部颁布的手术室空气净化标准，防止医院内的感染。

（1）洁净区：包括手术间、洗手间、无菌物品间、手术间内的走廊、药品室和麻醉准备室等，由于其洁净要求最高，考虑设在手术室内侧。非手术人员和非在岗人员禁止入内，凡在此区的人员、活动必须严格遵守无菌原则。

（2）准洁净区：包括消毒室、器械室、洗涤室、敷料室、手术间外的走廊、恢复室和石膏室等，可设在中间。该区实际是由非洁净区进入洁净区的过渡性区域，进入者不要大声谈笑和高声喊叫，凡已做好手臂消毒或已穿无菌手术衣者，切不可再进入此区，以免污染。

（3）非洁净区：包括更衣室、实验室、资料室、污物室、标本室、电视教学室、办公室、会议室、值班室、医护人员休息室和手术患者家属等候室，应该设在手术室最外侧。交接患者处应保持安静，核对患者及病历无误后，患者换乘手术室平车进入手术间，以防止外来车轮带入细菌。

【准备】

模拟手术室（或医院手术室）。

【流程】

（一）组织教学

教师首先介绍手术室分区和手术室管理制度，然后组织学生集体参观模拟手术室（或录像示教），再将学生分为 2 人/组参观手术室，教师巡回指导。

（二）参观手术室

1. 手术室的清洁和消毒　清洁工作应在每日工作结束后进行,不同级别手术室的清扫工具不得混用,清扫工具使用后用 500mg/L 的含氯消毒剂浸泡消毒。每周至少一次彻底大扫除。

（1）湿拭打扫:洁净手术室的一切清洁工作须采用湿拭打扫,在净化空调系统运行中进行,清洁工具应选用不掉纤维织物材料制作的。在每天术毕后,先开门窗通风,清除污物和杂物等。每次术毕用消毒液擦拭手术间的器械台、手术床、床垫和体位垫、桌面、无影灯、吸引器及其他物品表面。清扫顺序:地面、吊顶和墙壁等清扫完成后→净化空调系统继续运行,直到恢复规定的洁净级别→开启空调箱内紫外线灯,对空调箱内部进行灭菌→手术前 1h 运转净化空调系统。

（2）手术室空气消毒:每天用紫外线消毒 30～60min。特殊感染术后用 500mg/L 有效氯消毒液进行地面及房间物品的擦拭。HBsAg 阳性尤其 HBeAg 阳性的患者手术建议使用一次性物品,术后手术室空气可用 1g/m³ 过氧乙酸熏蒸消毒,密闭 30min 后排风、净化空调系统同时运行。每月做一次空气洁净度和生物微粒监测。

2. 洁净手术室的空气净化技术　洁净手术室的空气净化系统主要由空气处理器,加压风机,空气加温器,初、中和高效过滤器,回风口及送风口等组成。采取的净化措施是在空调技术上采用超净化装置自动调节。手术室的空气净化技术是通过初、中和高效三级过滤控制室内尘埃含量,先启动风机运行,风机的进风口形成负压,将机房内空气经过初效过滤器滤除大颗粒的尘粒及其他杂质,只把空气吸入机箱负压箱内,经风机加压形成高速正压气流送入机箱的正压箱内;高速正压气流透过中效过滤器,进入主风管,即过滤掉空气中 80% 的尘粒和菌团。正压气流经过各级区高效过滤器,过滤掉粒径≥0.5μm 的尘粒和菌团后仍然保持正压,再经过送风孔板均衡正压后送出,即成为洁净气流,自上而下通过环形手术无影灯中间空隙,再通过手术野,带走污染的空气流回房间再次循环使用。通过采用不同气流方式(乱流、水平层流和垂直层流)和换气次数(中国标准是:万级,25 次/h;10 万级,15 次/h)可使空气达到一定级别的净化。

（1）乱流式气流:气流不平行,方向不单一,流速不均匀,而且有交叉回旋的气流。除尘率较差,可用于 1 万～30 万级以下的手术室,适用于污染手术间和急诊手术间。

（2）垂直式气流:将高效过滤器装在手术室顶棚内,垂直向下送风,两侧墙下部回风。

（3）水平式气流:在一个送风面上布满过滤器,空气经高效过滤平行流经室内。适当流速的层流能使手术室内的气流分布均匀,不产生涡流,并能将浮动在空气中的微粒和尘埃通过风口排出手术室,基本上制止了手术室内细菌的媒介。

【注意事项】

空气净化系统在运行时本身并没有杀菌消毒功能,所以洁净手术室应有严格的环境卫生管理制度,并按常规要求做好消毒灭菌工作。

1. 控制人员流动制度　这是手术室空气洁净的关键,洁净手术间人员的发尘量是 700×10³/min,每人动态发菌量为 1000 个/min,因此必须严格控制人员的进出。一台手术参观人员<3 人,并且不得随便走动及串室。示教及参观手术尽量安排在有摄像系统的手术间。

2. 着装管理 进入手术室人员按规定穿戴手术室所备衣、裤、鞋、帽、口罩等。手术患者最好在术前 1d 沐浴,进入手术室应穿干净患者服,戴一次性帽子。手术室人员应勤换工作服。交换厅中设有外出衣,手术间内工作服与外出衣不能混穿,避免细菌和尘埃通过外出人员的衣服带入手术室,从而造成空气污染。

3. 保持手术间相对密闭状态 保持手术间物品相对固定,常规用的手术耗材、液体、药品等应放整齐,位置相对固定。与手术相关的各种仪器如电刀、显微镜、腹腔镜等固定在手术间。勿在手术室抖动各种敷料。手术过程中保持门窗关闭,以避免频繁开关时空气流动污染。尽量避免由一位巡回护士同时巡回多台手术,保证手术间处于相对封闭状态。

4. 强化清洁管理 术中如有血液、体液溅到仪器或地面,及时用浸湿消毒液的抹布擦拭。手术间设有感染类垃圾收集袋及非感染类垃圾收集袋,术后集中处理,减少污物在室间停留时间和对地面的污染。每周清洗初效过滤网 1 次,出风口 1 次,并用消毒液擦拭回风口过滤网。中效、高效过滤网每 2 年更换 1 次。每月对室内空气洁净度和物体表面进行细菌监测。

5. 加强出入口的管理 在手术室大门及无菌区入口处铺设易清洗且可用消毒液浸泡的地垫,每日更换,这对进出的推车及其车轮可起到除尘和消毒作用。设立交换厅,严格区分室内车、室外车,患者由患者通道入室,进出必须更换交换车。每日增加交换区清洁地面的次数。

6. 严格执行手术室的"三通道"线路 洁净手术室的设计有三条出入线路,即工作人员出入口、患者出入口、污物出入口。在管理中,严格执行三通道线路,将医护人员、患者及洁净物品作为洁净流线,手术后器械、敷料、污物等作为污物流线,尽量做到隔离,避免引起感染与交叉感染,以保证洁净手术室空气的洁净度及手术流程的需要。带有外包装的物品应先去除外包装后进入手术室。按专科及净化级别相对固定手术间,急诊手术间在手术部的最外部;感染手术间为负压洁净手术室,并靠近污物通道。

7. 净化程序的管理 术前 1h 由夜班护士开启净化空调系统,调节温度至 22~25℃,湿度以 50%~60% 为宜,长时间不用的手术间在使用前除做好风口等的清洁工作外,还应提前 3h 开机。应急手术间限制区内走廊的净化空调系统应 24h 处于低速运行状态,以备急诊手术用和空气保洁。系统由专业技术人员专门管理,定期对净化系统的设备、设施进行维修、保养。设备有故障时及时修理,保证正常运行。对初、中、高效过滤器定期进行监测、更换,对室内回风过滤网和净化空调箱内部定期清扫。

【思考题】

1. 洁净手术室的净化标准分级有何临床意义?
2. 怎样才能达到洁净手术室的净化标准?

(王勇兵、杨通河)

第三节 手术室物品认识、管理

临床上常用的手术器械,如手术刀、剪、钳、镊、拉钩、针和线等,主要用于术中切开、分离、显露、结扎、止血、缝合等手术基本技能操作。正确掌握各种手术器械的结构特点和基本性能,并能熟练运用是施行外科手术的保证。

【目标】

1. 熟练掌握常用手术器械的辨认、使用、传递、用途与保养。
2. 掌握布类与敷料类物品的辨认、使用；熟悉布类折叠法、打包法和敷料类制作。
3. 熟悉各种引流管的辨认、使用。
4. 了解特殊器械的名称和用途。

【相关知识】

（一）器械类

根据杠杆作用原理，可将一般手术器械分为两类：一类是带轴节的器械，如血管钳、持针钳和剪刀等；另一类是用力点在器械中间，工作点在前端的，如手术刀、手术镊等。

器械类管理：应有专人负责保管，严格按操作规程处理，定位放置、定期检查、保养和维修。任何金属器械都不能投掷、相互碰撞。每次使用前后应常规检查各部件是否齐全、无损。

（二）布类与敷料类

布类用品包括手术衣和用于铺盖手术区或建立无菌区的各种手术单，应选择质地细软且厚实的棉布，颜色以深绿色或深蓝色为宜。敷料类，包括吸水性强的脱脂纱布和脱脂棉花类，用于术中止血、拭血及压迫、包扎等。各种敷料经加工制作后包成小包或存放于敷料罐内，经灭菌后供手术时使用。特殊敷料，如用于消毒止血的碘仿纱条，因碘仿加热后升华而失效，故严禁压力蒸气灭菌，制成后应保存于消毒、密闭容器内备用。

（三）引流物品

引流是将组织间隙、体腔内和脏器中积聚的脓、血及其他液体通过引流物导流于体外的技术。广义的引流还包括内引流，如胃肠减压、留置导尿和胃肠之间的短路吻合等。

【准备】

1. 器械类　① 基本器械：刀刃及解剖器械：手术刀、手术剪、剥离器、骨凿、骨剪；夹持及钳制器械：各类止血钳、组织钳、持针钳、布巾钳、海绵钳、手术镊子；牵拉器械：各种拉钩、爪形拉钩、胸腔牵开器、腹腔牵开器；探查和扩张器：胆管探条、尿道探条、各种探针；取拿异物钳：胆石钳、膀胱钳、活体组织钳。② 特殊器械：内镜类：膀胱镜、腹腔镜、胸腔镜、支气管镜、关节镜；吻合器类：食管吻合器、胃吻合器、直肠吻合器、血管吻合器；精密仪器类：高频电刀、电锯、电钻、激光刀、取皮机、手术显微镜、心肺复苏仪器等。

2. 缝线及缝针　缝线包括 1～10 号缝线，有丝线、金属线、尼龙线、普通肠线、比铬制肠线、聚乳羟基乙酸线（XLG）、聚二氧杂环己酮线（PDS）等。缝针包括各种型号三角针、圆针。

3. 引流物　乳胶片、纱布条、烟卷式引流条、软胶管、硬胶管、双腔管、三腔管、蕈状管等。

4. 布类与敷料类　布类：大、中、小号无菌手术衣。手术单：大单、中单、小单。敷料类：纱布垫、纱布块、纱布球、纱布条。棉花类：棉垫、带线棉片、棉球、棉签。

【流程】

（一）组织教学

分两组教学，一组为器械类、缝线及缝针准备，另一组为其他类物品准备。教师示教或结合录像教学，然后学生分为 2 人/组进行练习，教师巡回指导。

（二）实训步骤

1. 器械类的辨认、使用及用途　重点介绍最常用的手术器械。

（1）手术刀（scalpel surgical blade）：由刀柄和刀片组成（图 2-1-4）。根据手术需要选择合适的刀柄和刀片型号（表 2-1-3）。手术刀刀片应用持针器夹持安装，切不可徒手操作，以防割伤手指。安装刀片时，用持针器夹持刀片前端背部，使刀片的缺口对准刀柄前部的刀楞，稍用力向后拉动即可装上。卸刀片时，用持针器夹持刀片尾端背部，稍用力提起刀片向前推即可卸下（图 2-1-5）。手术刀一般用于切开和锐性剥离组织，有时也用刀柄尾端钝性分离组织。

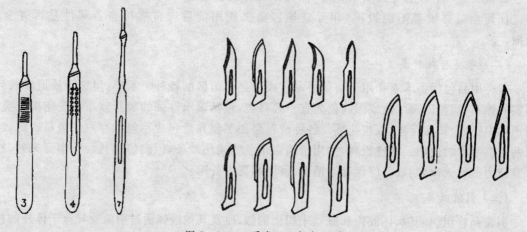

图 2-1-4　手术刀刀柄与刀片

表 2-1-3　常用手术刀刀柄、刀片型号及用途

型号	长度（mm）	惯　称	刀片型号	用　途
3	125	小号刀柄	小刀片（20 号以下）	浅小伤口眼耳鼻喉科切割
4	140	普通刀柄	中、大号刀片（20 号以上）	浅部大创口切割
7	160	细长刀柄	小刀片	深部切割

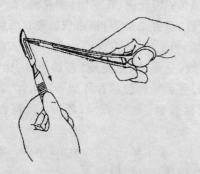
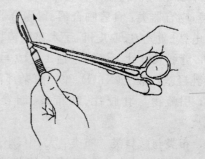

图 2-1-5　手术刀刀片的装卸

（2）手术剪（scissors）：根据结构特点，手术剪分为尖、钝、直、弯、长、短各型（图2-1-6）。按其用途分为组织剪、线剪及拆线剪。① 组织剪：头圆而窄、刃锐薄、柄较长，有直、弯两型，主要用于分离、解剖和剪开组织，通常浅部操作用直组织剪，深部操作一般使用中号或长号弯组织剪。② 线剪：多为直剪，头宽而刃端较尖，或一侧尖头、一侧圆头，用于剪断缝线、敷料、引流物等，使用时不要只图方便、贪快而以组织剪代替线剪，以致损坏刀刃，缩短剪刀的使用寿命。线剪与组织剪的区别在于组织剪的刃锐薄，线剪的刃较钝厚。③ 拆线剪的结构特点是一页钝凹，一页尖而直，用于拆除缝线。

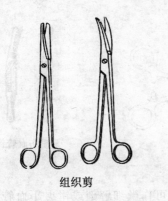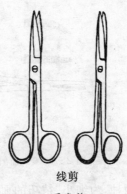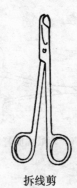

组织剪　　　　　　　　线剪　　　　　　拆线剪

图2-1-6 手术剪

正确的持剪姿势为拇指和无名指分别扣入剪刀柄的两个环，中指放在无名指的剪刀柄上，示指压在轴节处起稳定和导向作用，有利于操作（图2-1-7）。

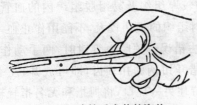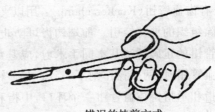

正确持手术剪的姿势　　　　　　　错误的持剪方式

图2-1-7 持剪姿势

初学者持剪常犯错误是将中指扣入柄环，而这种错误的持剪方法不具有良好的三角形稳定作用，从而直接影响动作的稳定性。剪割组织时，一般采用正剪法，也可采用反剪法，还可采用扶剪法或其他持剪方式（图2-1-8）。

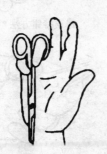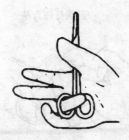

图2-1-8 其他持剪方式

（3）血管钳（hemostat）：亦称止血钳，主要用于钳夹血管和止血，此外，尚用于分离、解剖、夹持组织，也可用于牵引缝线、拔出缝针或代镊使用。代镊使用时不宜夹持皮肤、脏器及较脆弱的组织，切不可扣紧钳柄上的定位齿，以免损伤组织。临床上血管钳的种类很多，其结构特点是前端平滑，依齿槽床的不同可分为弯、直、直角、弧形（如肾蒂钳）、有齿、无齿等，钳柄处均有扣锁钳的齿槽。用于血管手术的血管钳，齿槽的齿较细、较浅，弹性较好，对组织的压榨作用及对血管壁、血管内膜的损伤均较轻，称无损伤血管钳。用于止血时尖端应与组织垂直，夹住出血血管断端，尽量少夹附近组织。常用血管钳有以下几种（图 2-1-9）。

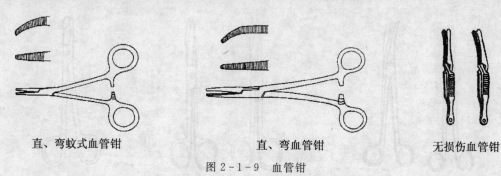

直、弯蚊式血管钳　　　　　　直、弯血管钳　　　　　无损伤血管钳

图 2-1-9　血管钳

1）蚊式血管钳：有弯、直两种，为细小、精巧的血管钳，可作微细解剖或钳夹小血管；用于脏器、面部及整形等手术的止血，不宜用于大块组织的钳夹。

2）直血管钳：用以夹持出血的皮下及浅层组织，协助拔针等。

3）弯血管钳：用以夹持出血的深部组织或内脏血管，有长、中、短三种型号。

4）有齿血管钳（Kocher clamp）：用以夹持出血的较厚组织及易滑脱组织内的血管，也可用于切除组织的夹持牵引。前端钩齿可防止滑脱，但对组织的损伤较大，不能用作止血。

血管钳的正确持法基本同手术剪，应避免持钳方法错误。关闭血管钳时，两手动作相同。在开放血管钳时，两手操作则不一致：右手轻压同时错开钳柄的扣锁齿，即可放开；左手开放时用拇指和示指持住血管钳一个环口，中指和无名指持住另一环口，将拇指和无名指轻轻用力对顶一下，即可开放（图 2-1-10）。

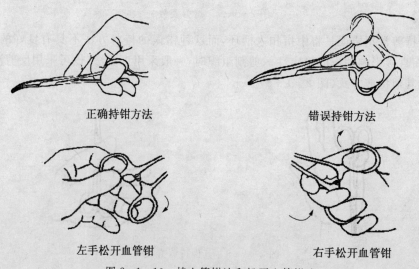

正确持钳方法　　　　　　　　　错误持钳方法

左手松开血管钳　　　　　　　　右手松开血管钳

图 2-1-10　持血管钳法和松开血管钳法

（4）手术镊（forceps）：用于夹持组织或提取物品，便于分离、剪开和缝合。镊有不同的长度，根据其尖端分为有齿镊和无齿镊（图 2-1-11）。

1）有齿镊：又称组织镊，镊的前端有齿，齿分为粗齿与细齿。粗齿镊用于夹持皮肤、皮下组织、筋膜等坚韧组织；细齿镊用于肌腱缝合、整形等精细手术。

2）无齿镊：又称平镊或敷料镊，前端平，其前端无钩齿，分尖头和平头两种，用于夹持组织、脏器及敷料。浅部操作时用短镊，深部操作时用长镊。无齿镊对组织的损伤较轻，用于夹持脆弱组织、脏器。尖头平镊用于夹持神经、血管等精细组织。

正确的持镊姿势是拇指对示指、中指，把持两镊脚的中部，稳而适度地夹住组织。错误持镊既影响操作的灵活性，又不易控制夹持力度的大小。

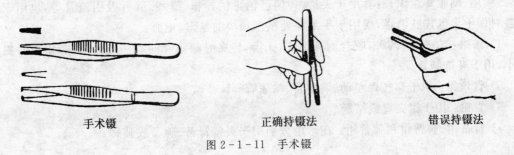

手术镊　　　　　　正确持镊法　　　　　　错误持镊法

图 2-1-11　手术镊

（5）持针钳（needle holder）：又称持针器，主要用于夹持缝合针缝合各种组织，以及用持针钳打结。持针钳的前端齿槽床部短，柄长，钳叶内有交叉齿纹（图 2-1-12）。使用时将持针器的尖端夹住缝针的中后 1/3 交界处为宜，缝线应重叠 1/3。若将针夹在持针钳齿槽床的中部，则容易将针折断。持握持针钳的方法有以下几种。

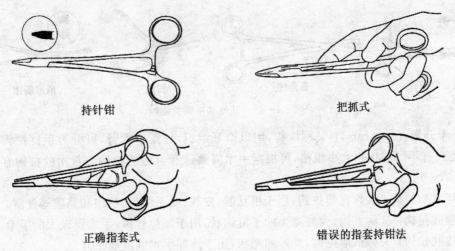

持针钳　　　　　　　　　　　　把抓式

正确指套式　　　　　　　　　错误的指套持钳法

图 2-1-12　持针钳

1）把抓式：又称掌握法或满把握，即用手掌握拿持针钳，钳环紧贴大鱼际肌上，拇指、中指、无名指及小指分别压在钳柄上，示指压在持针钳中部近轴节处。利用拇指、大鱼际肌和掌指关节活动维持推展，张开持针钳柄环上的齿扣，松开齿扣及控制持针钳的张口大小来持针；合拢时，拇指、大鱼际肌与其余掌指部分对握即将扣锁住。

2）指套式：为传统持法，将拇指、无名指套入钳环内，以手指活动力量来控制持针钳关闭,并控制其张开与合拢时的动作范围。将中指套入钳环内的持钳法,因距支点远而稳定性差,为错误的持法。

3)单扣式:又称掌指法,将拇指套入钳环内,示指压在钳的前半部作支撑引导,其余三指压钳环固定于手掌中,拇指可以上下开闭活动,控制持针钳的张开与合拢。

(6)其他常用钳类器械(图2-1-13)。

1)布巾钳:简称巾钳,前端弯而尖,能交叉咬合,主要用于夹持固定手术巾或夹住皮肤。

2)组织钳:前端稍宽,有一排细齿似鼠齿,故称鼠齿钳。因不易滑脱,一般用以夹持组织,如皮瓣、筋膜或即将被切除的组织,也用于钳夹固定纱布垫与皮下组织。

3)卵圆钳:又称海绵钳或持物钳,钳的前部呈环状,分无齿和有齿两种。前者用于夹提肠管、阑尾、网膜等组织;后者用于夹持、传递已消毒的器械、缝线、缝针及引流管等,也用于夹持敷料做手术区皮肤消毒,或用于手术深处拭血和协助显露、止血。

4)肠钳:有直、弯两种,咬合面有细纹,无齿,轻夹时两钳叶间有一定的空隙,钳夹时损伤很小,用于夹持肠管。

5)直角钳:用于套扎胃左动脉、胆管、输尿管等。

6)胃钳:用于钳夹胃或结肠。

7)肾蒂钳、脾蒂钳和肺蒂钳:在术中分别用于夹持肾蒂、脾蒂或肺蒂。

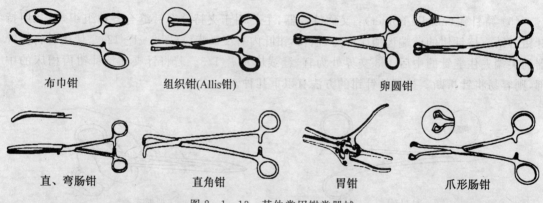

布巾钳　　　　组织钳(Allis钳)　　　　卵圆钳

直、弯肠钳　　　　直角钳　　　　胃钳　　　　爪形肠钳

图2-1-13　其他常用钳类器械

(7)牵开器(retractors):又称拉钩,用以牵开组织,显露手术野,可分为手持拉钩和自动拉钩两类。有不同形状和大小规格,可根据手术需要选择合适的拉钩。常用的拉钩有以下几种(图2-1-14)。

1)甲状腺拉钩:又称直角拉钩,用于甲状腺、皮肤、皮下组织、肌肉和筋膜等显露。

2)腹腔拉钩:又称方钩,为较宽大的平滑钩状,用于部位较深、手术野较大的手术。

3)皮肤拉钩:又称爪形拉钩,外形如耙状,用于浅部手术的皮肤牵开。

4)S形拉钩:又称弯钩,用于胸、腹腔深部手术,有大、中、小、宽、窄之分。

5)自动拉钩:也称自持性拉钩,如二叶式、三叶式自动牵开器,用于腹腔、胸腔、盆腔、腰部、颅脑等部位手术的显露。

使用拉钩时应掌握正确的使用方法,拉钩下方应衬垫盐水纱布垫,在使用腹腔拉钩时更应注意。牵引动作应轻柔,根据术者的意图及手术进程及时调整拉钩的位置,以达到最佳显露。

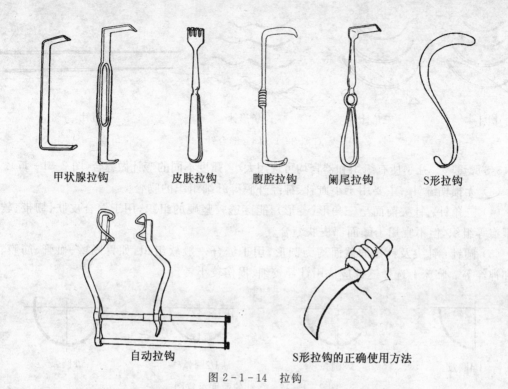

甲状腺拉钩　　皮肤拉钩　　腹腔拉钩　　阑尾拉钩　　S形拉钩

自动拉钩　　　　　　S形拉钩的正确使用方法

图 2-1-14　拉钩

　　(8) 吸引器(suction)：用于吸引手术野中的出血、渗出物、脓液、空腔脏器中的内容物、冲洗液。吸引器由吸引头、橡皮管、接头、吸引瓶及动力等组成。吸引头有硬塑料双套管、单管金属和一次性的。双套管的外管有多个孔眼，内管在外套管内，多孔的外套管可防止内管吸引时被周围组织堵塞(图 2-1-15)。

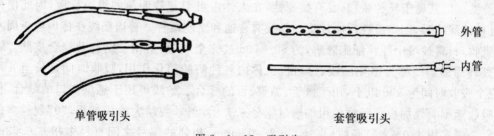

外管

内管

单管吸引头　　　　　　　　　套管吸引头

图 2-1-15　吸引头

　　2. 缝合针(needle)的名称、用途及使用方法　缝合针，简称缝针，用于各种组织的缝合，由针尖、针体和针尾三部分组成。针尖形状有圆头、三角头及铲头三种，针体的形状有近圆形、三角形及铲形三种(图 2-1-16)。一般针体前半部为三角形或圆形，后半部为扁形，以便于持针钳牢固夹紧。针尾的针眼是供引线所用的孔，分普通孔和弹机孔。尚有针线一体的无损伤缝针，其针尾嵌有与针体粗细相似的线，可防止在缝合时缝线脱针。根据针尖与针尾两点间有无弧度，将缝针分为直针、半弯针和弯针。

　　(1) 直针：适合于宽敞或浅部操作时的缝合，如皮肤、胃肠道黏膜及肝脏的缝合。

　　(2) 弯针：临床应用最广，适用于狭小或深部组织的缝合。根据弧弯度不同分为 1/2、1/4、

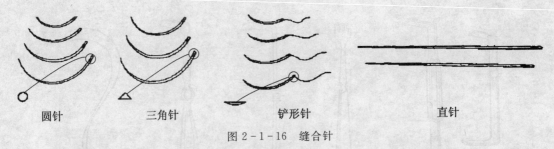

　　　圆针　　　　　　　三角针　　　　　铲形针　　　　　　　直针

图 2-1-16　缝合针

3/8、5/8 弧度等。几乎所有组织和器官均可选用大小、弧度不同的弯针做缝合(图 2-1-17)。

　　(3) 无损伤缝针：主要用于小血管、神经外膜等纤细组织的吻合。

　　(4) 三角针：针尖前面呈三角形(菱形)，能穿透较坚硬的组织，用于缝合皮肤、韧带、软骨和瘢痕等组织，但不宜用于颜面部皮肤缝合。

　　(5) 圆针：针尖及针体的截面均为圆形，用于缝合一般软组织，如胃肠壁、血管、筋膜、腹膜和神经等。临床上选择缝针应选用针径较细、损伤较小者。

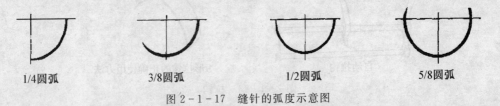

　1/4圆弧　　　　　　3/8圆弧　　　　　　1/2圆弧　　　　　　5/8圆弧

图 2-1-17　缝针的弧度示意图

　　3. 手术用线(suture)的名称、用途及使用法　　用于缝合组织和结扎血管。手术用线分为可吸收缝线和不吸收缝线两大类。

　　(1) 可吸收缝线：主要有肠线及合成纤维线。

　　1) 外科羊肠线：由绵羊的小肠黏膜下层或牛肠浆膜层制成，被处理加工成高纯度的胶原蛋白纤维。因其属于异种蛋白，具有抗原性，在人体内可引起较明显的组织反应，因此使用过多、过粗的肠线时，创口炎性反应较重。肠线有普通和铬制两种。普通肠线在体内经 1 周左右开始吸收，材料被嗜中性粒细胞降解，约 60～70d 被完全吸收，适用于结扎及缝合皮肤。铬盐溶液处理后的肠线称为铬化肠线，可对抗机体内各种酶的消化作用，吸收时间延长至 3 周左右，完全吸收时间为 90d 以上，用于血管、黏膜、舌的缝合。肠线可用于感染伤口的缝合，但此时其吸收速率明显加快。肠线的粗细通过编号来表示，正号数越大的线越粗，"0"数越多的线越细。一般多用 4-0～2 号肠线，直径 0.02～0.6mm，相邻的编号之间直径多相差 0.08mm。临床上，肠线主要用于内脏如胃、肠、膀胱、输尿管、胆管等黏膜层缝合，一般用 1/0～4/0 的铬制肠线。较粗的 0～2 号铬制肠线，常用于缝合深部组织或感染的腹膜。在感染的创口中使用肠线，可减小由于其他不吸收缝线所造成的难以愈合的窦道。

　　2) 合成纤维线：由人工合成的多聚体制备而成，先是通过水解作用，使水分逐渐渗透到缝线纤维内而引起多聚体链的分解。优点是对组织反应轻，抗张力较强，吸收时间长，有抗菌作用。这类线因富有弹性，打结时要求以四重或更多重的打结法作结。常用的合成纤维线有以下几种。① Vicryl(Polyglactin 910，聚乳酸羟基乙酸)：是由丙交脂和乙交脂的共聚物制成的编织缝线，有保护薇乔和快薇乔两种，对组织反应最少，穿过组织流畅、打结平稳，有耐酸、抗菌作用，术后 3 周左右失去张力强度。保护薇乔特点是通过水解可在 56～70d 内完全吸收，材质植入很少,缝线周围组织反应极小,无异物残留,适用于筋膜缝合、皮内埋线。快薇乔是吸收最快的人工合成缝线,其特点是在术后第 14 天时张力强度迅速消失,初始强度与丝线和肠线相仿,组织反应极小,特别适合于浅表皮肤和黏膜的缝合。② 聚乙醇酸(Dexon)缝线:是由乙醇酸的聚合体制成的编织缝线,缝线在组织内通过水解降解,其吸收速率快于 PDSⅡ,慢于薇乔。粗细从 6/0～2 号,操作手感好。水解后产生的羟基乙酸有抑菌作用,60～90d 完全吸收,3/0 线适合于胃肠、泌尿科、眼科及妇产科手术等。1 号线适合于缝合腹膜、腱鞘等。因编织特性使得细菌可以包埋在缝线纤维内,增加了伤口感染的几率。③ 聚二氧六环酮(Polydioxanone PDSⅡ)缝线:是由聚二氧六环酮制成的一种单股缝线,通过水解而被吸收,吸收性能良好,能维持伤口抗张强度 6 周以上(是其他合成的可吸收性缝线的两倍),对组织反应轻微。它集松软、柔韧和单纤维结构等特征于一体,因是单股缝线,对细菌的亲和性低,感染率降低,可以安全地用于污染的伤口,适用于多种软组织、小儿心血管、产科、眼科、整形外科、胃肠道等手术缝合。

(2) 不吸收缝线:由桑蚕丝线、棉线、不锈钢丝、尼龙线、钽丝、银丝、亚麻线等制成,也可由合成产品如聚合物制成,适用于皮肤缝合、体腔内的缝合。正号数越大表示缝线越粗,张力强度越大;"0"数越多,线越细。

1) 外科丝线:丝线由蚕丝制成,初始的丝线是白色的,经过植物色素染成黑色以制成手术缝线,表面常涂有蜡或树脂,是目前临床上应用最广的一种缝线材料,经过编织工艺加工成丝线后,具有很好的打结稳定性和操作性能,质柔软、拉力持久,便于打结不易滑脱,抗张力较强,能耐高温灭菌,对组织反应少,价格低。外科丝线已成为外科医生据以评价新合成材料性能的标准。其缺点为组织内永久性异物,在植入组织时丝线倾向于肿胀,其编织空隙可导致组织内生和细菌碎片,故拆线时很痛。如果伤口感染存在,其严重性可因丝线的存在而加重,易形成窦道;胆管、泌尿道缝合可致结石形成。0～3/0 号为细丝线,适用于一般的结扎与缝合;5/0～7/0 号为最细丝线,用于血管神经的缝合;1～4 号常称中号丝线,多用于皮肤、皮下组织、腹膜、筋膜等的缝合;4 号以上为粗丝线,常用于结扎大血管、减张缝合等。

2) 金属线:由合金制成,有不锈钢丝和钽丝。常用于缝合骨、肌腱、筋膜,减张缝合或口腔内牙齿固定等。

3) 人工合成不可吸收性缝线:如尼龙、锦纶、涤纶、普罗伦(prolene)等。① 尼龙缝线:是一种由化学合成的聚酰胺聚合物制成的缝线,适用于做减张缝合和皮肤缝合。② 聚酯缝线:是由聚酯纤维紧密编织而成的多纤维缝线,适用于人造血管及心血管外科、眼科等手术缝合。③ 聚丙烯缝线:是一种线性羟基聚合物的立体异构体,适用于普外科、心血管外科、整形外科及眼科手术。

4. 特殊器械的名称、用途及使用方法

(1) 特殊缝合材料:目前临床上已应用多种切口钉合和黏合材料来代替缝针和缝线完成部分缝合,主要有外科拉链、医用黏合剂、外科缝合器等。其优点有:使用方便、快捷,伤口愈合后瘢痕很小。

外科缝合器:又称之为吻合器或钉合器,有管型吻合器、线型吻合器、侧侧吻合器、荷包缝合器及皮肤筋膜缝合器等。以消化道手术使用最为普遍。管型消化道吻合器由几十个部件组成,其基本结构为:① 带有中心杆的刀座和抵钉座;② 内装两排圆周形排列的钽钉和推钉片及环形刀的塑料钉仓;③ 装有手柄、推进器、调节螺杆的中空器身(图 2-1-18)。

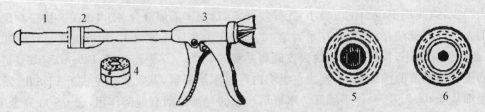

(1. 中心杆；2. 钉架；3. 器身；4. 未组装的钉架；5. 抵钉座及刀座；6. 钉架及环形刀平面)

图 2-1-18　管型消化道吻合器

(2) 电刀等：如图 2-1-19 所示。

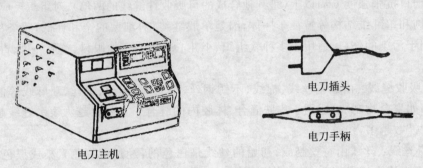

电刀插头

电刀手柄

电刀主机

图 2-1-19　电刀

5. 布类用品的名称和用途　① 手术衣：分为大、中、小三号，用于遮盖手术人员未经消毒的衣服和手臂，穿上后能遮至膝下，袖口制成松紧口，便于手套腕部盖于袖口上。折叠时衣面向里，领子在最外侧。② 手术单：有大单、中单、手术巾、各部位手术单及各种包布等，均有各自的规格尺寸和一定的折叠方法。各种布单可根据不同的手术需要，包成各种手术包，如剖腹手术包等。目前，临床上应用一次性无纺布制作并经灭菌处理的手术衣帽、布单等可直接使用，免去了清洗、折叠、消毒过程。

6. 敷料类(dressing)名称和用途　一般包括纱布、棉花类和布类制品。

(1) 纱布块：用于消毒皮肤，擦拭术中渗血、脓液及分泌物，术后覆盖缝合切口，进入腹腔应用温湿纱布，以垂直角度在积液处轻压，蘸除积液，不可揩擦、横擦，否则易损伤组织。

(2) 纱布球：将纱布卷紧成直径为 0.5～1cm 的圆球，用组织钳或长血管钳夹持做钝性分离组织之用。

(3) 大纱布垫：用于遮盖皮肤、腹膜，湿盐水纱布可用于保护腹腔脏器，也可用来擦血。为防止遗留腹腔，常在一角附有带子，又称为尾巾。

(4) 纱布条：用于耳、鼻腔内手术或伤口引流、覆盖切口等。

(5) 棉花类：常用的有棉垫、棉球、棉签等，棉垫用作覆盖较大创口的外层敷料，棉球多用于消毒皮肤、洗涤伤口等，棉签用于采集标本、涂擦拭药物。

【注意事项】

1. 手术包灭菌后保存时间，夏季为 7d，冬季为 10～14d，过期应该重新灭菌。经环氧乙烷灭菌的密封包装纸有效期为半年到一年。器械使用过后应用热水烫后擦干，并上石蜡油保护，特别是轴节部位。锐利、精细器械应特别注意保护利刃部位，与一般器械分开处理。为避免损坏，剪刀不能用于剪纸、指甲，血管钳不能用于夹持缝针。引流管类、橡皮类使用后应扑上滑石粉,以免黏连或老化。

2. 血管钳不得用于夹持皮肤、肠管等,以免损伤组织。止血时只扣上一两齿即可,要检查扣锁是否失灵,应警惕钳柄自动松开,造成出血。使用前应检查前端横形齿槽两叶是否吻合,不吻合者不用,以防止血管钳夹持组织滑脱。

3. 使用肠线时应注意　① 肠线质地较硬,使用前应用盐水浸泡,待变软后再用,但不可用热水浸泡或浸泡时间过长,以免肠线肿胀易折,影响质量。② 不能用持针钳或血管钳钳夹肠线,也不可将肠线扭折,以免撕裂易断。③ 肠线一般较硬、粗、滑,结扎时需要三重结。剪线时留的线头应长一些,否则线结易松脱。一般多用连续缝合,以免线结太多,致术后异物反应。④ 胰腺手术时,不用肠线结扎或缝合,因肠线可被胰腺消化吸收,从而引起继发出血或吻合口破裂。

【思考题】

1. 试述常用器械类、缝线及缝针的主要用途。
2. 如何正确辨认血管钳与持针钳、组织剪与线剪?

(杨通河)

第四节　手术人员的无菌准备

手术人员无菌准备的主要目的是避免患者伤口感染,这是确保手术成功的必要条件之一。

【目标】

1. 严格遵守外科无菌原则,树立外科无菌观念。
2. 掌握医生进入手术室之前的准备项目。
3. 熟练掌握手术人员的外科洗手、穿无菌手术衣、戴无菌手套方法。

【相关知识】

位居于手臂皮肤的细菌包括暂居菌和常驻菌两大类。暂居菌分布于皮肤表面,易被清除;常驻菌则深居毛囊、汗腺及皮脂腺等处,不易清除,且在手术过程中逐渐移至皮肤表面,故手臂洗刷消毒后,还须穿无菌手术衣、戴无菌手套,防止细菌污染手术伤口。

【准备】

1. 专用洗手衣和裤、帽子、口罩、手术室专用鞋。
2. 普通肥皂、消毒肥皂液、消毒洗手刷、无菌小毛巾、泡手桶、泡手液、消毒液及其容器、0.5%碘伏纱布、灭菌王、外科手消毒液。
3. 无菌手术衣、手套及手套袋、滑石粉。

【流程】

(一)组织教学

教师示范或录像示教,然后分组练习。外科洗手为一组;穿无菌手术衣和戴无菌手套为一组。

（二）实训步骤

1. 外科洗手　常用的洗手法有：肥皂水刷手法、碘伏刷手法和灭菌王刷手法。

（1）洗手前的常规准备：首先在手术室更衣室的入口处换上手术室专用鞋，进入更衣室更衣，除去身上的任一饰物，内、外衣尽可能换下，不换者应避免衣领、袖外露，穿好专用洗手衣和裤，衣袖应卷至上臂中段，将上衣下摆扎入裤腰内，裤腿远端平踝。戴好专用帽子和口罩，口罩须遮住口和鼻孔，头发不可露在帽外（图 2-1-20）。

应剪短指甲，并除去甲缘下的积垢。

上呼吸道感染和手臂皮肤有化脓性感染、湿疹的人员不应参加手术。

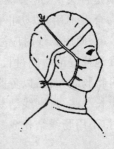

图 2-1-20　戴口罩、帽子

（2）手臂皮肤的清洁和消毒：通过机械性洗刷及消毒的方法，尽可能刷除双手及前臂的暂居菌和部分的常驻菌，以达到彻底消毒灭菌、显著降低手术后感染率的目的，简称外科洗手。常用的方法如下。

1）肥皂水刷手法：普通肥皂洗手一遍→消毒肥皂刷洗双手三遍（共约 10min）→无菌小毛巾擦手→浸泡双手 5min。具体操作如下：① 普通肥皂洗手法：用肥皂和清水洗去手、前臂、肘部及肘上 10cm 皮肤的污垢及油脂。洗手时间约为 1min。② 消毒肥皂洗刷洗手法：用消毒毛刷蘸取消毒肥皂液洗刷双手、腕、前臂、肘上 10cm 的皮肤。洗刷时，把每侧手臂分成三个区域，即从两指尖至腕关节、从双侧腕关节至肘及双侧肘关节至肘上 10cm，刷洗顺序为指尖、手指、指间、手掌及前臂和手臂的内、外、前、后侧，依次彻底、无遗漏地刷洗，每一区域的两侧手臂交替洗刷，刷手时尤应注意刷净指尖、甲沟、甲缘、指蹼、腕部。每洗刷 3min 为一遍，每刷洗一遍后冲洗，冲洗时手指朝上肘朝下，用清水从手指向肘部冲洗，须将手臂上的肥皂沫冲洗干净（图 2-1-21）。然后，另换一消毒毛刷，同法进行第二、三遍洗刷。③ 擦手：用消毒小毛巾从手尖至肘部顺序擦干（图 2-1-22），擦过肘部的毛巾不可再回擦手部，以免污染。手、臂不可触碰他物，如误触他物，必须重新刷洗。④ 泡手消毒：将手臂浸泡在盛 70% 乙醇的桶内，浸泡范围至肘上 6cm 处，同时用小毛巾轻轻擦洗 5min。须防止提手出桶时触碰桶口。浸泡毕，拧干消毒小毛巾，揩去手臂乙醇或晾干。若有乙醇过敏者，可改用 1:1000 的苯扎溴铵溶液浸泡，也可用 1:5000 的氯己定溶液浸泡 3min，待手、臂皮肤晾干。⑤ 浸泡消毒后：拱手保持于胸前半伸位，双手不得下垂，不能接触未经消毒的物品，否则须重新浸泡消毒。

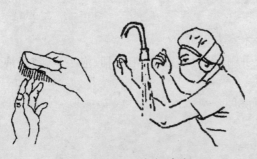

图 2-1-21　刷手、冲洗

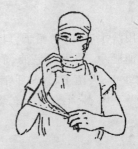

图 2-1-22　擦手

2）碘伏刷手法：① 普通洗手法：用肥皂和清水洗去手、前臂、肘部及肘上 10cm 皮肤的污垢及油脂。② 肥皂水刷手法：按传统肥皂水刷手法的相同顺序和范围,刷洗手臂 3min。流水冲净,用消毒小毛巾擦干。③ 0.5％碘伏溶液擦手：用浸透 0.5％碘伏的纱布,从一侧指尖向上涂擦直至肘上 6cm 处,同法涂擦另一侧手臂,注意涂满,为时 3min。换纱布再涂擦一遍。保持拱手姿势,待手臂皮肤自然晾干。目前应用的消毒液品种还有很多,如碘尔康等,使用方法基本相同。

3) 灭菌王刷手法：① 普通洗手法：用肥皂和清水洗去手、前臂、肘部及肘上 10cm 皮肤的污垢及油脂。② 灭菌王刷手法：用消毒毛刷蘸灭菌王 3~5mL,按传统肥皂水刷手法的相同顺序和范围,刷洗手臂 3min。流水冲净,用消毒小毛巾擦干。③ 灭菌王的纱布擦手：用浸透灭菌王的纱布,从一侧指尖向上涂擦直至肘上 6cm 处,同法涂擦另一侧手臂,注意涂满,为时 3min。保持拱手姿势,待手臂皮肤自然晾干。

2. 穿无菌手术衣　包括穿传统式无菌手术衣、穿全遮背式无菌手术衣及戴无菌手套。

（1）穿传统式无菌手术衣：包括选择场地→取衣→穿衣→系带。

1) 取手术衣：从器械台上取出折叠好的无菌手术衣,选择宽敞处站立,手提衣领两端,轻轻将手术衣抖开,使衣的另一端下垂,注意避免同其他物品或地面相接触。

2) 穿手术衣：双手提衣领两端,衣袖向前位将衣服展开,使手术衣的内侧面向自己,将手术衣略向上轻轻抛起,两手顺势插入衣袖中,两臂前伸,不可高举过肩,也不可向左右侧撒开,以免碰触污染。

3) 系带：巡回护士从穿衣者的背后抓住衣领内侧面,协助将袖口后拉,并系好衣领后带；穿衣者将两手交叉提起腰带,身体略向前倾,用手指夹起腰带递向后方,以便背后的巡回护士接住并协助系好腰带（图 2-1-23）。

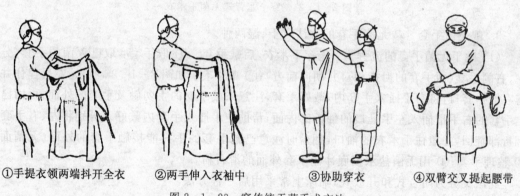

①手提衣领两端抖开全衣　②两手伸入衣袖中　③协助穿衣　④双臂交叉提起腰带

图 2-1-23　穿传统无菌手术衣法

注意穿好手术衣后,双手半伸位,保持在腰以上、胸前及视线范围内,切不可将手置于腋下、上举或下垂,也避免双手触碰衣服外面或其他物品。

（2）穿全遮背式无菌手术衣及戴无菌手套：全遮背式无菌手术衣有三对系带,领口一对系带；左页背部与右页内侧腋下各一系带组成一对；右页宽大,能包裹术者整个背部,其上一系带与腰部前方的腰带组成一对。

穿全遮背式无菌手术衣的方法：① 取衣、穿手术衣同穿传统式无菌手术衣；② 系带：当手术者穿上手术衣后,巡回护士协助提拉并系好领口一对系带及左页背部与右页内侧腋下的一对系带。按常规戴好手套后,由术者解开腰间活结,巡回护士用持物钳夹取右页上的带子,从术者后面绕至前面,使手术衣右页遮盖左页,将带子传递给术者与左腰带一起系于左腰部前。全遮背式手术衣的后页盖住术者的身后部分使其背后亦无菌（图2-1-24）。

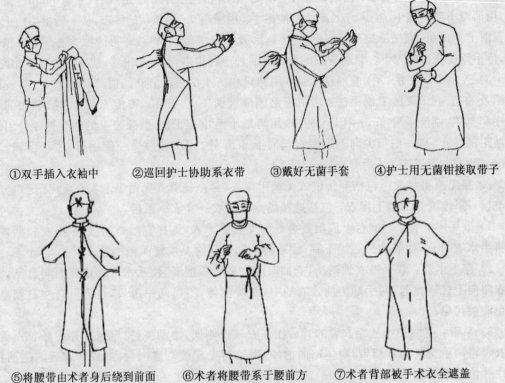

①双手插入衣袖中　　②巡回护士协助系衣带　　③戴好无菌手套　　④护士用无菌钳接取带子

⑤将腰带由术者身后绕到前面　　⑥术者将腰带系于腰前方　　⑦术者背部被手术衣全遮盖

图 2-1-24　穿全遮背式无菌手术衣

3. 戴无菌手套　戴无菌手套的方法有干、湿两种。

(1) 戴干无菌手套的流程为：先穿手术衣，后戴手套。① 取手套：取已灭菌的手套，分清左、右侧手套(两手套的拇指相对并朝向前方)；② 戴手套：如图 2-1-25 所示，左手捏住并显露右侧手套口，将右手插入手套内，戴好手套，注意未戴手套的手勿触及手套的外面；再用已戴上手套的右手指插入左手套口的翻折部内面，帮助左手插入手套内戴好。分别将左、右手套的翻折部翻回，并盖住手术衣的袖口，翻盖时注意已戴手套的手只能接触手套的外面(无菌面)；③ 整理手套；④ 用无菌盐水彻底冲净手套外面的滑石粉。

此法又分为闭合式和开放式，临床上常采用后一种方法。

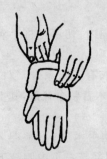 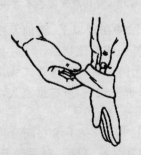 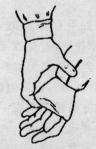

先将一手插入手套内　　　协助另一只手插入手套内　　　将手套翻折部翻回并盖住衣袖口

图 2-1-25　戴干无菌手套(开放式)

(2) 戴湿无菌手套的流程为：先戴手套，后穿手术衣。① 先从盛手套的盆内取出湿手套一双,盛水于手套内;② 如先戴左手套,则顺序为左手先伸入左手套,稍抬高左手,让积水顺腕部流出,然后将已戴手套的左手伸入右手套反折部的外圈,右手伸入右手套,抬起右手,使积水顺腕部流出(图2-1-26)。如先戴右手套则顺序相反。

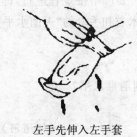 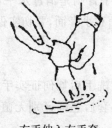 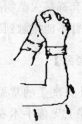

左手先伸入左手套　　　　　　右手伸入右手套　　　　　　积水顺腕部流出

图 2-1-26　戴湿无菌手套

4. 连台手术更换手术衣及手套　在施行无菌手术后,接连下一台手术时,必须更换手术衣及手套。① 脱衣:先由巡回护士解开衣带,并将手术衣肩部向肘部翻转,再向手的方向拉扯脱下手术衣,手套的腕部亦随之翻转于手上。术者自行脱手术衣时,左手抓住手术衣右肩并拉扯下,使衣袖翻向外,同法拉扯下手术衣左肩,脱下手术衣,使衣里外翻转,保护手臂及手术裤不被手术衣外面所污染。② 脱手套:手套对手套脱下第一只手套,用戴手套的手抓住另一手的手套外面翻转,脱下该手套;皮肤对皮肤脱下另一只手套,用已脱手套的拇指伸入另一手套的内面翻转脱下手套。③ 消毒:乙醇浸泡或碘伏消毒,消毒后再穿手术衣,戴手套。若手套破损并已污染,应重新彻底刷洗手、臂和浸泡消毒。注意:在施行污染手术后,接连下一台手术时,应重新彻底刷洗手、臂和浸泡消毒。

5. 急诊手术洗手法　根据急诊手术的紧迫程度有所差异,对并非十分紧迫的手术,应该按上述方法做彻底的手和手臂皮肤的消毒。在紧急情况下,为节约时间,最好采用碘伏或灭菌王洗手法。无此条件者可用碘酒-酒精法涂擦双手及前臂后,即可戴无菌手套。穿手术衣时应将袖口留在手套腕部外面,然后再戴一副手套。

【注意事项】

1. 外科洗手的常见错误　① 冲洗手臂上的肥皂液时手触及水龙头;刷洗手臂时弄湿洗手衣与裤,失去清洁衣裤隔离病菌的作用;刷洗手臂未按三段交替方法操作,刷完一侧手臂后才刷另一侧;刷洗手臂至近侧后又返回刷洗已经刷过的手臂远端;刷洗手臂后丢弃毛刷时手伸至水池内。② 无菌巾未擦干手臂冲洗水即在消毒桶内的消毒液中浸泡;擦拭手臂由臂部近端向远侧擦拭;擦拭手臂时纱布触及未刷洗的皮肤或洗手衣。③ 浸泡手臂时触及消毒桶边缘。④ 洗手浸泡消毒后,手臂上举超过肩以上或下垂低于腰以下水平;进手术间时用已刷洗过的手臂推门;手臂触摸未经过灭菌或消毒的物品;刷洗手臂后数人鱼贯进入手术室;刷洗后的手臂紧贴躯干两侧造成污染。

2. 穿无菌手术衣及戴无菌手套时的注意事项　① 穿无菌手术衣时,需在手术间找一空间稍大的地方,以免被污染;避免两臂过度外展或上举过高。② 传递腰带时上身前倾,手勿触及手术衣。③ 传递腰带时双手交叉而腰带不交叉。④ 传递腰带时手不过伸,不超过腋中线或触及巡回护士的手臂。⑤ 穿上无菌手术衣、戴上无菌手套后,肩部以下、腰部以上、腋前线前、双上肢为无菌区。此时,手术人员的双手不可在此无菌范围之外任意摆动,穿好手术衣以后手应举在胸前。⑥ 未戴手套的手不可接触手套外面,已戴无菌手套的手不可接触未戴手套的手臂和非无菌物。戴好无菌手套后,用无菌盐水冲净手套外面的滑石粉以免其落入伤口。⑦ 手术衣和手套都是灭菌物品,而手术人员手臂则是消毒水平,在操作时要严格按规程进行,即消毒水平的手臂不能接触到灭菌水平的衣面和手套面,要切实保护好手术衣和手套的"灭菌水平"。

【思考题】

1. 外科洗手的常见错误有哪些? 洗手后如何证实手臂已达到消毒水平?
2. 穿上无菌手术衣及戴上无菌手套后怎样区别无菌区域?

(杨通河)

第五节　患者手术区的无菌准备

患者手术区的无菌准备主要是指患者手术区的皮肤消毒和铺巾,其目的是通过手术区皮肤消毒和铺巾,杀灭手术切口及其周围皮肤上的病原微生物,预防手术后伤口感染,确保手术成功。

【目标】

1. 理解外科无菌原则,树立外科无菌观念。
2. 熟练掌握手术区消毒法及铺巾法。

【相关知识】

(一)手术野皮肤消毒范围

手术野皮肤消毒范围详见图 2-1-27 和表 2-1-4。

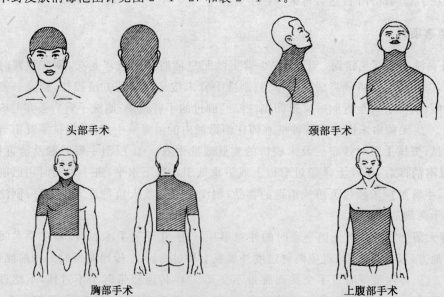

头部手术　　　　　　　　　颈部手术

胸部手术　　　　　　　　　上腹部手术

图 2-1-27a　手术区皮肤消毒范围示意

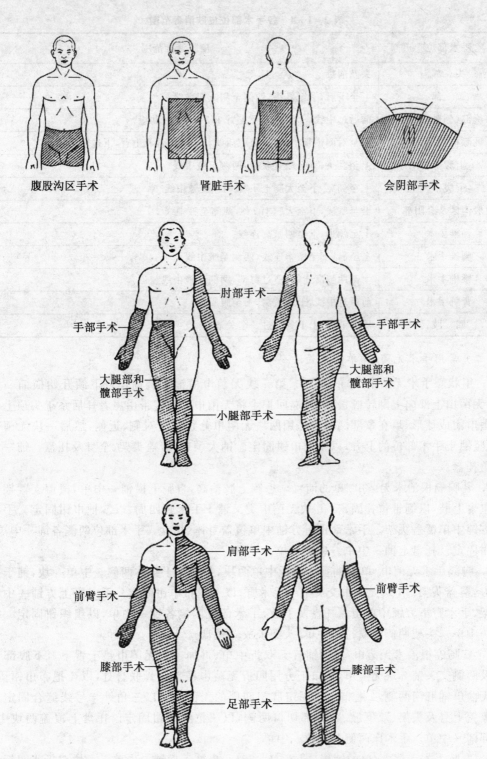

图 2 - 1 - 27b 手术区皮肤消毒范围示意

表 2 - 1 - 4　各手术部位皮肤消毒范围

手术部位	皮肤消毒范围
头　部	头及前额
颈　部	上至下唇,下至乳头,两侧至斜方肌前缘
胸部(侧卧位)	前后过中线,上至锁骨及上臂 1/3 处,下过肋缘
乳腺根治手术	前至对侧锁骨中线,后至腋后线。上过锁骨及上臂,下过脐平行线
上腹部	上至乳头,下至耻骨联合,两侧至腋中线
下腹部	上至剑突,下至大腿上 1/3,两侧至腋中线
腹股沟区及会阴部	上至脐线,下至大腿上 1/3,两侧至腋中线
颈椎手术	上至颅顶,下至两腋窝连线
胸椎手术	上至肩,下至髂嵴连线,两侧至腋中线
腰椎手术	上至两腋窝连线,下过臀部,两侧至腋中线
肾脏手术	前后过中线,上至腋窝,下至腹股沟
四　肢	周圈消毒,上下各超过一个关节

(二) 常用手术无菌巾/单的铺置法

1. 甲状腺手术无菌巾/单的铺置　第一块无菌巾横铺于胸前。自下颌开始横铺一无菌巾,将无菌巾上部向上翻转遮盖头架,巡回护士将无菌巾的固定带由患者耳后系于头顶上。两块无菌巾团成球形,填在颈部两侧。另用两块无菌巾分别铺于对侧、近侧,然后一块无菌巾竖折叠,竖铺于手术部位的上方,以 4 把巾钳固定。铺大颈单,覆盖头架、全身及托盘。铺一块中单覆盖托盘。

2. 乳腺癌根治术无菌巾/单的铺置　患侧上肢抬高,自腋下横铺一中单,覆盖支臂架。取中单包裹上肢,以绷带包扎固定。5 块无菌巾交叉铺于手术野四周,以 5 把巾钳固定。手术部位上方铺中单覆盖头架。手术部位下方铺中单覆盖身体、托盘。手术部位两侧各铺一中单,以布巾钳固定。托盘上铺一中单。患侧横拉一中单。

3. 胸部手术无菌巾/单的铺置　双折中单两块,分别垫于身体两侧。中单一块,铺于手术野上方,覆盖头架。4 块无菌巾交叉铺于手术野,以 4 把布巾钳固定。手术野上方铺一中单覆盖头架,手术野下方铺中单覆盖托盘及下肢,手术部位两侧各铺一中单,以组织钳固定。托盘上铺一中单。头架两侧各横拉一中单,头架上放器械盘。

4. 直肠癌根治术无菌巾/单的铺置　双折中单,再加一块无菌巾垫于臀下。下腹部切口上方及两侧交叉铺 3 块无菌巾,切口下方用四折无菌巾横盖耻骨联合处,以 4 把布巾钳固定。两块无菌巾铺肛门两侧,4 把布巾钳固定肛门四周的无菌巾。以三角针 4 号线缝合固定。铺中单覆盖上身及头架、双下肢、下腹部切口两侧,以 4 把组织钳固定。托盘上覆盖两块中单。会阴部铺一中单。手术床两侧各横拉一中单。

5. 上肢手术无菌巾/单的铺置(图 2 - 1 - 28)　患肢下横铺一中单。一块双折或四折无菌巾围绕手术部位上方,裹住气囊止血带,用一把布巾钳固定。一块双折无菌巾或中单包裹手术部位以下的前臂和手,以绷带包扎固定。手术部位上缘横铺一中单覆盖上身及头架,与患肢下中单连接处用 2 把组织钳固定,铺中单覆盖身体。手术部位下面垫一中单。

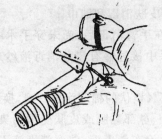
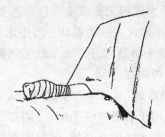

图 2-1-28 上肢手术无菌巾/单铺置

6. 下肢手术无菌巾/单的铺置(图 2-1-29) 患肢下横铺两块中单,自臀部往下并覆盖健侧下肢。双折无菌巾一块围绕手术部位上方,裹住气囊止血带,以一把布巾钳固定。双折中单包裹手术野部位以下区域,绷带包扎固定。手术部位上缘铺中单覆盖上身,与患肢下所铺中单连接处用 2 把组织钳固定。若是大腿或膝关节手术,则应铺腹单或丁字腹单,患肢从洞中伸出。手术部位下垫一中单。

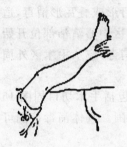
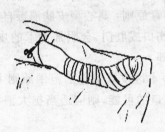
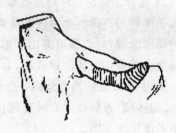

图 2-1-29 下肢手术无菌巾/单铺置

【准备】

1. 安置手术体位 模拟护理人、多功能手术床、大小软垫若干、约束带数根、无影灯、高频电刀、吸引器、常用器械包。

2. 更衣 专用洗手衣和裤、帽子、口罩、手术室专用鞋。

3. 消毒与铺巾 手术巾单:包布、大单 1 块、中单 3 块、无菌巾 4 块。消毒液:3%碘酊、75%乙醇、0.5%碘伏、1:1000 苯扎溴铵。其他:海绵钳、布巾钳、弯盘、方盘、纱布垫、纱布、棉球。

【流程】

(一)组织教学

由教师示范或录像示教,然后学生以 2 人/组进行练习,教师巡回并指导。

(二)实训步骤

1. 一般准备 模拟患者按手术约定的时间提前到达手术室,手术护士应热情接待患者,按手术安排表仔细核实患者,认真做好三查七对和麻醉前的准备工作,确保手术部位准确无误。同时,加强对手术模拟患者的心理护理,以配合手术的顺利进行。

2. 安置手术体位 麻醉成功后,一般由巡回护士根据模拟患者的手术部位安置合适的手术体位,其具体步骤:卧位→置软垫→固定(详见本章第六节"常用手术体位的安置")。

3. **患者手术区的无菌准备**　包括患者手术区的皮肤消毒和铺巾。

（1）患者手术区皮肤消毒法：由手术第一助手在手臂消毒后，尚未穿手术衣和戴手套之前进行，器械护士协助进行。手术助手从器械护士手中接过盛有浸蘸消毒液纱球或棉球的消毒弯盘与消毒海绵钳。

1）选择消毒剂：① PVP-碘消毒法：用浸透 0.5％碘伏的棉球涂擦一遍，换消毒钳再消毒两次。此法适用于普通外科手术、会阴部、面部、口腔、鼻部黏膜或皮肤受损污染的皮肤消毒。第一遍消毒由手术区中心开始，向周围皮肤无遗漏地涂布消毒液，注意消毒液不能浸蘸过多，以免引起周围皮肤黏膜的刺激与损伤。待第一遍消毒液晾干后，换消毒钳以同样方式涂布消毒液两遍。② 碘酊-酒精消毒法：用无菌钳夹持消毒棉球（1 个棉球蘸 2.5％碘酊，2 个棉球蘸 75％酒精）；先用 2.5％碘酊棉球涂擦手术区皮肤，待其干后再用 75％酒精棉球涂擦两遍，脱净碘酊。每遍范围逐渐缩小，最后用 75％酒精棉球将边缘碘酊擦净。③ 0.1％苯扎溴铵消毒法：婴儿皮肤，及面部、口腔、会阴部用 0.1％苯扎溴铵涂擦 4 次；④ 酒精消毒法：供皮区的皮肤消毒可用酒精涂擦 2～3 次。

2）选择消毒法：环形或螺旋形消毒，适用于小手术野的消毒；平行形或叠瓦形消毒，适用于大手术野的消毒。手术区的皮肤消毒原则：离心型皮肤消毒自手术区中心清洁部位开始逐渐向周围涂擦；向心型消毒用于感染伤口或肛门、会阴部手术的皮肤消毒，应从手术区外周清洁部涂向感染伤口或涂擦肛门、会阴部。

3）手术野皮肤消毒范围：患者手术区皮肤消毒的范围原则上要包括手术切口周围 15～20cm 的区域；若估计手术时有延长切口的可能，则应适当扩大消毒范围。具体消毒范围可依据手术部位参考图 2-1-27。

（2）患者手术区铺巾/单法（图 2-1-30）：手术区皮肤消毒后，手术第一助手双手再浸泡于洗手消毒液中 3min，与器械护士协同铺无菌巾/单。下面以腹部手术为例，介绍一般铺三重巾/单的步骤：先铺无菌巾，再铺盖无菌单。

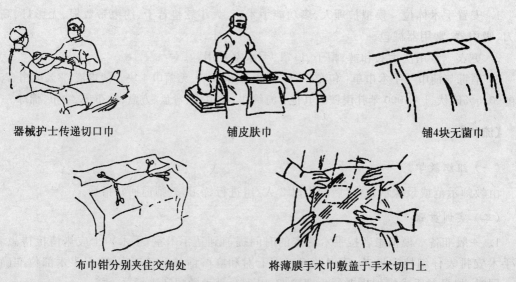

器械护士传递切口巾　　　　　　铺皮肤巾　　　　　　铺4块无菌巾

布巾钳分别夹住交角处　　　　将薄膜手术巾敷盖于手术切口上

图 2-1-30　手术区铺巾

1）铺皮肤巾：皮肤巾又称切口巾，取无菌巾 4 块，薄膜手术巾 1 块。器械护士站于手术床边,把无菌巾折边成1/3,第1、2、3块无菌巾的折边向着第一助手,第4块无菌巾的折边向着器械护士自己,依次传递给第一助手。第一助手接过折边的第1块无菌巾,盖住切口的下方;接过折边的第2块无菌巾,盖住切口的对侧;接过折边的第3块无菌巾,盖住切口的上方;最后一块折边的无菌巾,盖住第一助手自己的贴身侧切口,每一块巾的内侧缘距切口线3cm以内。如果铺无菌巾的医师已穿好手术衣,则铺无菌巾的顺序应改为:足侧→头侧→自己侧→对面侧。无菌巾的四个交角处分别用布巾钳夹住。目前临床上多用无菌的塑料薄膜手术巾放于切口的一侧,撕开一头的防粘纸并向对侧拉开,将薄膜手术巾粘贴于手术切口上。皮肤与薄膜切开后薄膜仍粘贴附在伤口边缘,有效地防止皮肤上残存的细菌进入伤口。

2)铺手术中单:铺巾完成后,铺单者和器械护士两人分别站在手术床两侧,由器械护士传递中单,在切口上方、下方铺置中单,头侧铺单超过麻醉架,足侧铺单超过手术台。铺单者需注意避免自己的手或手指触及未消毒物品。

3)铺剖腹洞单:第一助手应再次消毒手臂并穿手术衣,戴无菌手套后再铺单。将有孔洞的剖腹大单正对手术切口,短端向头部,长端向下肢,先向上方再向下方分别展开,展开时手包卷在剖腹单内,以免污染。要求短端盖住麻醉架,长端盖住器械托盘,两侧和足端应垂下超过手术床边30cm。

【注意事项】

1. **碘酊** 其杀菌作用是由碘升华过程的游离碘对细菌起杀灭作用,其对皮肤的刺激性也很大,所以使用碘酊消毒时,必须待碘酊液干后再用75%乙醇脱碘两遍,脱碘必须干净。这样不仅发挥了碘酊产生游离碘的强大杀菌力,而且又能克服碘酊对皮肤的损害。操作的关键是涂擦均匀,严密无漏。注意2%红汞和0.5%碘伏液两种消毒剂都不能与碘接触或混用。碘过敏者可选用其他皮肤消毒剂,对婴儿皮肤或面部皮肤、口腔、会阴部不宜用碘酊消毒。碘酒纱球勿蘸过多,以免流散它处,烧伤皮肤。

2. **手术区皮肤消毒** 须严格遵守外科无菌原则。涂擦各种消毒溶液时应稍用力,以便增加消毒剂渗透力。已接触消毒范围边缘或污染部位的消毒纱布,不能再返擦清洁处。消毒腹部皮肤时,先在脐窝中滴数滴消毒溶液,待皮肤消毒完毕后再擦净脐窝消毒液。

3. **铺巾的注意事项** ① 已铺下的无菌巾不可随意移动,如位置不准确需调整,则只允许由手术区向外移,而不能向内移,以免污染手术区;② 消毒的手臂不能接触靠近手术区的灭菌敷料,铺单时双手只能接触手术单的边角部;③ 大单的头端应盖过麻醉架,两侧和足端部应垂下超过手术台30cm以上;④ 打开的无菌巾/单,勿使其下缘接触无菌手术衣腰平面以下及其他非无菌物品,铺无菌巾/单时如其被污染应当立即更换;⑤ 固定最外一层无菌巾/单或固定皮管、电灼线等不得用布巾钳,可用组织钳固定,以防钳子移动造成污染。

4. 实验结束后,全体学生必须在场整理好洗手衣和裤、手术台及其他物品,布单折叠打包,然后定位放置。

【思考题】

1. 说出在没有穿无菌手术衣或已穿无菌手术衣时,皮肤巾的铺置顺序。

2. 写出手术患者进入手术室、安置体位、手术区皮肤消毒及铺巾的过程。

(杨通河)

第六节　常用手术体位的安置

手术体位是指患者在手术台上的姿势。手术时需将患者置于一定的体位,才能充分显露手术区,使手术顺利进行。安置手术体位是巡回护士的主要职责之一,一般根据患者的手术部位安置合适的体位,利用手术床的转动和附件的支持,应用枕垫、沙袋及固定带等物件保持患者的体位,必要时由手术人员核实或配合,共同完成患者手术体位的安置。

【目标】

1. 熟悉手术体位安置的要求和选择。
2. 熟悉常用手术体位的安置流程。

【相关知识】

1. **体位安置总的要求**　显露:充分显露手术区域,有利于手术操作,减小手术难度,缩短手术时间,但要避免不必要的裸露。置垫:置垫目的是保证患者的安全和舒适体位,置垫主要部位为头、肩、手臂、背、胸、臀、腿、脚等。如头颈、膝窝和腰部等凹陷处置以软枕,肩背部、胸部、耻骨下、臀部等骨性隆凸处垫以软枕,枕后放置卷枕,肢体及关节处放以托垫。固定:必须妥善固定,最大限度地保证患者的安全。如头部两侧采用沙袋固定,使用固定带妥善固定肢体的关节处,但不可系之过紧,以免血管神经受压、肌肉扭伤及压疮等并发症的发生。上肢外展不得超过 90°,避免拉伤臂丛神经,下肢要保证腓总神经不受压,俯卧位时小腿要垫高,使足尖自然下垂等。保证呼吸和血液循环通畅:要求呼吸运动不受限、血液循环通畅,并且不影响麻醉医师的观察和监测。

2. **常用手术体位的选择**　仰卧位:适用于腹部、颌面部、胸壁、骨盆及四肢手术等。平卧垫高位:适用于胸、腹、髋等部位的手术。颈仰卧位:适用于甲状腺等颈前部手术。侧卧位:适用于头、胸、腰部及肾手术。俯卧位:适用于脊柱、下肢及其他背部手术。截石位:适用于会阴部、尿道和直肠肛门部手术。膝下垂位:适用于膝部手术。膝胸卧位:适用于肛门部手术。半坐卧位:适用于鼻咽部手术。

【准备】

手术室专用鞋、洗手衣、洗手裤、帽子、口罩;手术模拟患者或模拟护理人、多功能手术床、规格及大小不等的手术体位垫若干、约束带若干、手术体位托架若干、无影灯、高频电刀、吸引器、腹部手术包、支腿架一副、长木板一块、细长沙袋一个等。

【流程】

(一)组织教学

由老师示范或录像示教,然后学生以 2 人/组进行练习,教师巡回并指导。

(二)安置手术体位操作步骤

1. **核实**　巡回护士应热情接待患者,按手术安排表仔细核实患者和所施行的手术种类,手术部位核对无误后方可进行体位安置。

2. 常用手术体位(图 2-1-31) 安置手术体位步骤：卧位→置垫→固定。

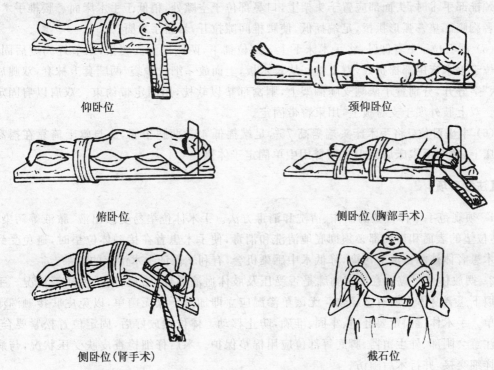

仰卧位　　　　　　　　　　　颈仰卧位

俯卧位　　　　　　　　　　　侧卧位(胸部手术)

侧卧位(肾手术)　　　　　　　　截石位

图 2-1-31 常见的手术体位

(1) 仰卧位：患者仰卧于平置的手术台上。患者头下垫一海绵头圈固定头部，膝关节稍屈曲呈 20°，膝下放置半圆形软枕并用较宽的束带固定膝部，足跟用软垫保护。双臂放于两侧用中单包好塞于床垫下，掌面向下。手术床的头端放置麻醉架或升降器械台，患者口鼻部外露，利于观察病情变化。足端放置升降器械台，距离患者身体约 20cm 高度。乳房手术时注意将手术侧靠近手术床边，肩胛下垫以卷折的中单，上臂外展置于臂托上，对侧上肢仍用中单固定于体侧。

(2) 颈仰卧位：将手术床的头端抬高 10°~20°，头板 60°~70°，使颈部过伸，呈垂头仰卧位。将患者头发包好，颈后垫以卷枕，以保持其舒适体位，头部两侧用沙袋固定。双肩下横垫一方枕，使头部后仰 15°~30°。双臂平放用中单固定。膝关节稍屈曲呈 20°，膝下放置半圆形软枕并用较宽的束带固定膝部，足跟用软垫保护。

(3) 侧卧位：① 胸部手术者侧卧 90°，患侧向上。腋下放一腋垫，软枕放于头下，胸部中单下放一方垫，胸部软垫背侧和腹侧下分别放置直圆沙袋，同时拉平中单紧塞于床垫下。双手伸直固定于托手架上，用束臂带固定上肢外展不大于 90°。上腿屈曲 90°，下腿伸直，两腿间垫以软枕，用束带固定髋部及膝部。② 肾手术患者侧卧 90°，患侧向上，软枕放置于头下。肾区对准腰桥，背侧靠近床缘。下腿弯曲 90°，上腿伸直，两膝间垫一软枕，用束带固定臀部及膝部。腰部垫以软枕，摇起腰桥，适当摇低手术床的头尾端，使腰部抬高，显露肾区手术区。半侧卧位适用于胸腹联合手术，患者半侧卧于手术床成 30°~50°，手术侧在上，肩背部、腰臀部各垫一软枕，手术侧上肢固定于托手架上。

（4）俯卧位：患者俯卧于手术台上，头侧向一边，双肘稍屈曲，置于头旁。胸部、髋部各垫一个大枕头，使腹肌放松。膝下垫一个软垫，足背下垫一小枕，小腿放一个海绵垫，用约束带固定。颈椎部手术时，头面部应置于头架上，口鼻部位于空隙处，稍低于手术床面。腰椎手术时，在患者胸腹部垫一弧形拱桥，足端摇低，使腰椎间隙拉开，暴露手术野。

（5）截石位：患者仰卧，将手术床下 1/3 部位摇下，两侧插上支腿架，调节好高度后固定。臀部位于手术床尾部摇折处，臀下垫一块长木板，上面放一细长沙袋，两腿套上袜套，双腿屈曲呈"八"字分开，分别置于两侧支腿搁架上，腘窝部垫以软枕，用固定带约束。双肩以肩固定架固定。双上肢外展于支臀板上，用束臂带固定。

（6）半坐卧位：将手术床头端摇高 75°，足端摇低 45°，两腿半屈，头与躯干倚靠在摇高的手术床上，整个手术床后仰 15°，两臂用中单固定于体侧。

【注意事项】

1. 须规范手术体位垫的制作、清洗和消毒方法。手术体位垫易受渗出液、脓液等污染，因此，体位垫的表面和里面都必须彻底地清洗和消毒，使手术患者在接触体位垫时，避免受到先行手术患者体液和血液的污染，降低术中感染机会，有利于保证手术治疗的效果。

2. 摆放体位时应注意观察胸廓是否受压及肢体血液循环、感觉、皮肤色泽等情况。手术前应取下患者身体上所有金属物。无菌单渗湿应立即加盖干燥无菌单，以免皮肤接触潮湿的无菌单。手术体位固定要舒适、牢固、准确，防止移动。体位摆放好后，固定位置松紧要合适，特别注意会阴部、外生殖器、脚底等部位应用棉垫保护。术后仔细检查皮肤受压状况，与病房护士详细交接，并行术后随访。

3. 实验结束后，全体学生必须在场整理好洗手衣和裤、手术台及其他物品，布单折叠打包，然后定位放置。

【思考题】

1. 手术体位安置总的要求是什么？
2. 应如何正确选择各种手术体位？

（杨通河）

第七节　手术室的无菌操作技术

手术中的无菌操作是预防切口感染和保证患者安全的关键，也是关系手术成功的重要因素，所有参加手术的人员必须树立无菌观念，严格执行外科无菌原则，并且贯穿手术的全过程。在手术过程中，虽然器械和物品都已消毒灭菌，手术人员也已洗手消毒、穿戴无菌手术衣和手套，患者手术区皮肤也已消毒和铺无菌布单，为手术提供了一个无菌操作的环境，但还需要一定的无菌操作规则来保证已消毒灭菌的物品或手术区域免受污染。

【目标】

1. 树立无菌观念，掌握手术中无菌操作原则。

2. 掌握器械桌的准备、管理及手术器械物品的传递。

【相关知识】

手术器械台 要求结构简单、轻便灵活、易于清洁。桌面三方有栏边，栏高 5～10cm，防止手术器械、物品滑落。准备无菌手术器械台时，应根据手术需要选择不同规格的器械台，用于放置各种无菌物品及手术器械。洗手护士穿好无菌手术衣及戴无菌手套后，将器械按使用先后次序分类排列在无菌手术器械台上。而备用无菌手术器械台应用无菌中单覆盖。

【准备】

器械桌、手术器械包、敷料包、录像示教片或动物实验手术模拟示教。

【流程】

(一) 示教(或录像)手术中的无菌操作原则

1. 明确无菌区域 穿无菌手术衣及戴无菌手套后，背部、腰以下和肩以上均视为有菌区，不能再用手触摸。手术人员的手臂不可高举过肩，也不可下垂过腰或交叉放于腋下。手术床边缘以下的布单不可接触，凡下坠超过手术床边缘以下的器械、敷料、缝线等任何物品一律不可再取回使用。无菌桌缘平面以上属无菌区，手术人员不得扶持无菌桌的边缘。

2. 无菌物品须保持无菌状态 无菌区域内所有物品必须保持是灭菌的。若无菌包破损、潮湿或可疑污染时均视为有菌。手术中若手套破损或接触到有菌物品时，应立即更换无菌手套，前臂或肘部若受污染应更换手术衣或加套无菌袖套。无菌区的布单若被水或血浸湿应加盖干的无菌布单或更换新的无菌单。巡回护士取用无菌物品时须用无菌持物钳夹取，并与无菌区域保持一定距离。任何无菌包及容器的边缘均视为有菌，取用无菌物品时不可接触。

3. 保护皮肤切口 切开皮肤和皮下脂肪层后其边缘应以纱布垫或手术巾遮盖并固定。凡已与皮肤接触的刀片和器械不应再用。延长切口或缝合皮肤前再用 75% 乙醇消毒皮肤一次。手术中途因故暂停手术时，切口应用无菌巾覆盖保护。

4. 正确传递物品和调换位置 术中不可在手术人员背后或头顶方向传递器械及手术物品，器械护士应从器械升降台正面方向传递。术中手术人员须在规定的无菌区域内活动，同侧手术人员如需调换位置时，应先退后一步，并转身背对背地调换至另一位置，以防触及对方背部不洁区。

5. 沾染手术的隔离技术 进行沾染手术时，如切开空腔脏器前，应先用纱布垫保护周围组织，并随时吸除外流的内容物。被污染的手术器械等物品应放在专放污染器械的盘内。完成全部沾染手术步骤后，手术人员应用灭菌盐水冲洗或更换无菌手套，尽量减少污染的机会。

6. 减少空气污染 手术进行中门窗应关闭，尽量减少人员走动。不用电扇，室内空调机风口不能吹向手术野，以免尘埃污染手术区。尽量避免谈话、咳嗽、打喷嚏，不得已时须将头转离手术区。口罩潮湿时，应及时更换。每个手术间参观人员不宜超过 3 人，参观人员不可过于靠近手术人员或站得过高。

(二) 示教(或录像)无菌器械桌的准备、管理

1. 器械桌选择与要求 大号器械桌规格 110cm×60cm×90cm，小号器械桌规格 80cm×

40cm×90cm。无菌器械桌的准备工作由巡回护士和器械护士共同完成。

2. 巡回护士配合　于术日晨准备清洁、干燥、平整和规格合适的无菌器械桌,将手术包、敷料包放于器械台上,用手打开包布第一层(双层),注意只能接触包布的外面,由里向外展开各角,手臂不可跨越无菌区。用无菌持物钳打开内层第二层包布,然后打开中单,先开对侧,后开身侧,垫在桌面上的无菌巾共厚 6 层,无菌中单应下垂 30cm 以上,周围的距离要均匀。

3. 器械护士配合　穿无菌手术衣及戴无菌手套后,做好无菌器械桌的摆置和整理。由巡回护士掀去无菌盖单,器械护士打开手术包的第三层包布(打开手术器械包),检查指示剂是否合格,检查各种手术器械用品是否齐全及性能是否完好,并在术前和术中关腹、关胸前及体腔关闭后缝合切口时,与巡回护士准确细致地共同清点各种器械、敷料、缝针等物品的数目,核实后登记。术毕再自行清点一次,确保无误,以防遗留在体腔或组织内。

4. 整理手术器械台　根据手术步骤、使用先后将器械物品分门别类排列整齐,从左向右摆于器械桌上,一般顺序为血管钳、刀、剪、镊、拉钩、深部钳、备用器械。海绵钳及吸引皮管放于拉钩上,将最常用的器械放在紧靠手术台的升降器械托盘上,以便随取随用,暂时不用的器械物品放置器械台的一角,不要混杂。保持手术野、器械托盘及器械桌的整洁、干燥和无菌物品的无菌状态,器械安放有条不紊。器械用毕后及时取回擦净,做到"快递、快收",排放整齐,随时清理缝线残端,防止带入创腔。放置在器械桌内的物品不能伸于桌缘以外,凡垂落桌缘平面以下的物品及自台面垂下部分的缝线,必须重新更换。凡无菌器械物品一经接触有菌物品后即为污染,不得再作为无菌物品使用,要区分放置,浸入药液中或递给台下护士处理。若为备用的无菌桌(连台手术),要用双层无菌单盖好,有效期为 4h。

(三) 示教(或录像)传递手术器械物品

器械护士站在手术者对侧器械桌旁,主要负责完成手术过程中所需手术用品的供给,主动配合手术医师完成手术,术中其工件范围只限于无菌区内。器械护士在手术过程中要集中精力,按手术步骤传递手术器械、纱布、纱垫、缝针和缝线等手术用品,传递要求做到积极、主动、敏捷、准确无误,传递手术器械时均以器械柄端轻击手术者伸出的手掌。

1. 无菌巾　折边 1/3,器械护士将折边朝向第一助手并双手递给。

2. 手术刀的传递　传递手术刀时,传递者应握住刀柄与刀片衔接处的背部,刀锋朝上,将刀柄尾端传递至手术者的手里,切不可刀刃朝向手术者传递,以防割伤手术者(图 2-1-32)。

3. 手术剪的传递　手术者示、中指伸直,并做内收、外展的"剪开"动作,其余手指屈曲对握,传递弯剪时,应将弯曲部向上,剪柄端传递给手术者(图 2-1-33)。

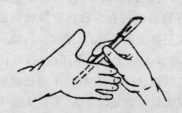
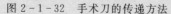
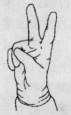
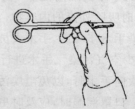

图 2-1-32　手术刀的传递方法　　　　　图 2-1-33　手术剪的传递

4. 钳类的传递　弯钳应将弯曲部向上,钳柄端传递给手术者。血管钳的传递:手术者掌心向上,拇指外展,其余四指并拢伸直,传递者握血管钳前端,以柄环端轻敲手术者手掌,传递至手术者手中(图2-1-34)。

5. 持针钳、缝针及缝线弯针的传递　持针钳的传递：传递者握住持针钳中部,将柄端递给手术者(图2-1-35)。在持针器的传递和使用过程中切不可刺伤其他手术人员。缝针的传递,应以持针钳夹住缝针的中后 1/3 交界处,缝线用无菌巾保护好。传递针线时,应事先将线头拉出 6～9cm,防止缝线脱出。

6. 手术镊子的传递　传递者握住镊子柄端传递至手术者手中(图2-1-36)。

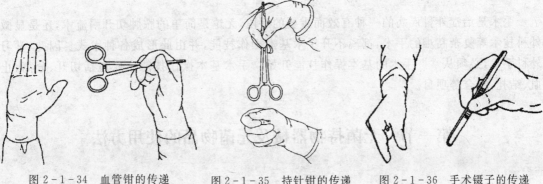

图 2-1-34　血管钳的传递　　　图 2-1-35　持针钳的传递　　　图 2-1-36　手术镊子的传递

（四）清洗器械

器械护士负责术后器械清洗。先用洗涤剂浸泡擦洗,去除器械上的血渍、油污,再用流水冲净,对有关节、齿槽和缝隙的器械,尽量张开进行彻底洗刷。洗净的器械放在烤箱内烘干后涂上石蜡油保护。

【注意事项】

1. 手术开始后,无菌器械桌仅对此手术患者是无菌的,而对其他患者则属于污染的。

2. 切除的任何组织、标本,做好标记,小心保留,急送时与巡回护士仔细交接。

【思考题】

1. 手术中应遵循哪些无菌操作原则?

2. 试述手术器械物品的传递方法。

(杨通河)

第二章　手术基本操作技能

　　手术是治疗外科疾病的一种有效而重要的手段,无论是简单的脓肿切开引流术,还是显微外科技术等复杂高难的手术,都离不开手术基本操作技能,并由此形成各种术式。因此,学习外科手术,必须从掌握手术的基本操作技能开始。手术基本操作技能主要包括切开、分离、止血、结扎、缝合等项目。

第一节　无菌持物器械及无菌物品的使用方法

【目标】

1. 掌握常用持物器械的识别、用途及使用。
2. 熟悉无菌容器的使用方法。
3. 掌握无菌包的使用方法。
4. 熟悉无菌溶液的取用方法和无菌盘的准备方法。

【相关知识】

　　1. 持物钳种类　常用的持物钳有卵圆钳、长镊子和三叉钳。

　　(1)卵圆钳:适用于夹持敷料类物品,也可用以夹取刀、剪、钳、镊、治疗碗及弯盘等。

　　(2)三叉钳:结构与卵圆钳相似,不同处是三叉钳的下端为三叉形,呈弧形向内弯曲,适用于夹取盆、盒、瓶、罐、骨科器械等较大或较重的物品(图2-2-1)。

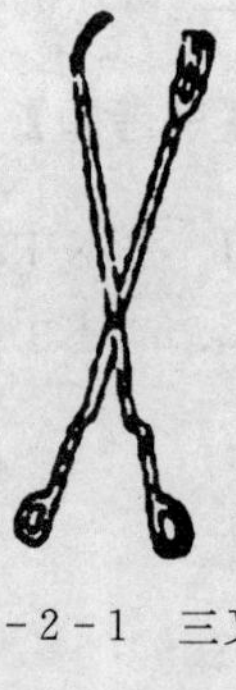

　　(3)长镊子:镊的尖端细小,使用时灵巧方便,适用于夹取纱布、棉球、棉签、针头、注射器、缝针等小物品。

　　2. 持物钳存放　① 干燥保存法:灭菌后保存在无菌包内备用;② 浸泡保存法:持物钳经灭菌后浸泡在无菌有盖的广口容器(罐)内,内盛消毒液,容器底部应垫有无菌纱布,罐内消毒液面达持物钳轴节以上2～3cm或镊子的1/2以上,容器口上加盖,每个罐内只能放一把无菌持物钳。

图2-2-1　三叉钳

【准备】

　　持物钳(卵圆钳、长镊子、三叉钳)、持物钳罐、消毒液、纱布;无菌盒、罐、盘及贮槽等;无菌包内放有无菌治疗巾、敷料、器械等;无菌溶液、启瓶器、弯盘;治疗盘内盛有棉签、消毒溶液、小纸条、签字笔。

【流程】

(一) 组织教学

教师示教或录像示教,然后学生分为 2 人/组进行操作练习,教师巡回并指导。

(二) 实训步骤

1. 持物钳使用法　洗手,戴口罩、帽子,根据操作目的准备环境及用物。检查有效日期,将浸泡无菌持物钳的容器盖打开。持钳法:手持钳柄的圆环(持笔式持镊子的上 1/3 处)。取放法:打开持物钳罐的盖子,闭合持物钳的前端,将钳移至容器中央,垂直取出或放入,无菌持物钳使用完毕后放入容器内,浸泡时松开轴节,使钳前端分开,以便充分接触消毒液。持物钳使用法:手持无菌持物钳使用时,始终保持钳前端向下,不可倒转向上(图 2-2-2)。

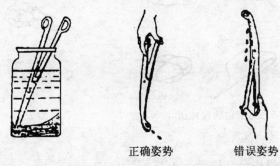

正确姿势　　　　错误姿势

图 2-2-2　持物钳使用法

2. 无菌容器的使用法　盛放无菌物品的器具称无菌容器。如无菌盒、贮槽、罐等。无菌容器应每周消毒灭菌一次。其正确使用法如下。

(1) 洗手,戴口罩、帽子,根据操作目的准备环境及用物。

(2) 检查无菌容器标记、灭菌日期。

(3) 取物时,打开容器盖,内面向上置于稳妥处或拿于手中(图 2-2-3),取物后立即将容器盖盖严。

(4) 用无菌持物钳夹取无菌物品。手持无菌容器时,只可托住容器的底部(图 2-2-4)。

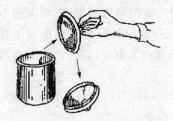

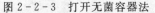

图 2-2-3　打开无菌容器法

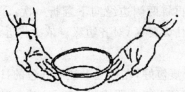

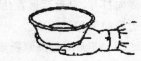

图 2-2-4　持无菌容器法

3. 无菌包的使用法　无菌包布是用棉布制成的双层包布,其内可存放器械、敷料及其他用品,经灭菌处理后备用。

(1) 洗手,戴口罩、帽子,根据操作目的准备环境及用物。

(2) 打包法:① 平铺包布于清洁、干燥、平坦的操作台面上;② 将需要灭菌的物品置于包布的中央;③ 用包布一角盖住物品,并翻折一小角,而后折盖左右两角,并将角尖向外翻折,盖上最后一角后,系好带子以"＋"形扎妥(图2-2-5)或用胶带贴妥;④ 在包外贴上注明物品名称及灭菌日期的标签。

(3)开包法:① 核对无菌包名称、灭菌日期、是否开启、有无潮湿或破损;② 将无菌包平放于清洁、干燥、平坦处,解开系带,卷放于包布下,依次揭左、右角,最后揭开内角;③ 用无菌持物钳夹取所需物品,放在准备好的无菌区域内;④ 将包内物品全部取出时,解开系带挽结,可将包托在手上打开,另一手依次打开包布四角翻转塞入托包的手掌心内抓住,稳妥地将包内物品放在无菌容器或无菌区域内,盖好(图2-2-6)。

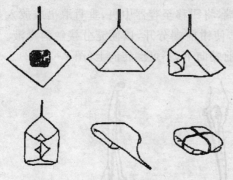
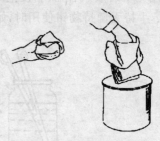

图2-2-5　无菌包的包扎法　　　　　　图2-2-6　投无菌纱布

4.铺无菌盘

(1)擦拭治疗盘和操作台后洗手。

(2)检查无菌包的有效日期,解开系带,依次打开包布。

(3)用无菌持物钳取出治疗巾一块,一手接其整边,另一手按原折痕包好治疗巾包。

(4)将无菌巾的纵向散边对向自己,双手捏住无菌巾一边外两角,轻轻抖开,横向打开,自远至近横铺在治疗盘上。

(5)铺无菌区:① 二巾法:同法取第二块无菌巾,双手将巾纵向打开,自近至远纵向铺在第一块治疗巾上,上半幅无菌巾呈扇形折叠于远侧,无菌巾的边缘向外;② 三巾法:同法取第二块无菌巾,双手将巾横向打开,自远至近重合铺在第一块治疗巾上。

(6)放入所需无菌物品。

(7)覆盖无菌区:① 二巾法:拉平上半幅无菌巾,使上下层无菌巾的边缘对齐,将无菌巾近侧边缘向上翻折两次,再将两侧边缘向下翻折一次;② 三巾法:取出第三块无菌巾双手将巾横向打开,自近至远盖住无菌区,对齐边缘。依次将近、远侧边缘向上翻折两次,再将左右两侧边缘向下翻折一次。

(8)将无菌包按原折痕包好,在标签上注明开包的日期和时间(月、日、时、分),整理用物。

(9)如准备好的无菌盘不能立即使用,应标注铺盘时间及盘内物品。

5.无菌溶液的倒取法(图2-2-7)

(1)洗手,戴口罩、帽子,根据操作目的准备环境及用物。

(2)取盛有无菌溶液的密封瓶,擦净瓶外灰尘,检查核对标签,检查瓶盖有无松动,瓶壁有无裂痕,溶液有无沉淀、混浊、变色、絮状物。符合要求方可使用。用启瓶器开启瓶盖,用拇指和示指或双手拇指将瓶塞边缘向上翻起。揭去铝盖,常规消毒瓶塞,以瓶签侧面位置为起点旋转消毒后,用无菌持物钳将瓶塞边缘向上翻起,再次消毒。以无菌持物钳夹提瓶盖,用另一手

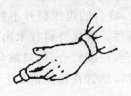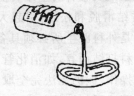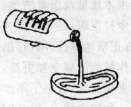

示指、中指套住橡胶塞   先倒出少量溶液冲洗瓶口   由原处倒出溶液至容器中

图 2-2-7 无菌溶液的倒取法

示指和中指套住橡胶瓶塞盖将其拉出,另一手拿溶液瓶,先倒出少量溶液于弯盘内,旋转以冲洗瓶口,再由原处倒出溶液于无菌容器中,倒溶液时瓶签向上朝向掌心。

(3) 无菌溶液一次未用完时,倒毕按常规消毒瓶塞,消毒后盖好。

(4) 在瓶签上注明开瓶日期、时间,并放回原处。有效期不超过 12h。

【注意事项】

1. 持物钳使用 无菌持物钳不可触及容器口边缘及溶液面以上的容器内壁,手指不可触摸浸泡部位,不能触碰未经灭菌的物品,也不可用于换药或消毒皮肤。持物钳如被污染或可疑污染,应重新消毒灭菌。无菌持物钳及其浸泡容器,一般每周消毒灭菌 1 次,并同时更换消毒溶液及纱布。外科病室应每周消毒灭菌 2 次,手术室、门诊换药室或其他使用频率较多的部门,应每天消毒灭菌 1 次。

2. 无菌容器的使用 从无菌容器中夹取无菌物品,手不可触及无菌容器盖的内面及边缘。

3. 无菌包的使用 打开无菌包时系带要妥善处理,不可到处拖扫。开包、打包时注意手不可触及包布内面。如包内物品未用完,按原折痕包盖,系带横向扎好,并准确注明开包日期及时间,有效期为 24h。如不慎污染包内物品,则需重新灭菌。

4. 铺无菌盘 放置无菌巾的位置要恰当。无菌巾上物品的放置要有序,取用方便。夹取、放置无菌物品时,手臂不要跨越无菌区。操作中要始终注意无菌巾内面不被污染。

5. 取用无菌溶液法 倾倒溶液时要细心,不要使溶液浸湿瓶签及溅在桌面上。

【思考题】

1. 如何正确使用无菌持物钳,应注意什么?

2. 如何正确使用无菌容器,应注意什么?

3. 如何正确打开无菌包、铺无菌盘、倒取无菌溶液?

(杨通河)

第二节 外科打结法与剪线

外科打结是手术操作中最基本的操作技能之一,手术中止血、缝合离不开结扎。结扎是否牢固可靠有赖于熟练、正确的打结技术。打结的速度与质量不仅与手术时间的长短有关,也会影响整个手术质量及患者的预后,甚至危及患者的生命安全。质量不高或不正确的结扣,不但可粗暴地牵拉组织,还可导致术后线结滑脱和松结,引起大出血、缝合的组织裂开不愈合等。因此,熟练正确地掌握外科打结方法是外科医生所必须具备的条件。现代外科技术出现了许多手术操作技能的演变和更新,就外科打结而言,如消化管的钉合、皮肤钉合、创口贴合、血管出血的钛夹止血等,省去了不少打结操作,但仍无法完全取代打结,尽管在特殊情况下可采取一些局限性的固定技术,但其间仍还要采用打结的办法。

【目标】

1. 熟练掌握单手打结法,要求 25 个/min,注意打结质量。

2. 掌握持钳打结法,要求 12 个/min,注意打结质量。

3. 熟练掌握剪线方法。

【相关知识】

(一)结扣分类

临床上一般根据结的形态将结扣分为以下几类(图 2-2-8)。

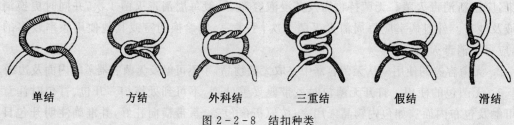

| 单结 | 方结 | 外科结 | 三重结 | 假结 | 滑结 |

图 2-2-8　结扣种类

1. 单结(half hitch)　是外科结扣的基本组成部分,易松脱、解开,仅用于暂时阻断,如胆囊逆行切除暂时阻断胆囊管,而永久结扎时不能单独使用单结。

2. 方结(square knot)　也叫平结。因其结扎后较为牢固而成为外科手术中最常使用的结扎方式。它由两个方向相反的单结重叠而成(第二单结与第一单结方向相反),其特点是结扎线来回交错,着力均匀,打成后愈拉愈紧,不会松开或脱落,因而牢固可靠,多适用于较小血管和各种缝合时的结扎。

3. 外科结(surgeon knot)　在做第一个结扣时结扎线穿绕两次,使线间的接触面积及摩擦系数增大,从而也增加了安全系数。然后打第二结扣拉紧时不易滑脱和松动,仅适用于较大血管的结扎或张力较大部位的缝合打结。但因结扎方式麻烦、费时,手术中极少采用。

4. 三重结或多重结(extra half hitch on reef knot)　在完成方结之后,再重复与第一个结方向相同的一个单结,第三个结与第二个结的方向相反,以加强结扎线间的摩擦力,使结扣更加牢固可靠,防止线松散滑脱。适用于直径较大血管、较多组织结扎和张力较大组织缝合后的结扎。肠线或化学合成线等打结时通常使用多重结,但遗留组织内的结扎线头较多。

5. 假结(false knot)　又名顺结。由两个方向相同的单结构成,结扎后易自行滑脱和松解,是错误的结扎方法。手术中不宜使用,尤其在重要部位的结扎时忌用。

6. 滑结(slip knot)　尽管其结扣的构成类似于方结,但在做方结时,由于术者在打结拉线时双手用力不均匀，一紧一松，只拉紧结扎线的一侧线头，而用另外一侧线头打结，所以完成的结扣彼此垂直重叠，无法结牢而形成滑结。只要改变拉线力量分布即可避免滑结。

（二）打结递线

术中打结递线的常用方法有两种：手递线法与器械递线法（图 2-2-9）。

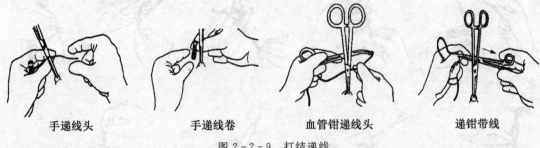

手递线头　　　　　　手递线卷　　　　　血管钳递线头　　　　　递钳带线

图 2-2-9　打结递线

1. 手递线法　适用于表浅部位组织的结扎。右手打结者以左手握持线卷，将线头绕钳夹住组织的血管钳递给右手；若是用左打结则反之。也有人将线卷绕钳夹组织的血管钳递给另一只手。

2. 器械递线法　适用于深部组织的结扎。钳递线头是指在打结前用一把血管钳夹住丝线的一端，将夹线头的钳端绕过夹组织的血管钳，并将线头递给另一只手，然后打结；递钳带线是将带线的血管钳绕过钳夹组织的血管钳，将整把血管钳连同线递给另一只手，双手打结。

3. 递线后又根据结扎线的两端是否相交而分为交叉递线和非交叉递线。若为交叉递线，第一个单结为右手示指打结，打结后双手可直接拉紧结扎线，无需再做交叉。如果是非交叉递线，第一个单结为右手中指打结，打结后双手需交叉以后才能拉紧结扎线。

【准备】

1. 丝线　示教线若干根（每根对半染成两种颜色）、手术缝线、练习丝线卷。
2. 缝针　三角针、圆针若干枚。
3. 器械　线剪若干把、血管钳若干把、持针钳若干把。
4. 其他　图钉若干盒、20cm×20cm 模拟海绵训练木板若干块、猪肉若干块。

【流程】

（一）组织教学

教师示教，然后学生分为 2 人/组练习，教师巡回并指导。结扎止血法在模拟海绵训练木板上练习（一位学生练习钳夹止血、放钳并剪线，另一位学生训练结扎止血）。

（二）实训步骤

1. 徒手打结法　分为单手和双手打结法，单手打结法在术中最为常用。

（1）单手打结法：适用于大多数手术的结扎，根据操作者的习惯不同又可将单手打结法分为左手打结法和右手打结法。打结时一手持线，另　手动作打结，主要动作为拇指、示指、中指三指。凡"持线"、"挑线"、"钩钱"等动作必须运用手指末节近指端处才能做到迅速有效。拉线做结时要注意线的方向。如用右手打结，右手所持的线要短些。第一结扣的丝线要处于平行状态,结扎后双手交叉相反方向拉紧丝线;第二结则双手不交叉,如图2-2-10所示。若第一结扣在结扎前丝线已处交叉状态,则结扎后双手不交叉,拉紧丝线;第二结扣结扎后双手再交叉。

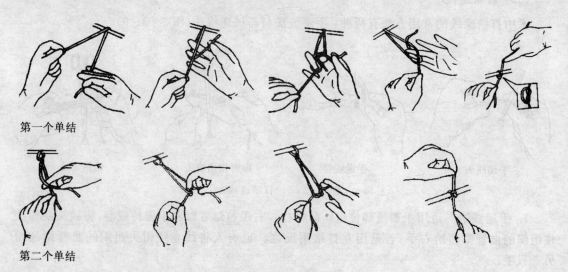

第一个单结

第二个单结

图 2-2-10　右手打结

打结技巧:外科打结只有经过长期不断实践,才能做到高质量及高速度,才能体会到其不同条件下的应变性及熟练程度。因此,练习打结首先应注意打结的质量,其次才要求打结的速度,每打一个方结必须牢靠,不出现滑结和假结。① 无论用何种方法打结,打每一个单结时,必须顺着结扎方向拉线,第一及第二结扣的方向不能相同,如果做结的方向错误,易割线导致线折断或假结。若有方向改变,应小于90°,如果大于90°或接近180°,就可能造成割线折断丝线。② 打第二结扣时,第一结不要提起,以防已结扎的第一结扣松弛。③ 在收紧结扎线时,两手的反方向力量相等,每一结均应放平后再拉紧,如果未放平,可线尾交换位置,切忌使之成锐角,否则稍一用力即被折断,不能成角向上提拉,否则易使结扎点撕裂或线结松脱,双手平压三点(即两手用力点与结扎点)成一直线(图2-2-11)。④ 打结用力要均匀。在打结的过程中,两手用力一定要均匀一致,这一点对结的质量及安全性至关重要。否则,可能导致两种可能:一是滑结;二是对结扎组织牵拉造成撕裂。总之,正确打结的要点:第一个单结务必扣紧(放开止血钳后务必再拉紧,这是关键之关键!),双手两线拉力要相等(三点成一线),两个单结方向须相反(拉线方向须准确)。

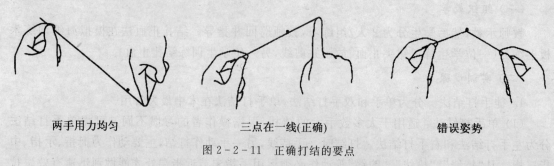

两手用力均匀　　　　　　三点在一线(正确)　　　　　　错误姿势

图 2-2-11　正确打结的要点

(2) 双手打结法(图2-2-12):双手打结法更为可靠,不易滑结,其方法较单手打结法复杂。除用于一般结扎外,此法适用于深部组织的结扎和缝扎或组织张力较大的缝合结扎。

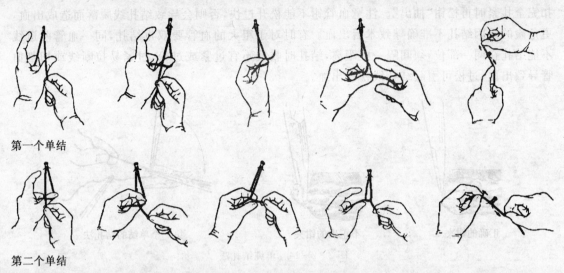

第一个单结

第二个单结

图 2-2-12 双手打结法

2. 持钳打结法　是借助于持针钳或血管钳打结的方法,适用于浅部缝合的结扎和线头太短、徒手打结有困难时或深部狭小手术野的结扎。优点是节约穿线时间,不妨碍视线。缺点是当有张力缝合时,第一结易松滑。防止松滑的办法是改变结的方向或由助手辅助结扎。使用持针器或血管钳绕长线、夹短线进行打结(图 2-2-13),一般用左手捏住缝合针线的一端,右手用持针钳打结。

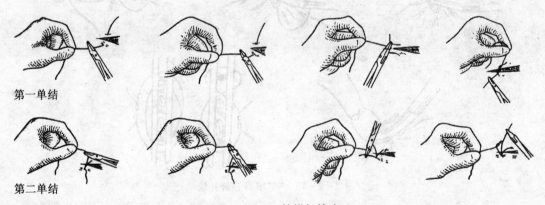

第一单结

第二单结

图 2-2-13 持钳打结法

3. 结扎止血法　分为单纯结扎止血法和缝合结扎止血法。

(1)单纯结扎止血法:本法最常使用。在手术操作过程中,首先钳夹住可能出血的部位或已见的出血点,钳夹出血点时要求准确,最好一次成功。结扎线的粗细要根据钳夹的组织多少以及血管粗细进行选择,血管粗时应单独游离结扎。要利用血管钳最前端来夹血管的断裂口,最好与血管方向垂直夹住断端,钳夹组织要少,做到组织尽量少结扎(图 2-2-14),切不可作大块钳夹,因大块结扎后将使组织坏死过多,术后全身和局部反应较大。结扎止血时,助手左手把握血管钳配合操作,可将血管钳依次按"竖起、倒平、旋转、放开、抽出"五个步骤操作。结扎者在助手"竖起"血管钳时递线,并在血管钳放下"倒平"时扣上第一个结扣,在钳尖"旋转"

时结扎线要将所结扎的组织完全套住,边收紧第一结扣边将提起的血管钳逐渐"松开",第一结扣完全扎紧时再松钳"抽出"。注意血管钳不能松开过快,否则会导致结扎线脱落而造成出血,更危险的是因结扎不准确导致术后出血。有时对于粗大的血管要双重结扎,同一血管两道线不能结扎在同一部位,须间隔一些距离,结扎时收线不宜过紧或过松,过紧易拉断线或切割血管导致出血,过松可引起结扎线松脱出血。

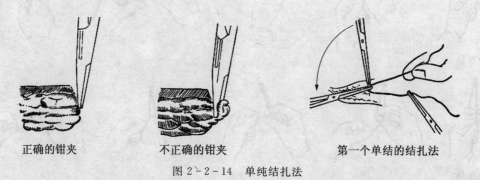

| 正确的钳夹 | 不正确的钳夹 | 第一个单结的结扎法 |

图 2-2-14　单纯结扎法

　　(2) 缝合结扎止血法:即贯穿缝扎,主要是为了避免结扎线脱落,或在单纯结扎有困难时使用,对于重要的血管一般应进行缝扎止血,其方法如图 2-2-15 所示。

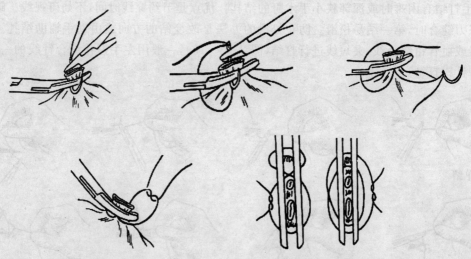

图 2-2-15　"8"字贯穿缝扎法

　　4. 剪线　手术过程中的剪线就是将缝合或结扎后的残余缝线剪除,一般由第二助手操作完成。初学剪线者最好是在打结完成后,由打结者将结扎的双线尾并拢提起,略偏向打结者左侧,剪线者用左手托住微微张开的线剪,按"顺、滑、斜、剪"的操作要求正确剪线(图 2-2-16)。

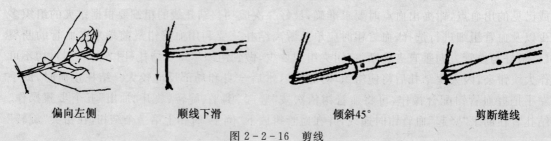

| 偏向左侧 | 顺线下滑 | 倾斜45° | 剪断缝线 |

图 2-2-16　剪线

其应在直视下先将剪刀近尖端稍张开,顺着拉紧缝线向下滑至线结的上缘,再将剪刀头稍向上倾斜 45°,然后将缝线剪断。倾斜的角度越大,遗留的线头越长,会导致组织对线头的异物反应;角度越小,遗留的线头越短,线结易于滑脱。一般来说,倾斜 45°左右剪线,遗留的线头较为适中(约 2～3mm)。

【注意事项】

1. 选择一段长短和粗细适当的结扎线,在打结之前,将线在生理盐水中浸湿,可增加线的韧性及摩擦力,线既易拉紧又不易折断。打结时,必须顺着线的穿行方向用力拉紧,否则极易折断结扎线。

2. 深部打结时,因空间狭小而使两手难以同时靠近结扎处时,可以在打结后以一手拉住线的一端,另一线端可用另外一只手的示指指尖滑下按住线结处反向推移,用力要缓慢均匀,徐徐收紧结扣,用力过猛或突然用力均易将线扯断或未扎紧而滑脱。遇张力较大的组织结扎时,往往在打第二结时第一结扣已松开,此时可在收紧第一结扣以后,由助手用一把止血钳或无齿镊夹住第一结扣处,待收紧第二结扣时再移去止血钳或镊子;或第一结扣打完后,双手稍带力牵引结扎线不松开。

3. 打结应在直视下进行,以便根据具体的结扎部位及组织掌握结扎的松紧度,又可以使术者或其他手术人员了解打结及结扎的确切情况。即使对较深部位的结扎,也应尽量暴露于直视下操作。但有时深部打结看不清,就要凭手的感觉打结,这需要相当良好的功底。

4. 剪线 埋在组织内的结扎线头,在不引起结扎线松脱的原则下,剪得愈短愈好,以减少组织内异物反应。一般结扎体内组织时,要求丝线线头残留 1～2mm。要注意的是深部组织和较大血管的结扎,其线头应稍留长一些,约 2～3mm。尼龙线、肠线线头残留 3～5mm;不锈钢丝留 5～6mm,并将钢丝两断端拧紧扭转埋在组织中;皮肤缝合线头残留 0.5～1cm 为宜。剪线应在直视下进行,剪刀口不要撑得过大,避免损伤附近组织。

【思考题】

1. 临床上最常使用的是哪一类结扣?
2. 说出单手打结法的打结技巧。
3. 说出单纯结扎法与缝合结扎法的操作步骤。

(杨通河)

第三节 组织切开技术

切开(incision)是指使用手术刀在组织上造成切口的操作过程,是外科手术最基本的操作技能之一。切开是手术的第一步,包括切开皮肤、筋膜、骨膜、肌肉、血管、各个脏器等各种组织,其目的是显露手术区域或病变部位。掌握正确的切开技术可以最大限度地减少组织损伤,直接或间接地实现手术目标。

【目标】

1. 强化常用手术器械的正确使用方法。

2. 掌握持刀方式。

3. 掌握组织切开方法。

4. 了解选择皮肤切口的基本原则。

【相关知识】

（一）切口及选择切口的原则

1. 切口　切开首先要选择切口，切口的选择是手术显露的重要步骤，正确适宜的切口是手术野充分显露的前提，是手术能否顺利进行的关键。多年来，外科专家们对很多外科疾患创造了许多典型的定型切口，这对手术成功起了重要作用。因此，对各部手术的切口选择应根据各种手术的特殊性及手术野显露的需要做全面分析后而定，理想的切口应符合下述要求。

（1）充分显露：理想的切口能够充分显露手术部位。因此，应选择接近病变部位，通过最短途径和以最佳视野显露病变。此外，还应注意设计切口的大小和长度，根据患者的体型、病变的深浅、手术的难度及麻醉条件等因素来考虑。切口必须有足够的长度，使之能容纳手术的操作和放进必要的器械，切口宁可稍大而切勿过小，并且需要时应易于切口的延长。

（2）减少组织创伤：切口方向应尽量与该部位重要的解剖组织结构平行一致，可减少组织创伤，避免伤及重要的血管和神经，利于组织愈合，防止生理功能的破坏。

（3）保护局部解剖和生理功能：尽量避开负重的部位，如手的掌面、足底和肩部等，以防负重时引起瘢痕疼痛。颜面及颈部切口须与皮肤纹理一致，尽可能地选择隐蔽的切口，这样利于美观。越过关节部位的手术切口通常做横形、"Z"形或"S"形切开，避免纵形切口超过关节，如此可避免瘢痕挛缩而影响关节功能。

（4）力求快速愈合：切开经路的组织层次越少，切口愈合所需时间就越短。

2. 腹壁切开（图 2-2-17）　① 经腹直肌切口，切口可选择左、右、上、下腹部，切口位于腹部中线与腹直肌外缘的正中；② 切开皮肤及皮下组织；③ 将腹直肌鞘前叶先用刀切开一个小口，然后用剪刀分别向上、下剪开；④ 沿肌纤维方向，先用血管钳再用刀柄或手指分离腹直肌束，其腱划处应钳夹切断，然后用丝线结扎止血；⑤ 将腹直肌向两侧牵开，术者及助手分别持镊子或血管钳，将腹直肌鞘后叶及腹膜夹起，然后在中间切开一个小口，注意勿损伤腹腔脏器，一般由术者用有齿镊夹起腹膜，助手用弯血管钳在距术者所夹处对侧约 1cm 处另行夹起，然后术者放松所夹腹膜，再重新夹一次，如此重复一次后用刀切开；⑥ 术者以左手示指、中指伸入腹腔作引导，用刀或剪刀切开腹膜。如用剪刀，剪尖应向上抬起。

（二）高频电刀

高频电刀（high frequency electrocautery and electrotome knife）又称电刀，用于手术过程中的组织切割和电凝止血。其已成为外科手术的常规手术设备。电刀的主要工作原理是利用电热效应来进行组织切割、解剖、间接或直接电凝，使手术出血量减少至最低程度。高频电刀类型很多，使用前必须了解其性能及使用方法。手控开关的高频电刀具有切割和电凝两个按钮。如果用高频电刀做皮肤及软组织切开，要先用手术刀切开皮肤 3mm 深，擦去血液，再改用电刀切割，这样不会损伤皮缘。对直径<2mm 的小血管可直接切割，不需要用电凝止血；对于直径>2mm 的小血管可先在预定要切剖的两边组织电凝后再切断。用电刀切割时，输出强

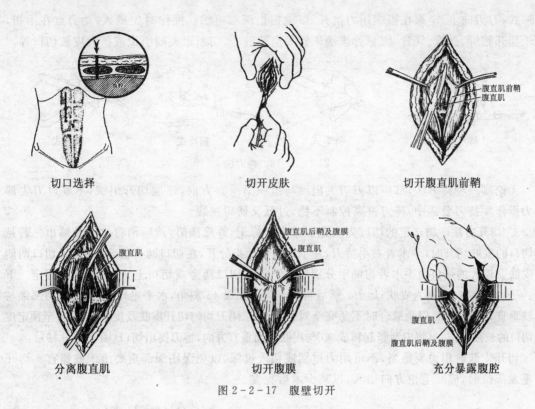

切口选择　　　　　　　　　切开皮肤　　　　　　　　切开腹直肌前鞘

分离腹直肌　　　　　　　　切开腹膜　　　　　　　充分暴露腹腔

图 2-2-17　腹壁切开

度均不能过大,以尽量减轻组织损伤。

【准备】

1. 模拟海绵训练木板或离体动物肉若干块、纸夹若干,或模拟动物实验手术。
2. 手术刀、手术剪、止血钳、持针钳、手术镊子等若干,缝针、黑色缝线若干。
3. 纱布、报纸等若干。

【流程】

(一)组织教学

教师分组示教或录像示教,或动物实验模拟切开技术,然后学生分为 2 人/组进行实际操作练习,教师巡回并指导。

(二)实训步骤

1. 手术刀　切开不同组织应选择相应的手术刀,手术刀的刀刃必须锋利。
2. 持刀法(图 2-2-18)　① 持弓式:最常用,拇指、中指在刀柄左、右侧,示指在刀柄上,腕部用力。动作范围广而灵活,用力涉及整个上肢,主要力量在腕部。用于胸腹部较大切口。② 持笔式:动作和力量在手指,操作轻巧、灵活、精细,便于控制刀的力度。用于短小切口及精细手术,如解剖血管、神经及切开腹膜等。③ 握持式:全手握持刀柄,拇指与示指紧捏刀柄刻痕处。此法控刀比较稳定,操作的主要活动力点是在肩关节。用于切割范围较广、组织坚韧、用力较大的切开,如截肢、肌腱切开、较长的皮肤切口等。④ 反挑式:是持笔式的一种转换形式,刀刃向上,全靠在指端用力挑开,以免损伤深部组织。操作时先刺入,动力点在手指,用于切开脓肿、血管、气管、胆总管或输尿管等空腔脏器,切断钳夹的组织或扩大皮肤切口等。

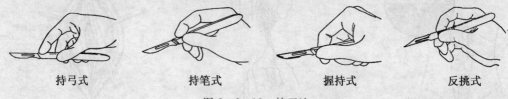

持弓式　　　　　持笔式　　　　　握持式　　　　　反挑式

图 2-2-18　持刀法

无论哪一种持刀法,都应以刀刃突出面与组织呈垂直方向,逐层切开组织,不要以刀尖部用力操作。持刀要适中,持刀过高控制不稳,过低又妨碍视线。

3. 切开方法　将选定的切口先用龙胆紫划上标记,外涂碘酊,然后消毒皮肤及铺巾。若是小切口的皮肤切开时,手术者右手持刀,左手拇指和示指分开,在切口两旁固定,并绷紧切口两侧的皮肤。较大的切口由手术者与助手分别用左手压在切口两旁或切口上、下极将皮肤固定。下刀:刀尖先垂直 90°刺入皮肤;运刀:然后再转至与皮面成 45°斜角,水平走行,注意刀腹刃部须与皮肤垂直,防止斜切,以免缝合时不易完全对合;出刀:用刀均匀切开皮肤及皮下组织,直至预定皮肤切口的长度终点,再将刀渐竖起转成 90°与皮肤平面垂直方向,将刀提出切口(图 2-2-19)。

切开皮肤时用力要适当,不可用力过猛或切入过深,以免误伤深部重要组织或器官。切开带毛发部位时,应顺毛根方向切入,以减少术后秃发。

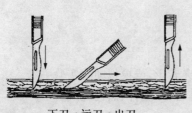

下刀→运刀→出刀

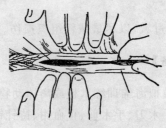

切开皮肤固定手法

图 2-2-19　切开方法

【注意事项】

1. 切口设计要适当　一般在手术前做好设计,并保持切口内、外大小一致。切口过小不能充分显露手术部位,影响手术操作。切口过大则损伤过多的组织。

2. 切开时要掌握用刀力度　力求一次性同时切开皮肤与皮下组织,并须保持同一长度,使切口呈线状,切口边缘平滑,这样可避免切口两端呈斜坡形状。若皮下组织切开长度较皮肤切口为短,则可用剪刀剪开,以保持切口从外到内大小一致。一次完成切开,避免中途起刀再切,特别是在同一平面上多次切开导致切口边缘参差不齐或过多损伤组织而影响愈合。

3. 保护切口　因消毒过的皮肤附属器还可能存在细菌,故在手术操作过程中,手套不可以或应尽量避免与切口皮肤接触,必要时可用纱布将两者隔开。

4. 高频电刀使用的注意点　① 事先检查电器元件有无故障;② 移去手术室内易燃物;③ 安置好患者身体的负极板,应尽量靠近手术部位,以便使电流通过最短的途径安全地返回电凝器,注意不要弄湿负极板,防止烧伤;④ 电凝器的功率不应超过 250W,电灼前用纱布吸去创面的积血,做一般切割分离时不要使用单纯电凝,电器元件未与组织完全接触前不能通电;⑤ 通电时电刀头和导电的血管钳不应接触出血点以外的其他组织或其他金属器械,尽量减少组织烧伤;⑥ 随时剔除电刀头末端的血痂、焦痂,使之导电不受障碍;⑦ 在重要组织器官的附近慎用或禁用电刀。用电刀切开时,不可在同一点上烧灼过久,以免灼伤皮肤边缘影响愈合。

【思考题】

1. 理想的切口应符合哪些要求,选择切口的依据是什么?
2. 持刀有哪几种方法,最常用是哪一种?
3. 皮肤切开技术要领有哪些,切开技术应该注意什么?

(杨通河)

第四节 组织分离技术

分离(dissection)又称剥离,解剖分离是显露的基本操作技能,是切除病变组织的重要步骤,是外科手术基本操作技能之一。分离的关键是要求解剖层次清晰,只有解剖层次清晰、操作熟练,才能使组织器官的损害、术中出血降至最低程度,才能缩短手术时间,保证手术安全进行。

【目标】

1. 学会常用手术器械的正确使用方法。
2. 掌握分离技术。

【相关知识】

(一)组织分离

无论采用哪一种方法和哪一种器械进行剥离,在操作时都应注意以下两点。

1. 分离层面 是指循着正常解剖间隙平面进行组织层次分离。术者应熟悉解剖层次及病变性质,应根据情况结合使用锐性和钝性剥离,在进行解剖剥离时,须弄清左、右、前、后及周围关系,以防发生意外。在未辨清解剖组织之前,不要轻易地剪割或钳夹,以免损伤重要组织和器官。一般按照正常的组织间隙平面进行分离,不仅操作容易,而且可减少出血,又可防止过多损伤。一般情况下,皮下组织与浅筋膜之间、筋膜与肌肉之间、肌群与肌群之间均有一层疏松的结缔组织间隙,沿此组织间隙分离是最理想的解剖层面。手术操作要轻柔、细致、准确,使某些疏松的黏连自然分离,显出解剖间隙。

2. 解剖层面不清晰的分离 由于局部炎症或瘢痕等时,手术区正常解剖层次不清楚,层面分离显得较为困难,此时术者更要特别细致地分离,注意勿伤及邻近器官。

(二)现代分离器械

目前,临床上出现了许多新的分离器械,如电刀、氩气刀、超声乳化吸引刀、激光刀、微波刀等,都可归于以上分离范畴。如氩气刀利用热效应致使肿瘤组织失活、干燥和坏死,能在组织损伤最小的前提下实现快速切割和止血,对肝脏、脾脏和肾脏等止血非常困难的器官也能有效凝血,是当今外科手术中重要的电外科设备。超声乳化吸引刀具有超声乳化、吸引、冲洗、切割、止血、清创的功能。它在肝胆肿瘤手术中能粉碎肝细胞,准确地分离出血管和胆管,从而降低组织损伤,适用于肝胆、神经外科等各种手术。

【准备】

1. 模拟海绵训练木板或离体动物肉若干、纸夹若干,或模拟动物实验手术。

2. 手术刀、手术剪、止血钳、手术镊子、剥离子等若干。

【流程】

（一）组织教学

教师预先进行分组示教、录像示教或动物实验模拟手术分离技术,然后学生分为 2 人/组进行操作练习,教师巡回并指导。

（二）分离实训步骤

常用分离方法有锐性分离和钝性分离两种。

1. 锐性分离（sharp dissection）是指用手术刀或手术剪刀等锐利器械在直视下将组织做细致的切割与剪开的解剖剥离和分离方法（图 2-2-20）。其优点是对组织损伤最小,适用于精细的解剖和致密组织的分离,如腱膜、鞘膜和疤痕组织等的剥离。此法要求动作精细、准确,以防止重要血管、神经、器官的损伤。

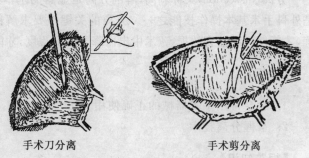

手术刀分离　　　　　　　手术剪分离

图 2-2-20　锐性分离

用刀分离时,刀刃宜利,可采用持笔式的持刀法,利用手指的伸缩动作(不是手腕或上肢动作)进行切割,先将组织向两侧拉开使之紧张,再用刀刃沿组织间隙做垂直、短距离的切割。用剪时可结合使用锐性和钝性剥离,先将剪刀闭合用尖端伸入组织间隙内,不宜过深,然后张开剪柄分离组织,仔细辨清,看清楚无重要组织后再予以剪开,解剖过程中遇有较大血管时应用止血钳夹住或结扎后再切断。分离较坚韧的组织或带较大血管的组织时,可先用两把血管钳逐步夹住要分离的组织,然后在两把血管钳间切断。

2. 钝性分离法（blunt dissection）是用血管钳、手术刀柄、纱布球或手指等进行钝性分离的方法（图 2-2-21）。此法对组织损伤较大,适用于肌肉、器官间隙、筋膜间隙、疏松结缔组织和较疏松的黏连、良性肿瘤或囊肿包膜外间隙等的分离。但此法绝不能粗暴地勉强分离,否则会引起重要组织结构的损伤或撕裂,造成不良后果。操作时将剥离器伸

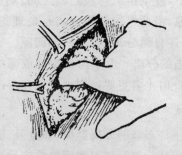
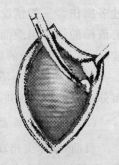

手指钝性剥离　　　　　　剥离子分离

图 2-2-21　钝性分离

入组织间隙,用适当力量轻轻地逐步推开周围组织进行分离。手指剥离是钝性剥离中常用的方法之一,可在非直视情况下进行,借助于"手感"来分离病变周围的组织。解剖分离较大血管时,应沿血管走行方向,先将血管鞘被膜提起,剪开少许被膜,再用血管钳进行分离。

3. 高频电刀分离　高频电刀应用于临床至今已有 70 多年的历史,是一种进行组织切割的电外科器械,广泛应用于普外、胸外、脑外、颌面外科手术部位的分离和电凝止血,而且也用于各种内镜手术中。近年来许多医生习惯用电刀进行分离,电刀在工作状态时可用于锐性分离,在切割时,切割面具有部分电凝止血作用,特别适用于切割血供丰富的软组织,如肌肉、胃肠道壁。上述功能合理交替使用,使手术野无渗血而且清晰可辨,缩短了手术时间。

【注意事项】

1. 避免损伤重要组织结构　分离组织时,防止重要组织、器官损伤的技巧关键是要熟悉解剖结构,在进行每一步操作时,都要知道分离组织的深层及其周围有何重要组织和器官。另外,在分离重要组织、器官时一定要在直视下进行,分离时要注意无创操作技术。

2. 分离时先寻找容易分离的部位作为突破口,由此再向周围扩大分离。即分离时应遵循由"简"到"繁",由"易"到"难",由"近"及"远",由"浅"入"深",由"周围"到"中央"的原则。分离时若遇到困难或险情,手术人员应积极设法排除,必要时终止手术,切不可强行分离而造成严重后果。

3. 按照手术需要进行分离,避免过多和不必要的分离,分离时要力求不留残腔,以免渗血或渗血积存,影响愈合或导致感染。正确使用手术器械,合理选择分离方法。

【思考题】

1. 何谓分离层面,有哪些优点?
2. 何谓锐性分离,适用于哪些组织的分离,操作时应注意什么?
3. 何谓钝性分离,适用于哪些组织的分离,操作时应注意什么?

（杨通河）

第五节　手术止血技术

手术过程中的组织切开、分离等都会引起出血,及时完善的止血既能减少失血量,保持手术野清晰,又能避免术后出血与继发感染,是最重要的手术基本操作技能之一。外科医生控制出血的能力是衡量其技术熟练程度的标准之一。

【目标】

1. 强化常用手术器械的正确使用方法。
2. 掌握手术止血技术。

【相关知识】

1. 压迫止血　适用于较广泛的创面渗血、较大血管出血一时无法找到和显露出血点时。

可暂时压迫止血,在辨明出血的血管后,再进行结扎止血。大量出血、病情又处于危急状态,用其他止血方法不能止血时,可用纱布条或纱布垫填塞压迫止血,根据情况可在术后48h,一般不超过3～5d,一次或分次将填塞纱布条或纱布垫缓缓取出。

2. 结扎止血　是指用血管钳夹住出血部位的血管,再予结扎或缝扎的止血方法。结扎止血法在手术过程中应用最多,也是最有效的止血方法,适用于明显的活动性血管出血。较大血管或重要部位的血管可采用缝扎止血法。缝扎主要是为了避免结扎线脱落或用于单纯结扎有困难者。

【准备】

1. 模拟海绵训练木板或离体动物肉若干、纸夹若干,或模拟动物实验手术。
2. 手术刀、手术剪、止血钳、手术镊子等若干,丝线、纱布若干。

【流程】

(一) 组织教学

教师分组示教、录像示教,或动物实验模拟手术止血技术,然后学生分为2人/组进行操作练习,教师巡回并指导。

(二) 实训步骤

1. 局部止血法　是指用局部止血剂覆盖一般方法难以止血的创面,起到局部止血的作用,如肝脏、骨质等处的渗血。常用的促凝物质,如明胶海绵、纤维蛋白泡沫体、氧化纤维素、胶原丝等均为局部止血剂的基本成分。其作用原理是为促进血液凝固和凝血块提供支架,这些物质能逐渐分解吸收,损伤的血管还可能恢复通畅,但使用促凝剂容易吸附渗血或被渗血推离伤口。为此,要用干纱布压迫数分钟或缝合固定,使之贴附于伤口组织而起止血作用。骨髓腔或颅骨出血时,可用骨蜡封闭出血处止血。可将3%过氧化氢注入渗血创面,再用干纱布压迫,因局部氧化产生泡沫,有促使局部血液凝固的作用。

2. 压迫止血法　对一般创面出血,用干纱布直接压迫创面数分钟,即可控制出血。术中有较广泛的毛细血管渗血时,可用温湿盐水纱布加压创面3～5min。较大血管出血,一时又无法显露出血的血管时,也可用纱布暂时压迫止血,在辨明出血的血管后,再采用其他方法止血。特殊部位可采用直接手指压迫血管止血(图2-2-22)。

3. 钳夹止血法　适用于细小血管或毛细血管引起的渗血,使用不同型号的血管钳尽可能准确地钳夹,一般数分钟后即可止血。

4. 结扎止血法　是指用血管钳钳夹出血部位的血管,然后予以结扎或缝扎。在处理重要部位的血管时,应先游离血管,后用血管钳或直角钳绕血管后壁两次带线结扎拟切断血管的两端,再从两结扎线之间剪断血管(图2-2-23)。此法是手术中最常用、最有效的止血方法。

5. 电凝止血法　电凝止血法是指利用高频电流凝固小血管而止血,实际上是利用电热作用使血管凝结,这种方法还可以使小块组织炭化。常用于浅表部位较广泛的小出血点,有时亦可用于深部止血,不适用于较大血管的止血。其优点是缩短手术时间和减少伤口内线结。但患者有凝血功能障碍时止血效果差。有伤口污染者用电凝易发生感染,故不宜采用此法。在大面积瘢痕切除时,如能熟练地掌握这一方法,往往可取得较好的效果。用于小血管电凝止血时,可先用血管钳准确地夹住出血点或血管口处,然后通电止血(图2-2-24)。也可用单极或双极电凝镊直接夹住出血点止血。

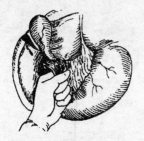
图 2-2-22 指压肝门

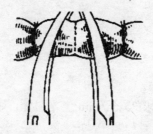
图 2-2-23 于结扎线间剪断血管

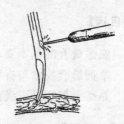
图 2-2-24 电凝止血

【注意事项】

1. 压迫止血法 填塞止血时,应注意填塞物取出时间,取出过早可再度出血,过晚又易并发感染。热生理盐水纱布的制备:将纱布或纱布垫在 50～60℃ 热生理盐水中浸湿,拧干后备用。

2. 钳夹止血 钳夹时不要夹住周围过多的组织,血管钳的尖端朝下。

3. 结扎止血 要看清楚出血的血管后再进行钳夹,不宜钳夹血管以外的过多组织。当看不清血管时,可先用纱布压迫,再用血管钳钳夹,尽可能一次夹住,不应盲目乱夹。结扎血管时必须牢靠,要防止滑脱。对较大血管应予缝扎或双重结扎止血。

4. 电凝止血 此法止血迅速,但效果不完全可靠,电凝后的凝固组织有可能脱落而再次出血。注意在使用电凝止血前需检查电灼器有无故障,检查室内有无开放的乙醚或其他易燃的化学物质。使用时应用吸引器吸去电灼部位的血液或用干纱布将手术野拭干,随时刮除导电物前端的血痂。电灼器或导电的血管钳、镊子不可接触其他组织。

【思考题】

1. 手术止血有哪些方法,如何正确选用?
2. 试述术中结扎止血与电凝止血的注意事项。

(杨通河)

第六节 缝合技术与拆线

缝合(suture)是指将已切开或断裂的组织、器官创缘相互对合靠拢,消灭死腔,恢复其解剖和生理功能。良好的缝合技术能使组织顺利闭合,促进伤口早期愈合,否则常可导致愈合不良,甚至致手术失败。另外,缝合还可以起到止血、重建器官结构或整形的作用。吻合和钉合也属于缝合的范畴,前者是指将空腔脏器或管道结构做对合性缝合,维持其连续性;后者则指不用缝线而是借助于特殊器械即钉合器来完成缝合或吻合的操作方法,同样可恢复器官组织结构的连续性。尽管钉合器的使用简化了手术操作,缩短了手术时间,钉合后的伤口对合整齐,组织反应轻微,但是人体复杂的解剖关系不允许每个手术部位都使用钉合器。若是钉合器发生故障时,钉合不全可能会导致严重的并发症,这就使得钉合器在临床上的应用范围受到一定的限制。临床手术过程中较常用的仍是手工缝合,可见手工缝合是外科手术操作技能的基本功之一。

【目标】

1. 熟悉缝合的基本要求。
2. 掌握缝合技术与拆线方法。
3. 熟练掌握穿针引线法,要求 35 个/min。

【相关知识】

(一) 缝合的基本要求

1. **分层对合**　缝合应分层进行,按组织的解剖层次由深至浅进行缝合,要做到各组织层次缝合严密,不要卷入或缝入其他组织,只有保证缝合创面或伤口的良好分层对合,才有良好的愈合和漂亮的外观。

2. **缝合处松紧适度**　缝合的松紧度应以切口边缘紧密相接为准,不宜过紧,切口愈合的早晚、好坏与紧密程度并不成完全正比,过紧、过松均可导致愈合不良。伤口有张力时应进行减张缝合。伤口如缺损过大,可考虑行转移皮瓣修复或皮片移植。组织间的愈合是组织间产生纤维黏连而愈合,而不是靠缝线的绑扎。

3. **针距和边距适宜**　缝合距离要恰当,以不发生裂隙为度。要根据具体情况决定边距和针距,缝合的创缘距(边距)及针间距(针距)必须做到均匀一致,这样看起来美观,如皮肤缝合的进出针距离切口边缘约 0.5cm,每一针以相隔 1cm 为宜。更重要的是,受力及分担的张力一致并且缝合严密,不至于发生泄漏。

4. **选择适当的缝线和缝针**　要想达到理想的缝合效果,必须注意选择适当的缝针和缝线,如无菌切口或污染较轻的伤口,在清创和消毒清洗处理后可选用丝线;消化道、泌尿道、呼吸道、胆管或已感染或污染严重的伤口可选用可吸收缝线。缝合皮肤等较为坚韧组织宜选三角针;缝合血管、神经、脏器、肌肉等其他组织可选择弯圆针;血管的吻合应选择相应型号的无损伤针线。

5. **选择适宜的缝合方法**　根据不同组织、不同部位、不同器官选择不同的缝合方法。如单纯间断缝合适用于皮肤、皮下组织和筋膜等组织缝合。

6. **不留死腔**　除了按解剖层次进行缝合外,做到各层组织之间不留残腔,以防积液、积血及感染。

(二) 缝合类型

目前,临床上介绍的缝合方法有多种,但尚无统一的分类方法。

1. **按缝线是否连续分类**　分为间断缝合法和连续缝合法。连续缝合法是指用一根缝线缝合整个伤口,在缝合起针和末针各打一结。间断缝合是指每缝一针打一个结,以多个独立的线结完成伤口的缝合。

2. **按缝合组织间的位置与缝线走向的关系分类**　可分为水平褥式缝合法和垂直褥式缝合法。

3. **按缝合的形态分类**　可分为连续交锁缝合法、"8"字形缝合法、"U"字形缝合法、"T"字形缝合法、"Y"形缝合法、荷包缝合法、半荷包缝合法、三角形创口缝合法。

　　4. 按缝合特别目的分类　减张缝合法、皮内缝合法、贯穿缝扎止血法。

　　5. 按缝合切口边缘的对合状态分类　将基本缝合方法分为单纯缝合法、外翻缝合法、内翻缝合法三类。各类缝合又根据缝线是否具有间断或连续缝合而分为以下两种形式。

　　(1) 单纯缝合法：是指切口边缘的两侧平行对合的缝合法(图 2 - 2 - 25)。

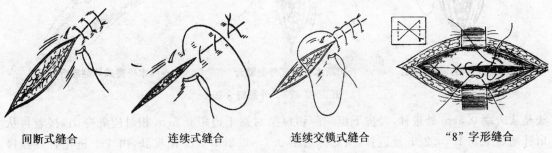

间断式缝合　　　　连续式缝合　　　　连续交锁式缝合　　　　"8"字形缝合

图 2 - 2 - 25　单纯缝合法

　　1) 单纯间断缝合法：每缝一针单独打结，操作简单，是临床上最常用、最基本的缝合方法，用于皮肤、皮下组织、肌肉、腱膜和内脏器官等的缝合。

　　2) 单纯连续缝合法：在第一针缝合后打结，然后用该缝线将整个切口缝合，结束前的一针将重线尾拉出留在对侧，形成双线与重线尾打结。多用于张力较小的胸膜、腹膜关闭和胃肠道后壁内层的缝合。

　　3) 连续交锁缝合法：亦称毯边缝合。缝合过程中每次将线交锁，用于胃肠道后壁全层缝合或整张游离植皮的边缘固定，并有较明显的止血效果，现临床上很少使用。

　　4) "8"字形缝合：为双间断缝合。用于张力大的组织、肌腱、韧带缝合。

　　5) 皮内缝合法：分为皮内间断缝合和皮内连续缝合。选用细小三角针和 0 号丝线或细的可吸收缝线。从切口的一端进针，缝针与切缘平行方向交替穿过切缘两侧的真皮层，一直缝至切口的另一端穿出，最后抽紧。此法的优点是皮肤表面不留缝线、切口瘢痕小而整齐。多用于外露皮肤切口的缝合，如面部、颈部手术切口(图 2 - 2 - 26)。

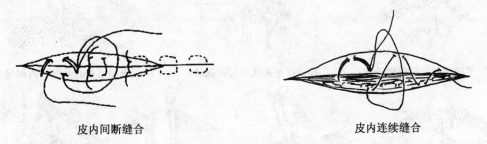

皮内间断缝合　　　　　　　　　　　　　　皮内连续缝合

图 2 - 2 - 26　皮内缝合法

　　(2) 外翻缝合法：缝合后管壁边缘组织向外翻出，被缝合或吻合的管腔结构内衬面光滑，松弛的皮肤缝合后皮缘外翻，真皮和表皮层对合良好，利于伤口的愈合(图 2 - 2 - 27)。其主要用于血管的吻合和较松弛皮肤的缝合；还用于腹膜或胸膜的缝合，减少内脏与腹壁或胸壁的黏连。

　　1) 间断垂直褥式外翻缝合法：用于阴囊、腹股沟、腋窝、颈部等处较松弛皮肤的缝合。方

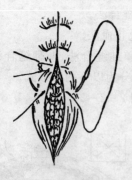
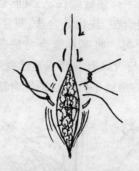
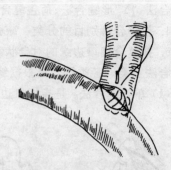

间断垂直褥式外翻缝合   间断水平褥式外翻缝合   连续水平褥式外翻缝合

图 2-2-27 外翻缝合法

法是从边距 0.5cm 处进针,经皮下组织跨切口至对侧于边距 0.5cm 相对应处穿出,接着再从出针侧边距 0.1~0.2cm 处进针,从对侧边距 0.1~0.2cm 处穿出皮肤,由 4 个进出针点连接的平面与切口垂直缝合而成,即"远进远出,近进近出"并打结。

2) 间断水平褥式外翻缝合法:适用于破裂血管的修补、横断肌肉或皮肤的缝合。与连续水平褥式外翻缝合法所不同的是此法每缝合一针便打一个结。

3) 连续水平褥式外翻缝合法:适用于血管吻合或腹膜、胸膜的缝合。血管吻合的具体方法是采用无损伤血管针线在吻合口的一端做对合缝合一针,打结,接着距线结 0.2~0.3cm 处于线结同侧血管外膜进针,内膜出针,对侧内膜进针,外膜出针,收紧缝线使切缘外翻。同侧进、出针点连线应与切缘平行,即"同侧进,对侧出"。

(3) 内翻缝合法:缝合后切口边缘呈内翻状态,被缝合或吻合的管腔结构外表面光滑。用于胃肠道和膀胱的缝合。优点是浆膜层光滑、紧密对合,可防止胃肠液、尿液外漏。愈合后减少了伤口与其邻近组织器官的黏连(图 2-2-28)。

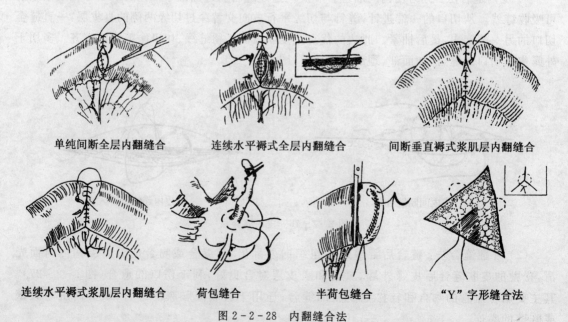

单纯间断全层内翻缝合   连续水平褥式全层内翻缝合   间断垂直褥式浆肌层内翻缝合

连续水平褥式浆肌层内翻缝合   荷包缝合   半荷包缝合   "Y"字形缝合法

图 2-2-28 内翻缝合法

1）单纯间断全层内翻缝合：适用于胃肠道的吻合。一侧黏膜进针→浆膜出针，对侧浆膜进针→黏膜出针，线结打在腔内同时形成内翻。

2）连续水平褥式全层内翻缝合（Connell）：适用于胃肠道前壁全层的吻合。第一针从一侧浆膜进针通过全层，对侧黏膜进针，浆膜出针，打结之后，距线结 0.3～0.4cm 的一侧浆膜进针穿过肠壁全层，再从同侧肠壁黏膜进针，浆膜出针引出缝线；缝针达对侧肠壁，同法进针和出针，收紧缝线使切缘内翻。同侧进、出针点距切缘 0.2cm，进、出针点连线应与切缘平行。

3）间断垂直褥式浆肌层内翻缝合（Lembert）：适用于胃肠道手术。缝线穿行方向与切缘垂直，缝线不穿透肠壁黏膜层。从一侧切缘 0.5cm 处浆膜进针，缝针经浆肌层自同侧浆膜距切缘 0.2cm 处引出，跨吻合口于对侧距切缘 0.2cm 处浆膜进针，经浆肌层自距切缘 0.5cm 处浆膜引出，打结后吻合口肠壁自然内翻包埋，即"远进近出，近进远出"并打结。

4）连续水平褥式浆肌层内翻缝合（Cushing）：用于胃肠道浆肌层的吻合。缝合方法类似于 Connell 缝合，只是缝合的层次有所不同。缝线穿行于浆肌层与黏膜层之间。

5）荷包缝合：包埋处为圆心，于浆肌层环形连续缝合一周，结扎后中心内翻包埋。用于阑尾残端的包埋、胃肠道小伤口和穿刺针眼的缝闭、空腔脏器造瘘管的固定等。

6）半荷包缝合：适用于十二指肠残端上、下角部的包埋加固。

7）"Y"字形缝合法：用于整形外科手术或皮瓣的缝合。

（4）几种有特殊目的的缝合法。

1）减张缝合：用于较大张力切口的加固缝合。如腹部切口裂开时，可在常规缝闭腹壁各层组织的同时，每间隔 2～3 针加缝一针减张缝合，针距 3cm 左右。方法为采用粗丝线或不锈钢丝线，于边距 2cm 处皮肤进针，达腹直肌后鞘与腹膜之间出针，再从切口对侧的腹直肌鞘后叶与腹膜之间进针，穿过除腹膜外的腹壁各层达切口对侧皮肤的对应点出针。在结扎前缝线需套上一段橡皮管以作枕垫，减少缝线对皮肤的压强（图 2-2-29）。

2）"U"字形缝合：适用于实质脏器的断面或十二指肠残端的缝合。从创缘一侧包膜进针，穿脏器实质达对侧包膜出针，再从出针同侧包膜进针，穿脏器实质达对侧包膜出针，缝线两端在创缘的一侧打结。缝下一针时，进针点应在上一针结扎的范围以内，使相邻的两针重叠，通过结扎使创缘的肝内管道结构组织受压迫后，达到止血或防止液体漏出的目的。

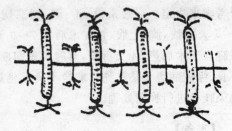

图 2-2-29　减张缝合法

（三）外科缝合器钉合技术

缝合器的基本工作原理与钉书器类似，主要部件有钉钻、钉匣、钉仓、缝钉驱动器、击发手柄、定位针、旋钮及标记尺等。缝合器种类及品牌繁多，按照使用次数可分为永久使用型和一次性使用型两类，前者用不锈钢金属制成，可高温高压消毒，后者用硬塑料制成，可用环氧乙烷等消毒包装好，使用一次后即可丢弃。所有的缝钉由金属钛或钽制成，与手工缝合线相比，组织反应小。由于缝钉排列整齐，间距相等，对组织进行双排交叉钉缝，缝合松紧度由标尺控制，避免了手工缝合过疏、过密或结扎过紧、过松，因此保证了组织良好的愈合。缺点是可因器械故障发生钉合不全、钉合部位出血等并发症。目前，临床上常用的有皮肤钉合器和管型消化道吻合器（图 2-2-30）。例如管型消化道吻合器使用时，先关好保险杆，检查钉仓内钽钉是否安放合适,将钉仓装在器身顶部,钉架上的凸口对准器身的凹口,旋紧金属外罩,将钉仓固定在吻合器器身上,刀座装入抵钉座内,组装好的吻合器抵钉座和钉架分别放入待吻合的消化道两端,并围绕中心杆将消化道两端各做一荷包缝线紧扎于中心杆上。中心杆插入器身后,顺时针方向旋转调节螺杆,使消化道两断端靠拢,压紧。打开保险杆,握住手柄,一次性击发,吻合和残端环形切除一次完成,再逆时针方向旋转尾部调节螺杆,使中心杆与缝合器器身逐渐脱开,再将器身前端依次向两侧倾斜,以便于抵钉座先退出吻合口,然后再将整个缝合器轻柔缓慢地退出,吻合即已完成(图2-2-31)。

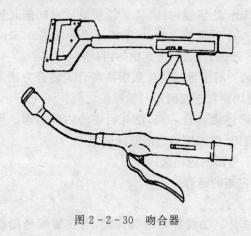

图2-2-30 吻合器

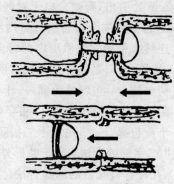

图2-2-31 肠吻合

(四)手术后拆线

手术后拆线是指当切口愈合后将皮肤的缝合线拆除,也包括将钉合皮肤的皮夹拆除。拆线时间:结合切口部位、局部血供情况、切口的大小与张力、患者的年龄及营养状况等因素综合考虑来决定。一般来说,头、面、颈部切口在术后第4~5天拆线,下腹部、会阴部在术后第6~7天拆线,胸、上腹、背在术后第7~9天拆线,四肢、臀部、脊柱在术后第10~12天拆线,减张缝合于术后第14天拆线,有时可先间断拆线。青少年患者可适当缩短拆线时间,年老、营养不良、糖尿病患者估计伤口愈合不良宜延迟拆线时间。已化脓的伤口应立即拆除缝线,然后按感染伤口进行换药处理。

【准备】

1. 模拟海绵训练木板或离体动物肉、纸夹,或模拟动物实验手术。
2. 手术刀、手术剪、止血钳、手术镊子等若干,黑丝线、纱布等。

【流程】

(一)组织教学

教师预先进行分组示教或录像示教,或动物实验模拟缝合技术,然后将学生分为2人/组进行操作练习,教师巡回并指导。

(二)缝合的基本要领

缝合有正缝法和反缝法(图2-2-32)。不管是哪一种缝合类型,缝合的基本要领相同,下面以皮肤单纯间断缝合为例阐述缝合的具体操作步骤(图2-2-33)。

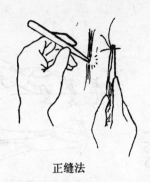
正缝法

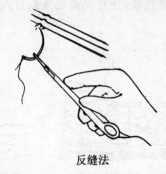
反缝法

图 2-2-32　缝合法

1. **持针、穿针引线和传递**　由助手完成,术者接过夹针的持针器。

2. **进针**　缝合时术者左手持有齿镊,提起缝合的皮肤边缘,右手执持针钳,顺势将线尾递给打结的助手以便其捏住线尾,并将针尖对准进针点,借助腕部和前臂的外旋力量转动持针钳,使针尖与被缝合皮肤呈垂直方向,顺着针体的弧度刺入皮肤内,并继续推进,经皮下组织达至对侧皮缘相应点使针头穿出。

3. **拔针**　当针体前半部穿过皮肤后,用镊子、血管钳或持针钳夹住针体,顺针的弧度将缝针向外拔出,同时持针钳从针后部顺势前推。

4. **出针**　当针要完全拔出时,阻力已很小,可松开持针钳,单用镊子夹针继续外拔,持针钳迅速转位再夹针体后 1/3 弧度处,将缝针和缝线完全拔出。

5. **结扎**　将针拔出后,使皮肤切缘靠拢,然后由第一助手进行打结,或由术者进行持钳打结,第二助手剪线,完成缝合步骤。

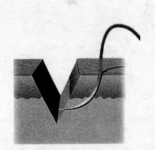
进针:缝合针垂直刺入皮下

出针:缝合针刺入伤口的另一侧

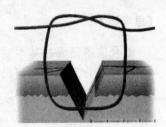
结扎固定

图 2-2-33　缝合的基本要领

(三)拆线实训步骤

1. **拆线的方法**(图 2-2-34)　① 基本操作同无菌伤口换药,揭除敷料,消毒切口区皮肤;② 左手用镊子轻轻提取线头,将埋在皮肤内的缝合线拉出针眼之外少许,右手将微微张开的拆线剪的半月形尖端插入线结与皮肤之间的间隙,将平贴针眼处的裸露体外较短的线头剪断,快速轻巧地将缝线朝剪断侧轻轻拉出,这样就可以避免拉开切口、患者不适或皮下污染;③ 然后以碘伏消毒切口,再盖以无菌纱布、胶布固定。

2. **拆除切口皮夹**　采用皮夹钳拆除皮夹,此钳的头端一面较锐,另一面成凹面,拆除切口皮夹时将凹面插入皮夹内,锐面顶住皮夹的弯折部,在柄端用力,借着杠杆的力量,皮夹即被撑开挺直,轻推皮肤,使皮夹齿部从创口内脱出。

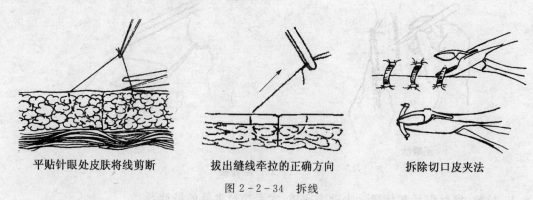

平贴针眼处皮肤将线剪断　　　　拔出缝线牵拉的正确方向　　　　拆除切口皮夹法

图 2-2-34　拆线

【注意事项】

1. 缝合松紧度适宜　缝线结扎太紧易致切口疼痛或局部血液循环障碍,组织肿胀,缺血坏死,切口感染化脓,愈合后遗留明显的缝线瘢痕。结扎过松则不利于切缘间产生纤维性黏连,影响切口愈合,甚至遗留间隙或死腔而形成积液,导致伤口感染或延迟愈合。

2. 严格遵守无菌操作原则　拆线时应注意不要使原来显露在皮肤外面的线段经过皮下组织,以免将缝线外细菌及污物带入组织内,导致细菌污染。缝线拉出时动作要轻柔,以减轻患者拆线疼痛感。可根据切口愈合情况采取间断拆线法,若在切口愈合不良情况下同时拆除,可并发切口裂开。针眼有脓包、硬结时要提前间断拆线;切口化脓时应拆除所有缝线,并敞开引流;皮下血肿压迫重要器官时应立即拆除缝线。但对有下列条件的患者则应延迟拆线:① 年老体弱、营养不良者;② 有严重贫血、糖尿病、恶病质等疾病影响切口愈合者;③ 慢性咳嗽、腹水等腹内压增高因素存在者,胸腹部切口应延迟拆线。

【思考题】

1. 缝合应遵循哪些基本要求?
2. 缝合可分为哪些类型,目前临床上最常用的是哪种缝合法?
3. 试述缝合的基本步骤。

（杨通河）

第七节　显微外科基本操作技术

显微镜下手术需要经过专门训练和适应过程,这主要有以下原因:显微镜的视野小,手术器械和针线常越出视野范围而很难找到;镜深有限,略有上下移动即出现手术野模糊;肉眼所不能看见的抖动在显微镜下却很显著,因此,细微的抖动就会影响操作;由于眼肌对不同焦距有一个调节过程,因此,眼睛离开目镜后再返回,不能立即看清微细结构。

【目标】

1. 熟悉显微外科手术基本技能训练。

2. 了解显微外科手术血管、神经缝合的基本原则和步骤。

【相关知识】

(一)显微外科手术设备及器械

1. 手术放大镜 适用于直径在 $1\sim2mm$ 以上的血管和神经的手术。

2. 手术显微镜 由光学系统、照明系统、支架及各种附加设备组成,放大倍率为 $6\sim25$ 倍。放大后的影像特点是呈正立体像,能产生空间位置感,便于进行手术操作。手术显微镜分为单人双目式和双人双目式等,单人双目显微镜是手术显微镜中最基本的类型。

3. 常用显微外科手术器械 ① 镊子:作用为夹持、提起、分离组织,支撑开塌陷的血管壁,协助进针、接针与打结。镊子尖端有直型和 $45°$ 弯型,镊子柄有扁平形与圆柱形。② 手术剪:采用弹簧启闭装置,用于分离组织、血管及切割神经。③ 持针钳:有圆柄、弹簧式持针钳,头部有弯、直之别,用于夹针、拔针与打结。④ 血管钳:作用为分离组织、钳夹、结扎小血管等。⑤ 血管夹:用于夹住小血管,阻断血流,并能固定血管,便于观察血管断端并进行吻合。⑥ 冲洗针头:为钝性针头,口径不同,针头末端平滑,伸入血管内不致损伤血管内膜。针头有直、弯型两种。其作用为术中用肝素溶液冲洗吻合口或扩张血管。

4. 缝针与缝线 缝合针线为缝线一端连针的无损伤缝针,适用于缝合不同口径的血管。常用的显微缝合针线见表 $2-2-1$。

表 $2-2-1$ 常用的显微缝合针线

规格	针(mm)		线				用 途
	直径	长度	种类	直径(mm)	长度(m)	拉力(g)	
7/0	0.2	6	尼龙单丝	0.5	0.3	50	吻合口径>3mm 的动静脉、神经
8/0	0.15	6	尼龙单丝	0.38	0.3	50	吻合口径 1～3mm 的血管
9/0	0.1	5	尼龙单丝	0.25	0.3	25	吻合口径 1～3mm 的血管
11/0	0.07	4	尼龙单丝	0.18	0.1	10	吻合口径<1.0mm 的血管、淋巴管

(二)显微外科手术基本技能训练的要求

显微外科手术技能训练的基本要求 ① 先调整目镜与术者瞳孔之间的距离,消除复视,达到手术野的物像清晰、有立体感;② 训练手的动作要轻柔、稳健,动作幅度小,避免越出视野范围的抖动;③ 训练切开、缝合、打结、剪线能在一个平面上进行,避免上下移动而出现视物模糊现象,还要求在手术中能够适应多种放大倍数;④ 训练将前臂靠在手术台面上,通过发挥拇指、示指和手腕的协调动作使用器械;⑤ 训练眼睛不离目镜,在镜下练习切开、分离、缝合、打结等基本操作,并训练迅速定位,掌握多种器械的使用,做到眼不离目镜,双手能更换器械;⑥ 训练眼离开和返回目镜时眼肌的迅速调节能力;⑦ 训练术者与助手之间的配合,了解显微镜下操作的特点,熟悉手术操作的顺序和方法;⑧ 显微外科技术训练要求达到高度微创、高度精细和高度准确。

(三)显微外科手术血管、神经缝合的基本原则

1. 显微外科手术血管缝合的基本原则 ① 微创技术:勿将锐器进入血管腔或用镊子夹

持血管壁,以免损伤血管内膜,导致血栓形成,应不断用肝素滴于血管表面,保持血管湿润;② 彻底清创血管:创伤引起的血管是断裂的,缝合前必须将损伤的血管段彻底清创切除,使其达到正常的血管为止;③ 尽量保持缝合血管口径相一致,两断端血管靠拢缝合后张力要适当,张力过大,易引起吻合口漏血,而血管过长、张力过小又可导致血管扭曲影响血流;④ 准确进针,针距(0.3~0.5mm)、边距(0.2~0.4mm)均匀,血管缝合进针应一次性完成,切忌反复穿刺血管壁。

2. 显微外科手术神经缝合的基本原则　　① 神经组织必须正常:须将损伤的神经束或神经瘤彻底切除,直至能清楚看到断端的神经束才能进行缝合;② 避免扭转:在神经缝合时,需在手术显微镜下按营养血管的位置、神经束的形状与排列,准确判明方向后进行缝合;③ 保证神经外膜或束膜缝合后神经束无张力下缝合,有利于神经纤维再生;④保证局部血供:分离显微神经时要尽可能避免损伤神经和血管,保证神经缝合处周围组织血供接近正常。

【准备】

手术放大镜、手术显微镜;显微组织镊、剪刀、持针器、血管钳、血管夹、冲洗针头;显微缝合针线等;模拟动物实验手术物品准备。

【流程】

(一)组织教学

教师预先进行分组示教或录像示教,或模拟动物实验显微外科手术,然后将学生分为2人/组进行操作练习,教师巡回并指导。

(二)显微外科手术基本技能

1. 显微外科手术切开与分离技术　　为使组织切开时损伤小而准确,一般使用 11 号刀片或 15 号刀片,使切开技术犹如微雕技术。显微组织分离以锐性分离为主,用尖头刀片或锐利剪刀分离。

2. 显微外科手术组织提持技术　　使用尖头、无齿的显微镊子提持组织。显微外科小管道吻合时,只用镊子提持小管道外膜,避免损伤内膜。

3. 显微外科手术组织牵引显露技术　　手术野的显露均采用手外科小拉钩。血管、神经的牵开常采用薄的橡皮片。血管吻合时,多用小型自动撑开器显露手术野。

4. 显微外科手术结扎止血　　常应用双极电凝器电凝止血。所吻合血管分支以结扎止血为主。

5. 显微外科手术清创技术　　要求尽可能消除坏死组织,创造具有良好血供的血管床和神经床。采用无损伤的清洗可以减少感染。

6. 显微外科手术血管缝合技术　　下面介绍端端缝合法。

(1)放置止血夹与背衬:止血夹放置方向应与血管纵轴垂直,位置距断端 4~5mm。然后在血管深侧衬入一片约 1cm×1cm 的淡黄色或淡蓝色硅胶薄膜作为背衬。

(2)血管外膜旁膜的修剪:用血管镊将血管外膜旁膜夹住牵向断侧,使外膜旁膜尽量拉出,用剪刀将过长的外膜旁膜剪去。一般剥离吻合口周围血管外膜长约 2~3mm(图 2-2-35)。

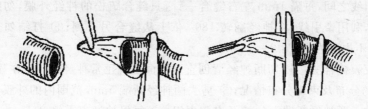

图 2-2-35 血管外膜旁膜修剪法

（3）断口的冲洗与扩张：断端的血管腔如有血液或血块存在，可用肝素盐水（100mL 生理盐水内含肝素 12.5mg）冲洗干净。若血管断端有痉挛时，为便于自外膜进针，可用血管镊准确伸入血管腔作轻柔扩张。

（4）进针的方法：进针的方向应与纵轴平行，针刺入时，除看准针距与边距外，应尽量使缝针与血管壁垂直。缝针一般先从右侧由外向管腔进针，经断口后自左侧管腔由内向外出针，同时用左手血管镊进行反压。由外向内缝时，可用尖头镊伸向血管腔内进行反压，使缝针自镊头尖间出来。由内向外时，则用镊边反压或夹住外膜进行反压。

（5）进针的顺序：两定点端端缝合法（即 180°缝合法），以缝合 6 针为例（图 2-2-36），方法是将两吻合的血管端端对合后，如断口按钟面计算，在吻合口缘 12 点和 6 点处，用 9/0 至 11/0 的单丝尼龙无损伤缝针缝合第一针和第二针，分别打结，留有 10～15mm 的尼龙线作为牵引；在血管前壁缘 2 点处缝合第三针，在 4 点处缝合第四针，然后牵引第二针牵引线使血管翻转 180°，让血管吻合口的后壁缘暴露，分别于后壁缘 8 点和 10 点处缝合第五针和第六针。至此血管缝合完毕。剪除牵引线，放松血管夹后通血。

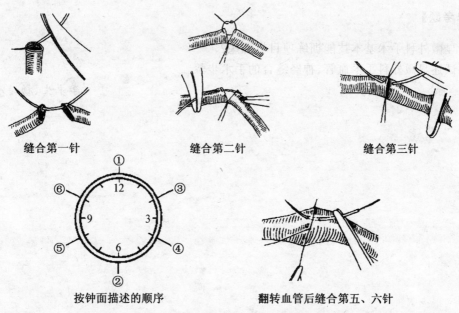

缝合第一针　　　　　缝合第二针　　　　　缝合第三针

按钟面描述的顺序　　　翻转血管后缝合第五、六针

图 2-2-36 端端缝合进针顺序及方法

7. 显微外科手术神经的缝合技术　显微神经缝合有神经外膜缝合法和神经束膜缝合法。

（1）神经外膜缝合法：① 用锋利刀片切断神经或逐渐切除断端神经瘤，直至断面呈现正常神经束；② 用 9/0 单丝尼龙针线，在神经断端两侧各缝一针牵引线，使神经两断端对接准确;③ 在两牵引线之间,每隔 1mm 左右缝合一针,只缝合疏松的神经外膜,勿缝到神经组织;④ 缝合一侧后,利用牵引线,将神经翻转 180°,依上法缝合另一侧;⑤ 打结勿过紧,以使神经束不外露、外膜不内翻为准(图 2-2-37)。

(2) 神经束膜缝合法:① 切断神经清创直至断面出现正常神经束;② 在显微镜下检查神经束在断面上的分布及束组分布情况;③ 剪去两神经断端 5mm 范围内的外膜,以使神经束外露;④ 搭配好位于两神经断端上的神经束和束组;⑤ 每根神经束需缝合 1～2 针,神经束组需缝合 2～3 针,由深而浅,依次缝合;⑥ 用 9/0 单丝尼龙针线缝合,从一侧束膜外进针,从神经束膜下方出针,拔针拉线与缝合血管相同。继之,在另一侧,针从束膜内进针,穿出束膜外,拔针拉线后,慢慢将两神经束断端靠拢后打结(图 2-2-38)。

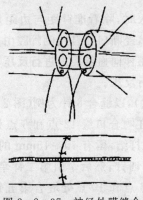 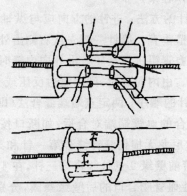

图 2-2-37　神经外膜缝合　　　　　图 2-2-38　神经束膜缝合

【思考题】

1. 显微外科手术基本技能训练项目有哪些?
2. 试述显微外科手术血管、神经缝合的手术步骤。

(李永生、杨通河)

第三章　外科动物实验手术的实训

外科动物实验手术实训是学生掌握外科手术基本技能操作的重要实践教学环节,通过外科动物实验手术模拟人体手术的实训,使学生更好地树立无菌观念,进一步巩固无菌操作流程、手术器械的使用和传递、外科手术基本技能的操作方法,初步接触和了解外科各类手术操作,为学生日后适应临床实习、从事临床工作及医学实验科学研究打下良好的基础。

第一节　动物解剖、捕捉及固定

【目标】

1. 熟悉实验动物的相关解剖知识。
2. 掌握实验狗、兔的捕捉及固定方法。

【相关知识】

（一）狗的应用解剖

狗的解剖结构与人类相近,体型的大小适于外科手术。

1. 腹壁层次　狗的腹壁与人体的腹壁基本相似,但无腹横筋膜,尤其适用于练习剖腹术。腹壁表层为皮肤、皮下组织,深层为腹膜的壁层,表层和深层之间为腹部肌肉,由腹外斜肌、腹内斜肌、腹横肌和腹直肌组成(图 2-3-1)。前三种肌肉形成腹腔的外侧壁,由左右两侧的腱膜分别会合成腹部正中的矢状线,从胸骨剑突直至耻骨联合,因是一条白色的腱膜线,故称之为腹白线。腹外斜肌起自第 8、9 条肋骨的外面和腰背筋膜,止于腹白线和腹股沟韧带,其纤维自前上方向后下方斜行,腹外斜肌内有肋间神经、腰神经及肋间动脉和腰动脉分支。腹内斜肌起自髂结节和腰背筋膜,肌纤维稍向前下呈扇形分布走向,止于腹白线、后部的肋骨上,其腱膜在腹中线附近分为两叶,两叶之间为腹直肌。腹横肌起自腰椎横突,止于腹白线,肌纤维呈横行分布,肌间有旋髂动脉、腰动脉、肋间动脉及腰神经腹支穿出,膈腹动脉穿过腹横肌,分布于腹内斜肌之间。腹横肌深面为腹膜。腹直肌位于腹壁中线的两侧,起于胸骨外侧缘及肋软骨腹面,向后止于耻骨联合前端,腹直肌是较薄的带状肌,呈纵行排列,其肌束上有 5 条横腱划,被腹白线分开,形成腹直肌鞘的内鞘和外鞘,将腹直肌包起来(图2-3-2)。

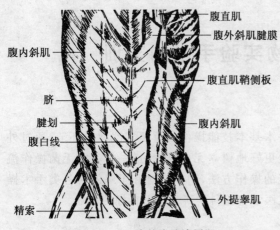

图 2-3-1　狗的腹壁浅层肌　　　　　　　图 2-3-2　狗的腹壁深层肌

2. 腹腔脏器　衬于腹壁内面及腹内脏器表面的一层薄而光滑的浆膜,称为壁层和脏层腹膜,两层之间称腹膜腔,壁腹膜过渡到脏层的地方称为系膜。狗的腹腔脏器结构与人类很相似,其特点是肠道较短,胰腺尚未固定于腹后壁,脾脏甚为活动。

(1)胃:狗胃由贲门、胃底、胃体、胃窦和幽门组成。相较于人胃,狗胃的特点为胃容积较大,中等体型的狗胃容积可达2.5L。正常狗胃曲向身体腹腔的左方,呈马蹄形的囊袋。胃大弯的长度约为胃小弯的4倍,因此,进行胃穿孔修补或胃肠吻合时宜在胃大弯侧操作。贲门、胃底和胃体占去胃的大部分体积,呈圆形,贲门紧贴膈肌,其食管几乎不存在腹腔段。幽门及胃窦较小,呈圆筒状,幽门部的活动度颇大,是因为十二指肠仅有与空肠相接部分与腹后壁黏连,且只在小网膜外缘处有肝-十二指肠韧带,切断此韧带即可将十二指肠全部游离。胃浆肌层颜色在胃窦部比胃体部苍白,血管扭曲程度较轻,窦部比体部明显肥厚,以此可作为窦部与体部的分界线。胃空虚时胃窦可收缩变细,胃的动脉丰富,胃短动脉尤为发达,胃大弯上1/3部几乎完全由其供应血液(图2-3-3)。

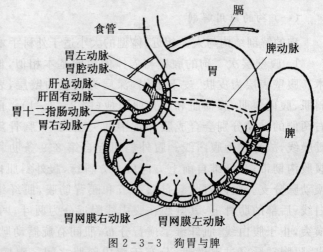

图 2-3-3　狗胃与脾

(2)脾:狗脾呈暗红色,形似镰刀,长而狭窄,分有前缘、后缘、背侧端和腹侧端,腹侧端稍宽(图2-3-3)。平均重量约50g,松弛地附着于大网膜上,活动度很大。

(3)肠管:狗的肠管约为体长的4倍。小肠约占肠管的85%,分为十二指肠、空肠、回肠,呈祥状盘曲(图2-3-4),位于肝和胃的后方,肠壁厚度与人体肠管相似,适合于模拟人体肠道切开或吻合手术,小肠系膜较长,活动度很大,肠系膜上动脉自主动脉分出之位置较高,相当于膈肌脚处,狗不具备多级动脉弓。大肠约长60~75cm,分为结肠和直肠,其管径与小肠相似,肠壁上缺乏纵带或结肠袋。盲肠是回肠与升结肠交接部的标志,长约6~15cm,形状弯曲,其尖端一般指向回肠末端的右后方,内径较粗,黏膜内含有许多孤立淋巴结,开口于结肠的起始部,后端为盲端,模拟人体阑尾切除术就是切除此段盲肠。结肠分为升结肠、横结肠和降结肠。直肠为大肠的最末端(图2-3-5)。

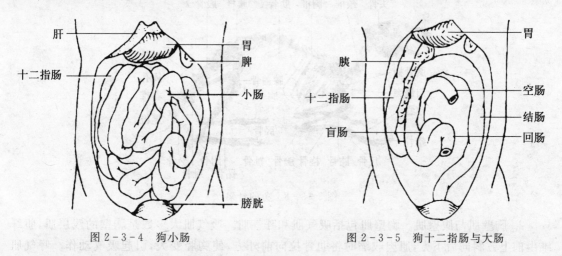

图2-3-4　狗小肠　　　　　　　　　　　　图2-3-5　狗十二指肠与大肠

（4）肝与胆囊:狗的肝比较大,相当于体重的3.0%左右,位于胃的前部,形状扁平,呈褐色,滑润而光泽。狗肝可分7叶,前面之左、右叶又各分为外侧叶和中央叶,后面分方形叶、尾状叶和乳状叶。左外侧叶在肝叶中最大,为卵圆形。左中央叶比较小,为梭形。右中央叶是第二大肝叶。方形叶与右中央叶之间隔有一容纳胆囊的深窝。胆囊形似梨,呈暗绿色,为胆汁贮存场所。胆管和肝胆管汇合成胆总管,开口于离幽门不远的十二指肠内。右外侧叶是第三个比较大的肝叶,呈卵圆形,其脏面有尾状叶。尾状叶的右侧称尾状突,左侧有乳头状突,两者常被裂缝分割开(图2-3-6)。

（5）胰腺:位于胃与十二指肠间的肠系膜上,乳黄色,柔软而细长,形状似"V"字形,"V"字尖端在幽门后方。右支经十二指肠背侧面及肝尾状叶和右肾的腹侧,向后伸展,末端达右肾的后方,埋藏在十二指肠系膜内;左支经胃的脏面与横行结肠之间,行向左后方,末端达左肾前端(图2-3-7)。

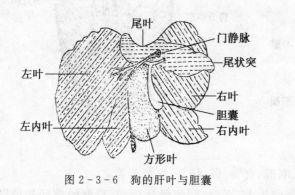

图2-3-6　狗的肝叶与胆囊　　　　　　　　图2-3-7　狗的胰腺

（二）兔的应用解剖

兔体型适中,脂肪少,性情温顺,攻击性小,并且饲养容易、繁殖力强,是医学生常用的手术动物。

1. 骨骼系统　兔的全身骨骼依部位分为中轴骨骼和附肢骨骼两部分。中轴骨分为头颅骨、脊柱、肋骨和胸骨；附肢骨分为前肢骨和后肢骨（图2-3-8）。

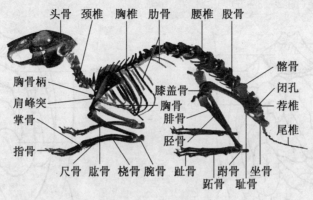

图2-3-8　兔的骨架

2. 胸壁肌与腹壁肌　胸壁肌包括吸气肌和呼气肌。吸气肌大多数是胸壁的浅层肌，肌纤维由前上方斜向后下方，肌肉收缩时将肋骨拉向前外方，使胸腔变大，引起吸气动作。呼气肌位于吸气肌的深层，肌纤维由后上方斜向前下方，肌肉收缩时将肋骨拉向后内方，使胸腔变小，引起呼气动作。心脏位于胸腔前部两肺之间（图2-3-9）。腹壁肌形成腹腔的侧壁和腹壁，都是片状薄肌。在腹部正中线有来自左、右侧腹肌的腱膜彼此融合形成白色腱膜相连，称为腹白线，腹白线由耻骨联合向前达胸骨剑状突。腹壁层次由外向内依次为皮肤、腹外斜肌、腹内斜肌、腹横肌、腹膜。在腹壁近中线处，于腹内斜肌与腹横肌之间有腹直肌，腹直肌是一对带状沿腹白线两侧纵行排列的肌肉，在其肌束上有6～8个横腱划，起自胸骨外侧，止于耻骨的前缘。腹壁较薄，剖腹术时不宜用力过猛，以免切伤内脏（图2-3-10）。

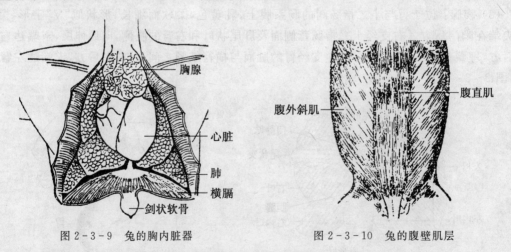

图2-3-9　兔的胸内脏器　　　　　　　　图2-3-10　兔的腹壁肌层

3. 消化系统　消化系统包括口腔、咽部、食管、胃、肠管、肝脏等器官。

（1）口腔：有牙、舌和腭等结构。前壁为上、下唇，两侧壁是颊部，顶壁的前部是硬腭，后部是肌肉性软腭，软腭后缘下垂，把口腔和咽部分开，口腔底部有发达的肉质舌。

（2）咽部：软腭后方的腔为咽部，近软腭咽处可见一对小窝，窝内为腭扁桃体。咽部背面通向后方的开孔是食管口，咽部腹面的开孔为喉门，在喉门外有一个三角形软骨小片为会厌软骨。

（3）食管与胃：食管为气管背面的一条直管，由咽部后行伸入胸腔，穿过横膈进入腹腔与胃连接。兔的胃是单室胃，胃底较大，形状犹如一个大的马蹄形囊袋，横卧于腹腔的前部，一部分被肝脏覆盖。胃与食管相连处为贲门，与十二指肠相连处为幽门，胃的贲门入口处和幽门出口处彼此靠近，使胃小弯的弧径短而胃大弯的弧径长，胃的前缘称胃小弯，后缘称胃大弯。在胃小弯处的贲门与幽门之间有一垂向胃腔的镰刀状皱褶，由粗大的肌层组成，为胃底部和幽门部分界的标志。兔胃内壁有发达的胃黏膜，而外表附着的大网膜并不发达。胃壁可以用于练习切开及两层吻合法。在胃大弯左侧有一狭长形暗红褐色器官为脾脏，属淋巴器官。

（4）肠管：家兔的肠管较长，可达体长的 11 倍之多，分小肠与大肠，大小肠交界处有盲肠。小肠又分十二指肠、空肠和回肠。十二指肠为肠管的起始部，连于幽门，呈"U"形弯曲，长约 60cm，管腔粗大，呈鲜艳的粉红色。空肠前接十二指肠，后通回肠，是小肠中最长的一段，可达 2～3m，形成很多弯曲，管壁淡红色。回肠较短，盘旋较少，颜色较深。回肠与结肠相连处有一长而粗大、发达的盲管为盲肠，其表面有一系列横沟纹，盲肠较发达，长约 60cm，且粗大呈袋状，占整个腹腔的 1/3 以上，管腔内面分布着螺旋状突起的皱襞，将盲肠腔分成许多囊袋，从外表看来，盲肠被分成许多节段。在盲肠末端移行有长约 10cm，管径变细、光滑而无分节的弯曲蚓突即类似人体的阑尾，其管壁较厚，部分切除时可以做荷包缝合。回肠与盲肠相接处膨大形成一厚壁的圆囊，为家兔所特有的圆小囊。大肠包括结肠和直肠，结肠形态特殊，管径逐渐缩小，在结肠起始部的管壁上还可见到三条肌索带，沿结肠纵向移行，到了远端结肠仅可见一条肌索带。直肠内有粪球，直肠末端以肛门开口于体外（图 2 - 3 - 11）。

（5）肝脏：位于腹腔前部，贴近横膈膜，其下缘覆盖于胃小弯，呈红褐色，分为左外叶、左中叶、右中叶、右外叶、方形叶和尾形叶。胆囊位于右中叶背侧，胆管通十二指肠。

（6）胰腺：散在十二指肠弯曲处的肠系膜上，分布零散而不规则的腺体，展开十二指肠"U"形弯曲处的肠系膜即可见。同时还可观察到胆管在十二指肠距幽门约 1cm 处注入，在十二指肠后段约 1/3 处有胰管通入。

（三）动物的捕捉器具

常用的狗捕捉器具有狗钳、狗颈套杆、狗马甲、狗嘴网套、狗网等。狗钳全长约 80cm，由钳嘴、钳环、钳柄组成，钳环直径约 8～14cm，应备钳环大小不同者数把。套杆长约 1.5m，材料可选用坚固竹竿，全部竹节打通，将一根钢丝两端并拢自竹竿腔内穿过，在竹竿一端留一套圈，另一端之钢丝固定在木手柄上，当套圈套住狗颈时，抽拉手柄即可收紧套圈将狗捕捉。手术后实验狗常撕咬扯掉伤口敷料和缝线，有时乱动不安，最好用狗马甲包裹保护。狗马甲用皮革或厚帆布制作，有大小不同型号，马甲外面有 4 个铁环，可用 4 根铁链将狗固定在狗房或狗笼内。狗嘴网套的材质有皮和金属网两种，应备不同大小型号。狗网用约手指粗细的麻绳或棕绳编成，网口用宽约 5cm 的两片厚竹片圈成直径约 1m 的圆圈。捕捉狗时将狗网抛出，狗被罩入网内即可就擒（图 2 - 3 - 12）。

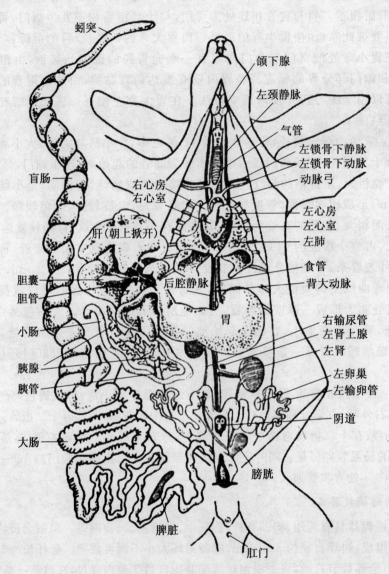

图 2-3-11 兔的内脏

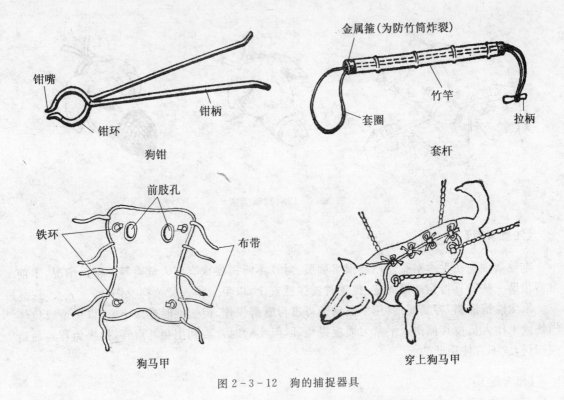

图 2-3-12 狗的捕捉器具

【准备】

狗或兔;狗钳、狗颈套杆、狗马甲、狗嘴网套、狗网、布带或绷带。

【流程】

(一)组织教学

教师先行分组示教,然后学生分为 4～6 人/组进行操作练习,教师巡回并指导。

(二)动物的捕捉和固定

1. 狗的捕捉和固定方法　一般利用捕狗钳,乘狗不备,双手张开狗钳或狗颈套杆,迅速套住狗的颈部,但套杆易造成窒息,故应根据实验所用狗的大小,选用不同型号的狗钳,以夹紧后能在环内伸入两个手指为宜。为防止抓咬,可在狗钳夹住狗颈后,将钳嘴紧抵地面,助手还应给狗戴上狗嘴网套,狗嘴网套套上后还要借助吊带绕至耳后打结固定;或用巾带捆扎狗嘴,狗嘴的捆扎方法是先扎紧狗嘴在其颌下打一个结,再向下打第二个结,接着将布带绕狗耳后分别拉向颈部打一个结,并在此结上再打一个活结(图 2-3-13)。最后固定狗的四肢。已经调教满意的狗,在实验过程中若受到刺激,仍可抓咬伤人,仍须妥善固定。

2. 兔的捕捉和固定　捕捉时靠近家兔后,左手迅速抓住其颈项或背部皮肤向上提起前肢,右手托起其臀部及后肢,双手轻轻用力即可将兔托起。如兔体过重或兔紧抓笼底铁丝网不放,则可用一手托起其臀部,两手同时用力缓缓上托,切忌使用暴力。手术时将家兔轻放在手术台上,四肢套上布带,然后同时提取四条布带,使其仰卧在手术台上,布带分别固定于手术台的四个角上,即可进行麻醉和手术。

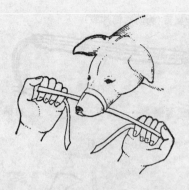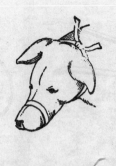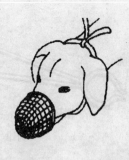

图 2 - 3 - 13　狗嘴固定

【注意事项】

本地杂种狗在手术实验使用前很难驯服,对其不听诱唤或有伤人危险等不得已情况,术前常需借助一些器具将狗捕捉固定,捉狗时要注意安全,以免工作人员被狗咬伤。

家兔性情温驯,容易捕捉,用手制动即可进行麻醉操作,但捕捉时亦应小心,以免造成兔体损伤或工作人员被其抓伤。平常习惯捉提兔耳,但实验时常需利用兔耳血管,捉提兔耳容易造成损伤,故不宜使用此法。

【思考题】

1. 叙述经腹直肌切口由外向内腹壁解剖层次。
2. 狗钳或狗颈套杆应套住狗的哪个部位? 捕捉过程中应注意什么?
3. 如何捕捉和固定家兔? 捕捉和固定过程中应注意什么?

（杨通河）

第二节　术 前 准 备

手术前准备是外科治疗过程中的重要环节,准备工作是否充分常常决定手术能否成功和患者术后能否顺利康复。不论手术大小、难易程度、手术对象是谁,外科医生都必须以高度负责的态度做好术前准备工作。术前准备的基本内容包括手术计划、手术前准备、手术人员的准备等。

【目标】

1. 熟悉术前准备的目的和内容。
2. 掌握术前准备的流程和具体操作。

【相关知识】

（一）术前讨论制度

每一例重大手术必须经过集体讨论,有时需由医院医疗行政机构组织,邀请院内、外相关科室的专家会诊和参加术前讨论。术前讨论的内容包括:① 诊断的确立和手术适应证的掌握;② 术式选择和手术方案的确定;③ 患者对手术耐受力的判断和改善;④ 检查患者术前准备工作是否完备;⑤ 对术中、术后可能发生问题的预测及其防范措施;⑥ 麻醉方法的选择;⑦ 手术人员的组织安排;⑧ 特殊器械、药品等物质条件的准备;⑨ 手术时间的确定等。术前讨论的重点是对术前准备进行全面的总结和补充,并在科室或全院范围内进行检查。

(二) 手术耐受力的判断

术前对患者手术耐受力的正确估计和尽量改善是十分重要的。对手术耐受力的正确估计,建立在对患者的全身情况和手术创伤的大小两个因素综合分析的基础上,是根据患者的全身健康状况、疾病对全身的影响程度以及重要脏器的功能状况等确定的。一般可将患者的手术耐受力分为两类:第一类患者身体素质好,可很好耐受,即使是大型手术的创伤,也仅需做一般性的术前准备;第二类患者身体素质差,常伴有心、肺、肝、肾等重要脏器的器质性疾患,或糖尿病、高血压等,尤其当重要脏器的功能濒于或已经处于失代偿状态时,即使很小的手术也可能发生生命危险,因此需要在术前做相应的特殊性准备工作。

(三) 手术方法的选择

在选择手术方法时应结合患者的病情、术者的经验、物质条件等做全面分析,以简便、微创、疗效好为基本标准。多数患者应在术前确定手术方案。少数患者因诊断未明确,还需通过术中探查、术中病理切片检查才能明确诊断,或术中有意外发现,因此手术方案需根据病情考虑决定,有时可在术中做必要的修改,有时还需临时组织手术台边会诊。

(四) 术前谈话、术前签字、手术审批

必须与患者和家属进行术前谈话,谈话内容包括手术的必要性、可能取得的效果、麻醉和手术的危险性、可能发生的并发症、防范的措施、术后恢复过程及预后等问题。患者和家属同意手术,并签署知情同意书后才可手术。重大、重危、可能致死或致残的手术、新开展的手术以及特殊病例的手术,需按医疗行政管理的规定完成逐级审批手续,经审批同意后方可实施手术。

(五) 手术通知单

择期手术应至少提前一天将手术通知单送至手术室。需用的特殊器械应预先通知手术室做好消毒处理,术前手术人员应熟悉特殊器械的正确使用方法,需用的特殊药品亦应做好使用的准备。提前通知相关科室做好术中冰冻切片、术中B超、术中造影等的准备。

(六) 脱毛剂的配制法

常用的有脱毛剂溶液、脱毛剂糊剂和脱毛剂软膏三种,其具体配制方法如下:① 硫化钠溶液,临用前将硫化钠粉 10g 溶于 50℃温水 100mL 内,配制成 10% 硫化钠溶液;② 硫化钠 3 份、肥皂粉 1 份、淀粉 7 份,加水适量混合调成糊状软膏;③ 硫化钡 2 份、氧化锌 1 份、淀粉 1 份,拌匀加水调成稀糊。

【准备】

1. 5%～10% 葡萄糖溶液,生理盐水。
2. 术前物品准备 兔若干只、剪毛刀若干把、剃毛刀若干把、注射器若干支、头皮注射皮管若干根、输液装置若干套、纱布若干块、绷带、消毒棉球、无菌巾单若干。另外配备:硫化碱溶液、防护眼镜、耐酸手套、气管导管、婴儿磅秤、肥皂、无菌手术衣、无菌手套等。

3. 器械类准备　手术刀、手术剪、血管钳、持针钳、手术镊子、拉钩等若干把,三角针和圆针若干枚,弯盘若干片,可打成手术包。

【流程】

（一）组织教学

以胃大部切除术为例进行模拟教学示范,然后学生分为 6 人/组训练,教师巡回并指导。

（二）模拟术前准备的实训步骤

1. 模拟术前讨论　以胃大部切除术为例,模拟术前讨论。由一名学生模拟手术医师,汇报病史、体格检查、化验检查和其他相关辅助检查、诊断、手术准备及手术方案,然后展开讨论。

2. 模拟术前谈话和签字　以胃大部切除术为例,由一名学生模拟患者及家属,一名学生模拟手术医师,完成术前谈话和签字。

3. 实验动物的术前准备

（1）实验动物（狗）可于术前一周先由学生喂养,以便熟悉驯服。对被毛过长而密者,手术前夕应将手术区的被毛先用剪或推子将其剪短。手术前一日即隔离饲养并清洁体表。

（2）饮食排便。麻醉前禁食禁饮的时间视动物的品种而有所不同。术前晚进流汁,狗手术前应禁食 12h 和禁饮 6h,兔术前应禁食 24h 和禁饮 6h,以免手术时动物呕吐和误吸。若手术时间较长,创伤性较大,则宜在禁食后禁饮前饲以含 10％葡萄糖和 0.5％氯化钠的饮料。狗在入实验室前半小时,应由饲养员将狗带到日常习惯排便的场地上活动,诱其解去大小便。

（3）术前动物的捕捉和固定方法:参照本章第二节。

（4）皮肤准备:对兔和调教满意的狗只可在麻醉前进行皮肤准备;对不能合作的动物,则在麻醉后进行皮肤准备。

1）兔的剪毛法:先剪除长毛（毛须放置于纸盒内以防风吹乱飞）或用温肥皂水湿润,将毛浸湿后剪除,再采用电动剃毛刀,逆皮毛方向剃净,这样较为方便,最后用肥皂水洗净。

2）脱毛剂:常用为硫化钠溶液,兔可选用 10％的溶液,狗选用 15％的溶液。一般被毛长约 2～3cm 的动物,每 10cm^2 脱毛面积约需药液 10mL。具体的脱毛方法如下:涂硫化碱液人员应戴防护眼镜和耐酸手套,以免动物挣扎时药剂伤人。涂药方法:先用温水浸润手术毛区,再用钳夹持纱布蘸药液涂布于拟脱毛区域体表,药液须浸透全部被毛,先涂毛厚密区,应逆被毛方向涂刷,后涂毛薄区,约 1～5min 后,当被毛呈糊状且与皮面脱离,即用纱布轻拭糊状物自表面揩掉。使用脱毛剂时,皮肤角质层可有部分脱落,揩拭应轻柔,避免造成损伤。最后用大量温水彻底冲洗脱毛剂并揩干皮面。

（5）动物麻醉:一般来说,在实验动物手术时,每张手术台应有一名同学在老师的指导下担任动物的麻醉工作。其工作的主要任务是了解实验要求、选择适当的麻醉方法、实施麻醉以及术中动物的管理等,使动物手术得以顺利完成。具体麻醉方法见本节麻醉内容。

【注意事项】

1. 手术风险意识　签署《手术同意书》是我国现有的《医疗机构管理条例》、《执业医师法》、《医疗事故处理条例》等法律法规规定的充分履行告知义务的内容之一。它的签署是为了保证患者享有充分的知情同意权,对于手术疗法,患者享有充分了解手术风险的权利和获得适当、合理治疗方案的权利。手术同意书主要是将手术的复杂技术运用过程、手术方案的合理性、手术损害后果的风险程度等告知患者,患者签字后,表明医疗机构及其医务人员实施手术符合卫生法律法规规定的程序,表明患者对该医疗措施的应有损害及可能发生的意外已经知晓。但不是每个手术都能成功、每个患者都能救活,医患双方都应该充分认识手术的风险和承担的责任。

2. 手术意外防范　防范手术意外应综合考虑:① 手术耐受力评估;② 技术水平和整体医护水平:手术医生不仅要处理局部病变,还要处理全身疾病,术后还需要一支医护小组处理患者病情的变化,才能达到整个手术的成功;③ 提高患者家属对风险的思想承受能力及经济承受能力的认识:对患者的病情危险程度或手术中的风险,不仅要向家属而且要向关心患者的所有亲属反复交代清楚,提高家属对风险的认识,当意见有分歧时,最好不要贸然行事,等待意见统一后再做决定。同时应了解患者经济状况,如手术费用超过其承受能力,最好选择保守治疗。

【思考题】

1. 说出术前准备的目的和基本内容。
2. 试述术前准备的流程、术前讨论及实验家兔的皮肤准备。

(杨通河)

第三节　实验动物麻醉

实验动物麻醉的最基本任务是消除实验手术过程中所致的疼痛和不适感觉,保障实验动物的安全,使动物在实验中服从操作,确保实验顺利进行。

【目标】

1. 熟悉实验动物麻醉常用药物作用及副反应。
2. 熟悉实验动物麻醉的流程、常用麻醉方法及其注意事项。

【相关知识】

(一)常用的麻醉药

1. 局部麻醉剂　普鲁卡因毒性小,见效快,常用于局部浸润麻醉,可配成 0.5%～1% 溶液。利多卡因见效快,组织穿透性好,常用 1%～2% 溶液作为神经干阻滞麻醉,也可用 0.25%～0.5% 溶液做局部浸润麻醉。

2. 全身麻醉剂　动物全麻药是指经静脉、腹腔或肌肉注射而产生全身麻醉的药物。

(1) 吸入麻醉药:如乙醚、氟烷、安氟醚、异氟醚、氧化亚氮等。动物呼吸和循环的抑制与麻醉深度有关,因此,在使用过程中一定要严密观察动物的呼吸和脉率。乙醚吸入法:其麻醉量和致死量相差较大,所以安全度较高,且药价便宜。在连续给药过程中,要注意经常检查角膜反射和瞳孔大小。麻醉前用药:麻醉前 20～30min,皮下注射盐酸吗啡 5～10mg/kg 及阿托品 0.1mg/kg。

(2) 巴比妥类:用于动物实验的主要有戊巴比妥钠、苯巴比妥钠、硫喷妥钠。这类药物既可以单独静脉或腹腔注射,也可以与其他麻醉药物复合使用。其中最常用的是戊巴比妥钠,其常可配成 3%～5% 的注射液,它具有起效快、麻醉过程平稳、有效持续时间长(3～5h)、苏醒快、给药后对动物循环和呼吸系统无显著抑制作用、药品价格便宜等特点。配制方法：戊巴比妥钠3～5g加入95％乙醇溶液10mL,加温助溶后(不可煮沸),再加入0.9％氯化钠溶液至100mL。静脉注射时,前1/3剂量可推注,后2/3剂量则应缓慢注射,并密切观察动物的肌紧张状态、呼吸变化及角膜反射。硫喷妥钠:须现用现配,常用浓度为1％～5％。此药作静脉注射时,由于药液迅速进入脑组织,故诱导快,动物很快被麻醉,但苏醒也很快,一次给药的麻醉时效仅维持30min左右。其对呼吸有一定抑制作用,由于其对交感神经的抑制作用较副交感神经强,常有喉头痉挛,因此必须缓慢注射。

(3)氨基甲酸乙酯(乌拉坦):为中性麻醉药,在人体内即分解为二氧化碳及脲,常用于兔、狗、猫类等动物麻醉。本药易溶于水,常配成20％～25％的注射液,注射时可先快后慢,一次给药可维持4～5h,麻醉过程较平稳,动物无明显挣扎现象,且药品价格较低。但动物苏醒慢,因此麻醉深度和使用剂量较难掌握。

(二)动物麻醉方法的选择

在选择麻醉方法时,应根据实验要求、动物的种属特性及客观条件选择安全、有效、简便、经济又易管理的方法。实际操作中常选择吸入麻醉、静脉麻醉、腹腔或肌肉注射麻醉等。

(三)实验动物麻醉用药量的确定

确定实验动物麻醉的合适剂量可按下述方法进行。① 先用小剂量探索中毒量或致死量,然后用小于中毒量的剂量,或取致死量的1/10～1/5作为应用剂量。② 确定剂量后,如第一次用药的作用不明显,动物也没有中毒的表现,可以加大剂量再次实验。在一般情况下,在适宜的剂量范围内,药物的作用常随剂量的加大而增强。③ 确定动物给药剂量时,要考虑给药动物的年龄大小和体质强弱。以狗为例:6个月龄以上的狗给药剂量为1份时,3～6个月龄的则给1/2份,45～89d的给1/4份,20～44d的给1/8份。④ 给药途径不同,所用给药剂量也不同。以口服量为1,则肌注量为0.20～0.30,静脉注射量为0.25。

【准备】

1．术前用药 巴比妥钠(鲁米那钠)、地西泮(安定)、阿托品、哌替啶等药物适量。

2．麻醉药类等物品 局部麻醉可选用普鲁卡因、利多卡因、布比卡因等适量;全身麻醉可选用硫喷妥钠、氯胺酮、戊巴比妥钠、氨基甲酸乙酯(乌拉坦)等适量。

3．器械类等物品 消毒钳、清创手术包若干;局麻注射针、7号注射针、5mL和20mL注射器、输液装置、无菌药杯、小烧杯、玻璃麻醉箱、无菌孔巾、纱布、棉球等若干;生理盐水若干。

【流程】

(一)组织教学

教师先进行示范教学或录像示教,然后学生分为6人/组训练,教师巡回并指导。

(二)实验动物麻醉步骤

1．麻醉前准备 麻醉前对实验家兔的体况、体质、体重进行正确评估,观察和评估动物的呼吸、心率、瞳孔、浅反射、肌肉张力等情况。术前进行皮肤过敏试验、静脉输液。

2．麻醉前用药 术前30min以内选适当药物肌肉注射。

3．动物麻醉的具体操作

（1）局部麻醉技术：用局部麻醉药阻滞实验动物周围神经末梢或神经干、神经节、神经丛的冲动传导，产生局部性的麻醉区，称为动物局部麻醉。本法适用于大中型动物各种短时间内的实验。① 局部浸润麻醉：首先固定好实验动物，皮肤消毒铺巾后，用 0.5%～1% 盐酸普鲁卡因皮内注射，先在局部皮肤切口处作皮丘，然后从皮丘进针，向皮下、筋膜、肌肉等分层做匍行浸润注射，在扩大浸润范围时，针尖应从已浸润过的部位刺入，可减少疼痛和不适，并须避开血管（图 2-3-14）。② 区域阻滞麻醉：将麻醉药注射于手术区的周围，所有进入该区的神经均被阻滞（图 2-3-15）。③ 神经阻滞麻醉：将麻醉药注入神经干的周围，麻醉药注入后须待一段时间才能起效。

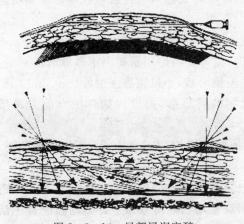

图 2-3-14 局部浸润麻醉

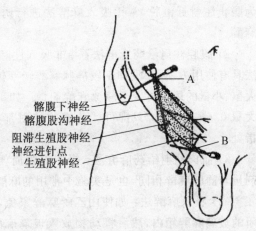

髂腹下神经
髂腹股沟神经
阻滞生殖股神经
神经进针点
生殖股神经

图 2-3-15 区域阻滞麻醉

（2）注射麻醉技术：常用非挥发性的麻醉药，包括戊巴比妥钠、硫喷妥钠、氨基甲酸乙酯等。非挥发性麻醉剂均可用作腹腔和静脉注射麻醉，操作简便，是实验室最常采用的麻醉剂之一。腹腔注射法多适用于大鼠、小鼠和豚鼠；狗、兔等动物多使用静脉注射给药，也可用腹腔注射给药。由于各麻醉剂的作用长短以及毒性的差别，所以在腹腔和静脉麻醉时，一定要控制好药物的浓度和注射量。常用非挥发性麻醉药品的用法及用量见表 2-3-1。

表 2-3-1 常用非挥发性麻醉药品的用法及用量

麻醉药名	常配浓度	注射途径	给药剂量(mg/kg)	维持时间(h)	麻醉动物
戊巴比妥钠	3%～5%	静脉、腹腔	30～45	1	狗、兔
氨基甲酸乙酯	20%～25%	静脉、腹腔	750～1000	5	狗、兔
硫喷妥钠	2%	静脉、腹腔	25～50	0.5～1	狗、兔
巴比妥钠	5%～10%	腹腔	200～400	4～6	兔、猫
哌替啶*	1%～8%	腹腔、皮下	10	1	狗
苯巴比妥钠		腹腔	100～200		狗、兔

备注：以上各种溶液最好都用 0.9% 生理盐水临时配制。* 哌替啶与乙醚配合应用。

1）静脉注射给药麻醉法：经狗后肢大隐静脉或家兔的耳缘静脉注入。如在家兔动物实验麻醉时，首先进行家兔耳缘静脉注射输液，输液成功后经输液静脉直接注射给药，也可用 2mL 注射器，7 号针头直接经兔耳静脉缓慢注入药液，注射后要仔细观察家兔神志、瞳孔、肌肉松弛情况。家兔在按上述方法准确静脉注入乌拉坦 2～5mL/kg 或注入 10％的戊巴比妥钠溶液后，2～4min 出现精神沉郁、感觉障碍、站立不稳、闭目似睡、瞳孔逐渐缩小；5～7min 后，全身肌肉放松，用手捏后腿无反射，瞳孔扩大，角膜反射消失，瞳孔对光的反射存在，处于抑制状态，昏迷逐渐加深，个别个体可有一个短暂的兴奋期，表现为烦躁不安、鸣叫、转头等；再持续 3～5min 后就进入麻醉状态，此时可将家兔固定在手术台上，即可施行手术。若超大剂量应用时可抑制延髓的呼吸中枢和血管运动中枢，可引起血压下降，瞳孔突然扩大，呼吸停止。因此，在注射麻醉药物时，先注入麻醉药总量的 2/3，然后密切观察动物生命体征的变化，如已达到所需的麻醉程度，余下的麻醉药则不用，避免麻醉过深。在麻醉兴奋期出现时，动物挣扎不安，为防止注射针滑脱，常用吸入麻醉法进行诱导麻醉，待动物安静后再行腹腔或静脉穿刺给药麻醉。

　　2）腹腔注射给药麻醉法：指非吸入性麻醉药注入腹腔，经腹膜吸收而产生全麻作用。本法具有使用方便、呼吸抑制较静脉麻醉轻等优点。狗、兔等动物的用量相当于静脉麻醉剂量，大鼠、小鼠的用量要少于静脉麻醉剂量。如 1％硫喷妥钠溶液，小鼠腹腔注射 0.1～0.3mL/只，大鼠 0.6～0.8mL/只即可。药物的注射部位在动物的后腹部，腹股沟韧带中点前方两横指处。

　　3）肌肉注射给药麻醉法：操作更为简便，麻醉诱导时间长，安全性较大，所用药物种类、剂量与静脉麻醉相同，也是实验中常用的麻醉方法。

　　（3）吸入麻醉法：如使用乙醚麻醉家兔，首先把装有浸润乙醚棉球的小烧杯放入一个密闭的玻璃麻醉箱内，然后将动物放入玻璃麻醉箱内，观察动物麻醉效果。开始动物能自主活动；不久动物异常兴奋，不停地挣扎，随后排出大小便；约隔 4～6min，动物即可麻醉，渐渐地由兴奋转为抑制，倒下不动，呼吸变慢，四肢紧张度明显减低，角膜反射迟钝，皮肤痛觉消失，则表示动物已进入麻醉状态。麻醉后应立即取出动物进行手术和操作。在实验过程中，动物麻醉变浅时可把蘸有乙醚的棉球小烧杯放在动物鼻部，以维持麻醉的时间与深度。

　　4. 麻醉的观察与管理　　是指在动物自麻醉诱导期至清醒之前对动物瞳孔、呼吸、心率、浅反射、肌肉张力及麻醉效果进行观察和施行管理。动物的麻醉效果直接影响实验的进行和实验结果：如果麻醉过浅，动物会因疼痛而挣扎，甚至出现兴奋状态，呼吸心跳不规则，影响观察；如果麻醉过深，可使机体的反应性降低，甚至消失，更为严重的是抑制延髓生命中枢，使呼吸、心跳停止，导致动物死亡。因此，在麻醉过程中必须善于判断麻醉程度，观察麻醉效果。

　　（1）判断麻醉程度的指标：① 呼吸：若呼吸加快或不规则，则麻醉过浅，可再追加麻药；若呼吸由不规则转变为规则且平稳，说明已达到麻醉深度；若动物呼吸变慢，且以腹式呼吸为主，说明麻醉过深，动物有生命危险。② 反射活动：角膜反射灵敏，则麻醉过浅；角膜反射迟钝，麻醉程度适宜；角膜反射消失，伴瞳孔散大，则麻醉过深。③ 肌张力：若肌张力亢进，麻醉过浅；全身肌肉松弛，麻醉合适。④ 皮肤夹捏反应：麻醉过程中可随时用止血钳或有齿镊夹捏动物皮肤，若反应灵敏，则麻醉过浅；若反应消失，则麻醉程度合适。

　　（2）麻醉过程中的管理及处理：在这些指标发生改变时应及时做出相应的处理，如动物出现呼吸抑制应立即停止使用麻醉药，减轻麻醉程度。一旦发生窒息，应寻找原因及时处理。如呼吸停止，立即进行人工呼吸，方法是单手手指有节律挤捏胸廓，并可注射肾上腺素和静脉注入呼吸兴奋剂。术中动物心搏骤停时应立即胸外心脏按压并给予肾上腺素等。

【注意事项】

1. 局部麻醉　局麻药误入血管后或用药过量可引起中毒反应。轻者有恶心、呕吐、面色苍白、昏晕;重者有发绀、惊厥等,如不及时处理,可引起呼吸循环衰竭。局麻药中毒反应的预防:① 一次用药量不应超过限量,根据具体情况和用药部位酌情减少剂量;② 注药前应回抽吸无血液,避免药液误入血管;③ 局麻药内加入适量肾上腺素;④ 麻醉前应用安定类药物,减少中毒反应;⑤ 一旦发生毒性反应,应立即停止用药,吸入氧气。

2. 使用全身麻醉剂的注意事项

(1) 注意麻醉剂的用量:除参照一般标准外,还应注意动物个体差异,不同的动物个体对麻醉剂的耐受性不同。

(2) 注意体重与麻醉剂量的关系:麻醉前一定要先称动物体重,然后严格按照参考剂量给药。在使用麻醉剂时,必须密切注意观察动物的状态,以决定麻醉药用量。麻醉的深浅可根据呼吸的深度和频率、角膜反射的敏感度、四肢和腹壁肌肉的紧张性以及皮肤夹捏反应等指标进行判断。在使用麻醉剂过程中,随时检查动物的反应情况,当上述指标明显减弱或消失时,应立即停止给药。

(3) 注意给药速度:在采用静脉注射时,应缓慢注射或者将前一半药量快速注入,使其迅速渡过兴奋期,后一半药缓慢注入。

(4) 注意补加麻醉剂的方法:当麻醉深度不够,动物出现挣扎、呼吸急促等反应时,可临时适当补加麻醉剂,一般每次补加剂量不宜超过注射总量的 $1/10\sim1/5$。

(5) 注意麻醉过量的处理:当麻醉过量时,动物呼吸慢而不规则,甚至呼吸停止、血压下降、心跳微弱或停止。此时应立即进行抢救,如进行人工呼吸和心脏按摩,必要时用苏醒剂。

(6) 注意麻醉时要保温:麻醉期间,动物的体温调节功能往往受到抑制,出现体温下降,可影响实验的准确性。此时常需采取保温措施,保温的方法有实验桌内装灯、电褥、台灯照射等。无论用哪种方法保温都应根据动物的肛门体温而定,常用实验动物的正常体温为:猫 $38.6℃\pm1.0℃$、兔 $38.4℃\pm1.0℃$、大鼠 $39.3℃\pm0.5℃$。

【思考题】

1. 说出实验动物麻醉的常用药物。
2. 动物麻醉有哪些常用非挥发性麻醉药品?
3. 试述实验动物麻醉的方法和步骤。
4. 使用全身麻醉剂时应注意什么?

（詹芝娅、杨通河）

第四节　动物清创缝合术

【目标】

1. 掌握清创术的适应证。

2. 掌握清创术的操作流程。

3. 综合训练无菌技术和手术基本操作技能。

【相关知识】

（一）手术适应证

伤后 6～8h 内的污染伤口应争取及时清创；若受伤时污染少，且受伤后伤口得到及时的清洁包扎，受伤部位的血运丰富、失活组织少，并及时应用抗生素，则进行清创缝合的时限可延长至伤后 12h 或更长时间。

（二）伤情判断

1. 了解伤情，是否有休克和其他危及生命的重要器官损伤。

2. 判断伤口深度、污染程度，有无神经、血管、肌腱和骨损伤。

3. 做必要的实验室检查和其他检查。

（三）术前准备

1. 告知患者及其家属手术目的、并发症及防范措施，签署手术知情同意书。

2. 早期使用抗生素和破伤风抗毒素。

3. 有活动性大出血者应先行止血，防止休克，待休克控制、全身情况稳定后再进行清创。

【准备】

1. 无菌物品材料　无菌软毛刷、消毒肥皂水、无菌生理盐水、无菌纱布敷料，碘酒、酒精、1‰新洁尔灭溶液、3%过氧化氢溶液、0.5%碘伏溶液等消毒剂，消毒包布、无菌手术衣、无菌手套、绷带、胶布等。

2. 器械　手术刀、手术剪、血管钳、持针器、手术镊、布巾钳、海绵钳、组织钳、缝合针、缝合线、不同类型牵开器（皮肤拉钩、肌肉拉钩、甲状腺拉钩等）及咬骨钳等，合并神经、血管、肌腱损伤者应备显微器械，合并骨折者应合理选用内固定器材等。

【流程】

（一）组织教学

教师进行清创术示范教学或录像示教，然后将学生分为 6 人/组训练，教师巡回并指导。

（二）清创术步骤

1. 动物创伤模型的制作　动物麻醉成功后，取仰卧位，将其绑扎固定于手术台上。于大腿内侧作一纵行长约 6cm 的不规则伤口，深达肌层，并以沙粒、煤炭渣涂抹于伤口内，造成伤口污染。

2. 麻醉与体位　根据创伤具体情况选用适当的麻醉，如浅表伤口可选用局麻；根据伤口部位来选择合适体位。

3. 清创术

（1）清洗皮肤：第一助手暂时用无菌纱布覆盖伤口，用无菌软毛刷蘸消毒肥皂水洗刷伤口周围皮肤 2～3 次，每次用无菌生理盐水冲洗；若有油污，用乙醚擦去，剃去伤口周围皮肤毛发。

（2）清洁伤口：外科洗手后，揭去覆盖伤口的纱布，更换覆盖伤口的无菌纱布，注意勿让冲洗液流入伤口，以免加重伤口污染。按无菌生理盐水→过氧化氢→生理盐水冲洗顺序，连续冲洗伤口、伤道 3 遍，冲洗干净后，用无菌棉球轻轻擦去伤口内的污物、煤炭渣及沙粒，擦干皮肤。

（3）皮肤消毒和铺无菌巾：手术者穿手术衣、戴无菌手套，用碘酒、酒精在伤口周围消毒后，铺无菌手术巾保护术野，准备清理伤口。

（4）清创：仔细检查伤口并判明伤情。

1）皮肤的清创：沿伤口边缘将不整齐、污染的皮肤呈条状切除约 1～2mm，切除明显挫伤的创缘皮肤，彻底清除污染、失活的组织。

2）清理伤口：由表及里彻底清除伤口内异物、血肿、失去活力的被污染组织，如坏死肌肉（切割不出血、钳夹不收缩者）。并仔细探查有无重要的肌腱、神经、血管损伤，彻底止血后，随时用无菌生理盐水冲洗。处理深部伤口，根据实际情况可适当扩大伤口，清理伤口直至比较清洁，并显露血液循环较好的组织，类同手术切口（图 2－3－16）。

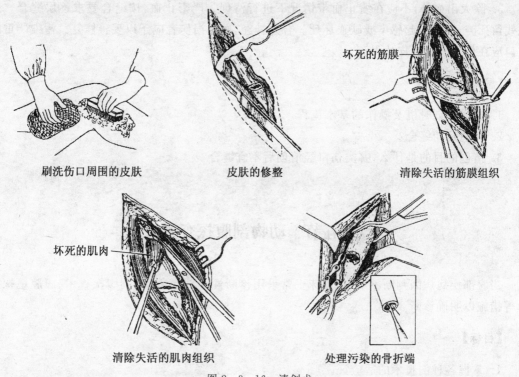

刷洗伤口周围的皮肤　　　　　　皮肤的修整　　　　　　清除失活的筋膜组织

坏死的筋膜

坏死的肌肉

清除失活的肌肉组织　　　　　　处理污染的骨折端

图 2－3－16　清创术

3）再次冲洗伤腔：经彻底清创止血后，用无菌生理盐水反复冲洗伤口。

（5）组织修复：皮肤重新消毒，铺巾，更换手套和手术器械。重要神经、血管、肌腱等应予以及时修补或吻合。

1）伤口的缝合：按组织解剖层次由深及表进行一期缝合，用 1 号丝线间断缝合深筋膜、皮下组织及皮肤，闭合伤口，勿留死腔，估计有渗液者放置引流。

2）缝合后消毒皮肤，伤口覆盖无菌纱布，用胶布或绷带包扎固定，必要时固定制动。

（三）术后处理

1. 适当抬高患肢。

2. 骨与关节损伤时,经神经、血管、肌腱修复术后,适当制动固定肢体。

3. 酌情给予抗生素。

4. 严密观察伤口渗液和引流情况,以及伤肢血运和功能。

5. 注意全身情况,预防伤口感染和继发性出血。

6. 清理用物,做好手术记录。

【注意事项】

1. 尽早施行清创术,越早效果越好。严格执行无菌操作规程,认真进行清洗和消毒。

2. 清创时要由浅入深、先外后内,分层切除,仔细探查,认真操作,必须注意组织失活的判断,并考虑形态及功能的恢复,彻底清除伤口内血肿、异物及失活的组织,尽可能保留和修复重要的神经、血管、肌腱等组织,较大游离骨片清洗后应放置原位。

3. 除大出血外,不应在缚止血带情况下进行清创。严密止血,按缝合要求逐层缝合。避免残留死腔,以免引起感染或缺血坏死。合并神经、血管损伤者应予以妥善修复。污染严重的伤口应在低位放置橡皮片引流。

【思考题】

1. 试述清创时机及操作的基本流程。

2. 何谓延期缝合?

3. 清创的目的是什么,哪类伤口经清创后不宜缝合?

（杨通河）

第五节　动物剖腹探查术

当腹部疾病病因判断不明时,临床上常采用诊断性腹腔穿刺术、剖腹探查术、腹腔镜探查术等措施以明确诊断。

【目标】

1. 掌握各种剖腹术的适应证。

2. 掌握剖腹探查术的操作程序。

3. 综合训练无菌技术和手术基本操作技能。

4. 熟悉剖腹探查手术前准备、术后处理及注意事项。

【相关知识】

（一）腹腔镜探查手术的适应证

腹腔镜探查手术的适应证包括:不能确诊的急、慢性腹痛,可疑的腹内肿物,评估已知的恶性肿瘤、腹内植入物的位置和功能等。经腹腔镜探查手术后无需再行剖腹探查术。

（二）剖腹探查手术的适应证

1. 腹部损伤 ① 腹膜刺激征进行性加重和范围扩大者；② 肠蠕动音逐渐减弱、消失或出现腹胀者；③ 全身情况有恶化趋势，出现休克征或体温及白细胞计数上升者；④ 红细胞计数进行性下降者；⑤ 血压由稳定转为不稳定甚至下降者；⑥ 腹腔穿刺阳性者（如气体、血液、尿液、胃肠内容物、胆汁）、X线检查有气腹者或胃肠道出血者；⑦ 休克经积极救治而情况不见好转或继续恶化者。

2. 急性弥漫性腹膜炎 ① 经非手术治疗 6～8h 后，腹膜炎症状及体征不缓解反而加重者；② 腹腔内原发病严重，如胃肠穿孔、胆囊坏疽、绞窄性肠梗阻、腹腔内脏损伤破裂、胃肠吻合口瘘等；③ 腹腔内炎症较重，有大量积液，出现严重的肠麻痹或中毒症状，尤其是有休克症状者；④ 病因不明确，且无局限倾向者；⑤ 虽然腹膜刺激征不明显，但经腹腔穿刺证明有渗出液，而发病后病情有所加重，体温、白细胞计数逐渐上升者。

3. 急性上消化道出血 ① 出血速度快，短期内发生休克，或经 6～8h 输血 800mL 以上方能维持血压和血细胞比容者；② 经三腔管压迫并输血后，出血暂停，但放松三腔管压迫后又出血者；③ 曾有多次类似出血史者，或近期反复发生类似的大出血，非手术治疗难以止血者。

4. 腹腔内肿块 ① 有明显肿块者；② 经短期观察治疗，病情未见改善者；③ 有较明显的症状，如腹痛、发热，但因病情关系不能进行有关检查，且亟待解决者。凡疑有下列情况者不应手术，应反复检查，查明情况后再行处理，如多囊肾、多囊肝、代偿性肝大、妊娠子宫、尿潴留、大块粪结石、晚期恶性肿瘤腹腔内转移、肠系膜淋巴结结核、慢性淋巴结炎等。

5. 急性肠梗阻 ① 有腹膜炎体征，疑有肠绞窄者；② 合并休克；③ 经非手术治疗无效反而加重者；④ 以肿瘤、先天性肠道畸形引起的肠梗阻者。

（三）术前准备

1. 禁食、胃肠减压 剖腹探查术患者必须禁食，持续胃肠减压，抽出胃肠道内容物和气体，改善胃肠壁的血运，促进胃肠道恢复蠕动，利于术中操作和术后恢复。

2. 纠正水、电解质紊乱 由于禁食、胃肠减压、腹腔内大量渗液、肠腔内积液及损伤出血等因素，易造成体内水、电解质紊乱及血容量不足。应积极予以输液、输血，及时纠正水、电解质紊乱和补足血容量。

3. 应用抗生素 防治感染。

4. 补充热量和营养支持 提高患者手术耐受力和愈合能力。

5. 常规做好腹部手术前准备。

（四）术后处理

1. 体位 血压平稳后可改半坐位。

2. 严密观察体温、脉搏及呼吸，积极防治休克。

3. 禁食、胃肠减压、记液体出入量 禁食期间，应静脉输液，恢复和维持水、电解质及酸碱平衡。胃肠减压至肠蠕动恢复、肛门排气为止。拔除胃管后，可开始进食流质。

4. 尽早解除腹胀 腹胀不能缓解者可行肛管排气或低压灌肠。

5. 抗生素 最好根据腹腔渗液细菌培养及药物的敏感度选用抗生素。

6. 腹腔引流　记录引流量,及时更换敷料,保持引流通畅,及时拔除引流管。

7. 鼓励早期活动　术后要勤翻身,以预防肠黏连。嘱患者活动下肢,以防形成血栓。

8. 预防可能发生的并发症　如肺炎、肺不张、腹腔内出血、瘘、梗阻、感染等。

【准备】

1. 实验动物　家兔或狗。

2. 输液物品　输液装置、7 号注射针、5mL 和 20mL 注射器、头皮注射皮管、5%～10%葡萄糖溶液、生理盐水等。

3. 消毒物品　无菌纱布、消毒棉球,碘酒、酒精、1‰新洁尔灭溶液、0.5%碘伏溶液等消毒剂,消毒包布、无菌孔巾、无菌药杯、无菌手术衣、无菌手套等。

4. 皮肤准备物品　剪毛刀、剃毛刀、硫化碱溶液、防护眼镜、耐酸手套、婴儿磅秤、肥皂、绷带、胶布等。

5. 术前用药　巴比妥钠(鲁米那钠)0.1g/支、地西泮(安定)(10mg：2mL)/支、阿托品(0.5mg：1mL)/支、哌替啶 100mg/支等。

6. 麻醉药类物品　局麻针;普鲁卡因(40mg：2mL)/支或利多卡因(0.1g：5mL)/支等;硫喷妥钠 0.5g/瓶或氯胺酮(0.1g：2mL)/支、戊巴比妥钠 25g/瓶、氨基甲酸乙酯(乌拉坦：兔 2～5mL/kg)25kg/桶等,肾上腺素、洛贝林、麻黄素、芬太尼等。

7. 器械类物品　剖腹手术包(手术刀、手术剪、血管钳、组织钳、手术镊、持针钳、拉钩、缝针、丝线、弯盘、纱布、纱布垫)、卵圆钳、布巾钳等。

【流程】

(一)组织教学

制作实验动物腹部损伤、急性肠穿孔伴腹膜炎模型。教师预先进行剖腹探查手术示范教学或录像示教,然后将学生分为 6 人/组训练,教师巡回并指导。

(二)剖腹探查手术操作步骤

1. 动物的捕捉和固定　参照本章第一节。

2. 动物麻醉　参照本章第三节。

3. 皮肤准备、体位及消毒铺巾　麻醉成功后,动物取仰卧位,绑缚在手术台上,剃去腹部皮肤的毛,常规消毒及铺无菌手术巾。

4. 切口选择　一般切口应选择在腹部最靠近病变的部位。剖腹探查术最常用的切口是采用腹部正中切口、正中旁切口或经腹直肌切口,便于需要时向上下延伸或向两侧横行扩大。切口的长度以能容手进入腹腔为适宜,用记号笔在动物腹部画上腹部探查手术切口。

5. 剖腹　取上腹正中切口约长 10cm,按腹壁层次,切开皮肤、皮下组织,结扎止血。切开腹白线、腹膜,应用护皮巾保护切口。在切开腹膜时,应避免切开腹膜的同时损伤内脏。

6. 探查　按一般腹腔探查次序探查动物腹部内脏。探查部位、步骤和重点应根据具体病情而定。探查应轻柔细致,在探查空腔脏器外伤性穿孔时要仔细全面,应特别注意易被疏忽的部位,如胃后壁、胃小弯部、贲门附近以及十二指肠、结肠的腹膜后部位。

7. 清理腹腔　进入腹腔后,首先用吸引器抽吸腹内的血液、胃肠液或渗出液,便于探查。应尽量将腹腔内的积血、肠液、粪便、组织碎块、异物等清除干净,然后用等渗生理盐水冲洗腹腔,直至冲洗盐水澄清为止,并吸净冲洗液。

8. 腹腔引流　引流物可根据损伤的器官、渗出液性质和污染的程度而定。对于有大量消化液排出的胆汁瘘、小肠瘘、胰瘘,可在膈下、盆腔放置双套管,应用局部负压引流,防止术后并发症。对伤口渗血、污染较少、病灶已做处理的腹膜炎,可用烟卷引流。一般膈下放置胶管引流,盆腔放置烟卷引流。引流管应在腹壁另戳创口引出,不宜通过原伤口或探查切口引出。引流口要足够大,引流管要用缝线固定于腹壁上,或用安全针固定,以免脱出或滑入腹腔内。

9. 切口缝合　一般应一期缝合切口,用可吸收缝线连续缝合腹膜及腹白线,丝线间断缝合皮下组织及皮肤。切口有轻度污染者可用生理盐水冲洗干净后缝合;切口污染较重者,创口冲洗后,于腹膜外或皮下或两处均置胶皮片引流,再缝合切口。用 0.5％碘伏消毒皮肤,覆盖无菌纱布,腹带固定。

【注意事项】

1. 迅速止血　腹内大出血,剖腹后如有大量血液涌出,血压必趋下降,此时应加快输血,应用吸引器吸引,用大纱布垫擦拭,尽快清除积血,判明出血点及出血速度。并要充分显露,必要时迅速扩大切口,抓住主要的出血部位,压迫止血。

2. 切口选择　对急性腹膜炎患者,切口选择要适当,否则会造成探查困难。如急性腹膜炎的剖腹探查宜采用右中腹直肌切口,切口的上 1/3 在脐上,下 2/3 在脐下。

3. 清理引流　吸净腹腔内脓液和异物可减轻中毒反应,预防肠麻痹、残余脓肿及术后肠黏连等并发症。冲洗时应注意膈下间隙、结肠旁沟、直肠膀胱陷凹及肠间,勿使污液积存。

4. 腹腔肿瘤　分离切除肿瘤前要估计肿块能否切除,腹腔有无转移扩散。如分离肿块时一定要先外侧后内侧,先易后难,在适当的间隙内进行,既容易施行又较少出血。对肿块性质不明者,可先行穿刺,排除血管瘤,以免分离切除造成危险。

【思考题】

1. 说出剖腹探查手术的适应证。
2. 试述剖腹探查术的探查次序。
3. 试述剖腹探查术的操作程序及注意事项。

(杨通河)

第六节　动物阑尾切除术

家兔的阑尾与人的阑尾大小接近,因此家兔阑尾切除术是医学生初学腹腔手术的首选。

【目标】

1. 掌握阑尾切除术的适应证。

2. 掌握阑尾切除术的操作程序及注意事项。

3. 综合训练无菌技术和手术基本操作技能。

【相关知识】

(一) 阑尾的解剖

家兔的阑尾位置(图 2 - 3 - 17)和人的区别较大,解剖毗邻关系与人的更是大相径庭。其阑尾根部位于右侧的中上腹,常用方法一般要求在进行腹部切口之后,将右侧肠管推向对侧,或者自盲肠找到远端,从而找到阑尾进行手术操作。

家兔的盲肠较发达,长约 60cm,且粗大、薄壁呈袋状,它沿着腹壁内侧螺旋状伸展,在腹腔中约折了三折,占整个腹腔的 1/3 以上,管腔内面分布着螺旋状突起的皱襞,将盲肠腔分成许多囊袋,盲肠内容物呈半液体状。从外表看来,盲肠被分成了许多节段,它终止于一个厚壁、苍白、蠕虫状的阑尾。在盲肠末端移行有长约 10cm,管径变细而无分节的弯曲蚓突

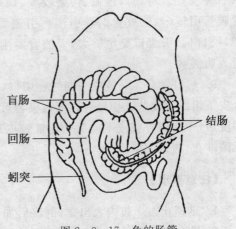

图 2 - 3 - 17　兔的肠管

即类似人体的阑尾,管壁较厚,部分切除时可以做荷包缝合,腔内具有丰富的淋巴组织。

人的阑尾与周围关系:其周围均为间接腔隙(有时后内侧出现系膜),前为腹前外侧壁,后为后腹壁及髂腰肌,内为回肠及系膜,外为结肠外侧沟,上续升结肠,下对盆腔。内部关系:有三个通道,即向内通回肠,向上通升结肠,向内下通阑尾。其表面的三条结肠带(网膜带、系膜带和独立带)集中于阑尾根部。阑尾位置变化较大,在阑尾的系膜内有阑尾动、静脉,其根部处是三条结肠带集中的部位,是手术寻找阑尾的重要标志。

(二) 阑尾切除术的适应证

绝大多数急性阑尾炎一旦确诊,应早期施行阑尾切除术。早期手术是指阑尾炎症还处于管腔阻塞或仅有充血水肿时就行手术切除。化脓坏疽或穿孔后再行手术,则不但操作困难且术后并发症会明显增加。单纯性阑尾炎可采用腹腔镜阑尾切除术。阑尾周围脓肿宜采用非手术疗法,脓肿扩大,无局限趋势,宜先行 B 超检查,确定切口部位后行手术切开引流。

【准备】

实验物品的准备同动物剖腹探查术,并准备阑尾切除术手术包。

【流程】

(一) 组织教学

教师预先进行阑尾切除术示范教学或录像示教,然后将学生分为 6 人/组训练,教师巡回并指导。

(二) 动物阑尾切除手术操作步骤

1. 动物的捕捉和固定　参照本章第一节。

2．动物麻醉　参照本章第三节。

3．皮肤准备、体位及消毒铺巾　麻醉成功后，动物取仰卧位，绑缚在手术台上，剃去腹部皮肤的毛，常规皮肤消毒及铺无菌手术巾。

4．切口选择　取右上腹腹直肌旁或右上腹经腹直肌切口。

5．切开腹壁层次　按腹壁层次切开皮肤、皮下组织长约10cm，显露腹直肌前鞘，1号丝线结扎止血。在腹直肌前鞘作一个小切口，钝性分离腹直肌，用剪刀向上、下延伸剪开，使之与皮肤切口等长。将腹直肌推向内侧，结扎切断在切口内进入腹直肌的血管，沿腹直肌的肌纤维方向用刀柄将其分开，出血点逐一结扎，暴露腹直肌后鞘及腹膜。用两把血管钳沿横轴线对向交替钳夹提起后鞘和腹膜，检查确定没有内脏被钳夹时，用手术刀切开一小口。术者和第一助手各持一把弯血管钳持对侧腹膜切口边缘，将其提起，用组织剪纵向剪开腹膜，剪开腹膜时，也可用左手示指和中指插入腹腔，沿切口平行方向将内脏向深面推挤，以免用剪刀于指间剪开腹膜时损伤内脏（图2-3-18）。术者左手托着纱布垫伸入腹腔，手背下压内脏，使纱布垫边缘靠近对侧切缘，右手用有齿镊提起腹膜及后鞘；助手左手持有齿镊夹持纱布垫边缘并使之靠近腹膜和后鞘，右手用血管钳将纱布垫边缘固定于腹膜和后鞘上。助手与术者交换动作同法完成另一侧的纱布垫，以避免腹腔内的液体污染皮下组织导致切口感染。

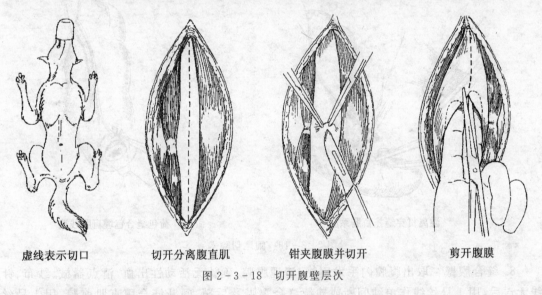

| 虚线表示切口 | 切开分离腹直肌 | 钳夹腹膜并切开 | 剪开腹膜 |

图2-3-18　切开腹壁层次

6．寻找阑尾及游离结扎阑尾血管　打开腹腔后用腹腔拉钩将右侧腹壁切缘拉向右侧，显露右上腹寻找盲肠（狗盲肠类似于人体阑尾）。盲肠位于右上腹偏中，在肋与脊柱之间，十二指肠和胰腺右支的腹侧，回肠与结肠的交界处，长约15cm，呈卷曲状，藉系膜与回肠相连，其颈部变细，近端开口于结肠的起始部，远端呈逐渐变尖的盲端。寻找盲肠的方法：将大网膜上翻并拉向左上方，在其基部腹腔寻找盲肠。将右上腹最外侧紧靠侧壁的自头端向尾端走行的一段十二指肠提起，提到一定程度时即可见到盲肠位于十二指肠环内胰腺右支的腹面。找到盲肠后，用血管钳夹住盲肠系膜边缘，提起盲肠，拉出到腹腔外面，充分暴露整个盲肠及其周围的结构，周围用盐水纱布垫保护组织，从盲肠系膜的远端开始用血管钳分次穿破、钳夹、切断和结扎系膜，在远侧血管钳的内方可用丝线贯穿缝扎，以控制出血（图2-3-19）。分离系膜时应尽量靠近盲肠，避免损伤回肠的血供，也可先在盲肠的基部分别分离盲肠的内、外侧动脉，各夹两把血管钳,离断缝扎,再将盲肠系膜的内外侧浆膜仔细剪开,这样就可以使盲肠与回肠之间的连接距离变宽,使分次分离结扎盲肠系膜比较方便。做家兔蚓突(阑尾)切除时,因其蚓突系膜较为游离,所以提起蚓突后很容易逐一分离结扎系膜血管。

7. 切除阑尾及荷包缝合包埋盲肠残端　于盲肠根部先用直血管钳轻轻钳夹挤压,再用 2 号丝线在压痕处结扎,用蚊式血管钳夹住线结后剪去多余的线尾。在缚线近侧 0.5~1cm 处用细丝线环绕盲肠作盲肠浆肌层的荷包缝合(图 2-3-19)。荷包缝合时,缝针只穿透浆膜层和肌层,而不穿透肠腔,同时宜将荷包缝合在结肠上,使荷包一侧的边缘恰好位于结肠与回肠交界处,以防残端包埋后阻塞回肠通道。盲肠周围用湿纱布垫好,以免切除盲肠时其内容物流入腹腔和涂擦石炭酸时溅到他处。在缚线远侧 0.3~0.5cm 处用直血管钳钳夹盲肠,紧贴直血管钳用手术刀切除盲肠。盲肠残端顺次用棉签蘸纯石炭酸、70%酒精和生理盐水涂擦消毒和破坏盲肠残端黏膜,以防止术后因黏膜继续分泌液体而形成局限性积液。术者一手将夹持盲肠线结的蚊式血管钳向荷包内推进,另一手用长镊子将荷包旁边的结肠提起使盲肠的残端埋入荷包内;助手边提线尾边收紧荷包口,结扎荷包缝线。必要时可外加浆肌层"8"字缝合一针将荷包线结再包埋一次。

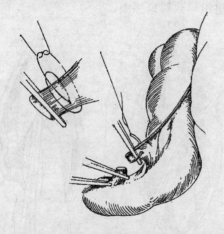
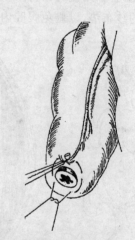

游离贯穿缝扎盲肠系膜　　　　　　　　荷包缝合包埋盲肠残端

图 2-3-19　阑尾切除术

8. 缝合腹壁　取出腹腔内手术用物,清理腹腔,确认无活动性出血,清点器械、纱布、针线无误后,用 1 号丝线作单纯间断或连续缝合腹膜及后鞘,间断缝合腹直肌前鞘,用 1 号丝线间断缝合皮下组织及皮肤,消毒并盖以无菌敷料。术毕动物复苏后送动物房喂养,术后处理。

【注意事项】

1. 在切开腹膜时,应用血管钳将腹膜提起,以免切开腹膜的同时损伤内脏。

2. 在寻找盲肠有困难时,可顺着胃的幽门窦将十二指肠提起,盲肠即位于十二指肠环内。

3. 盲肠系膜应双重结扎或贯穿缝扎,以免结扎线滑脱引起大出血而影响手术操作。荷包缝合的大小以刚好包埋盲肠残端为宜,收紧荷包缝线时要求术者和助手密切配合,在术者将盲肠残端塞入内翻的同时,由助手逐渐收紧荷包缝线打结。

【思考题】

1. 说出阑尾切除术的适应证。
2. 试述阑尾切除术的操作程序及注意事项。

（李伯友、杨通河）

第七节 动物脾切除术

脾为实质性器官,质软而脆,若受暴力作用,易破裂出血。临床上常见外伤性脾破裂和脾切除术。

【目标】

1. 掌握脾切除术的适应证。
2. 掌握脾切除术的操作程序及注意事项。
3. 综合训练无菌技术和手术基本操作技能。

【相关知识】

(一)脾脏的解剖生理

狗或兔的脾脏血管与人相似,脾脏是人类和脊椎动物最大的淋巴器官,人的脾脏位于左季肋区的后外侧部,呈卵圆形,其长轴与第10肋相一致。脾的外侧面较隆凸,贴于膈;内面中部有一纵裂,为脾血管、神经出入处,称脾门。脾的表面有一层致密结缔组织的被膜。被膜及由被膜伸入脾实质而形成的小梁共同构成脾的支架。被膜与小梁之间为脾实质,又称脾髓,可分为白髓和红髓。白髓主要由密集的淋巴组织构成,呈球状或长筒形。红髓分布在白髓之间,由排列成索状的淋巴组织和血窦构成。脾是血液循环中重要的滤过器,能清除血液中的异物、病菌以及衰老死亡的细胞,特别是红细胞和血小板。脾功能亢进时能引起红细胞及血小板的减少。脾内的巨噬细胞和淋巴细胞都参与免疫活动,脾还有储血、调节血量和产生淋巴细胞的功能。

(二)脾切除术的适应证

脾切除术的适应证主要为外伤性脾破裂、门静脉高压症脾功能亢进,其次为脾原发性疾病及占位性病变、造血系统疾病等引起的脾大。

【准备】

实验物品的准备同动物剖腹探查术,并准备腹部手术器械包若干。

【流程】

(一)组织教学

教师进行脾切除术示范教学或录像示教,然后将学生分为6人/组训练,教师巡回并指导。

（二）动物脾切除手术操作步骤

1. 动物的捕捉和固定　参照本章第一节。

2. 动物麻醉　参照本章第三节。

3. 皮肤准备、体位及消毒铺巾　麻醉成功后,动物取仰卧位,绑缚在手术台上,剃去腹部皮肤的毛,常规皮肤消毒及铺无菌手术巾。

4. 切口选择　一般取左上腹经腹直肌切口,切口从剑状软骨向下延伸,长约 8～10cm。也可根据情况选择左肋缘下斜切口,必要时可改"L"或"卜"形切口。

5. 切开腹壁层次　按腹壁层次切开皮肤、皮下组织、腹直肌前鞘、腹直肌、腹直肌后鞘及腹膜,进入腹腔。

6. 切除脾脏　用拉钩将切口向左侧牵拉,可见到形似镰刀状的脾,脾的活动性很大,很松弛地附着在大网膜上。术者用左手将脾托到腹腔外,可见脾胃韧带为两层,其间有许多血管,脾动脉主干在韧带的中央,可触及搏动,很容易辨认。剪开无血管的脾胃韧带,有血管处应钳夹后切断结扎。在脾动脉主干部位,用镊子提起其表面包被的腹膜,用组织剪剪开后显露脾动脉,游离脾动脉约 1cm,先用血管钳带 2 号丝线结扎,暂不切断;或术者用左手示指和中指绕过脾蒂后方将其勾起,右手持中弯血管钳钳夹脾蒂,近端两把,远端一把,靠近远端弯血管钳切断脾蒂,移出脾脏,用 2 号丝线双重结扎或贯穿结扎近侧脾动脉(图 2-3-20)。脾动脉结扎后,静脉仍回流通畅,形成所谓血液"自体回输",脾脏体积将会缩小。脾脏完全游离后,将脾轻轻翻向右侧,显露脾门后方,仔细分离脾蒂与胰腺间的黏连。将脾脏下极向左上方翻起,显露脾结肠韧带,钳夹切断并结扎。术者右手伸入脾脏和膈肌之间,沿脾脏膈面分离脾脏与膈肌及后腹膜间的黏连。将脾脏轻轻翻向右侧,剪断脾肾韧带。

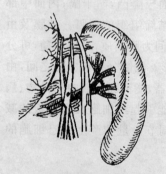
结扎切断脾胃韧带

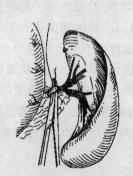
预扎脾动脉

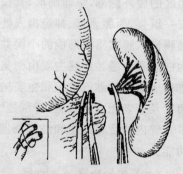
脾蒂的处理

图 2-3-20　脾切除术

7. 缝合腹壁　检查确定脾蒂部无活动性出血,取出纱布垫,用温盐水冲洗手术腔,放置引流管。清点纱布、手术器械无误后,逐层缝合腹壁切口。

【注意事项】

1. 打开腹腔时,注意不要损伤腹腔内的脏器,特别是肠管。

2. 狗脾活动性很好,一般较容易提到切口外面。搬动脾时,注意手法要轻柔,以免撕破脾。分离胃脾韧带时应仔细操作。游离脾动脉时要小心轻柔,以免伤及脾静脉而导致大出血。游离脾蒂时,注意不要损伤胰腺。如寻找脾动脉有困难,也可放弃此步骤,如脾的上、下端有韧带黏连,也可用血管钳夹住,在两钳间切断后结扎。

【思考题】

1. 说出脾切除术的适应证。
2. 试述脾切除术的操作程序及注意事项。

　　　　　　　　　　　　　　　　　　　　　　　　（李伯友、杨通河）

第八节　动物小肠部分切除端-端吻合术

【目标】

1. 掌握小肠切除吻合术的适应证。
2. 掌握小肠部分切除端-端吻合术的操作程序及注意事项。
3. 综合训练无菌技术和手术基本操作技能。

【相关知识】

(一)小肠的解剖特点

家兔的肠管总长度约达体长的 11 倍之多,这与家兔的草食性有关。空肠与回肠之间没有严格的界限,空肠是肠管中最长的一段,长约 2~3m,回肠较短也没有盘曲。回肠与盲肠相连处膨大形成一厚壁的圆囊为家兔所独有。小肠壁层次结构与消化道其他部分相同,其黏膜由柱状上皮细胞组成,空肠黏膜较回肠黏膜有更多的皱褶,黏膜上有大量绒毛,增加了小肠的吸收面积,在绒毛内分布有毛细血管和淋巴管,靠绒毛的运动和黏膜的通透性进行营养物质的吸收。黏膜下层为一层不固定的结缔组织。平滑肌层由内环肌和外纵肌组成。外层为浆膜,完全与脏层腹膜延续相连。

人体的空肠位于腹腔的左上侧,回肠位于右下侧,空肠稍粗,由于有很多血管分布而微带红色。空肠始于十二指肠空肠曲,占空回肠全长的 2/5,占据腹腔的左上部;回肠占空回肠全长远侧 3/5,位于腹腔右下部,部分位于盆腔内,在右髂窝续盲肠。肠管血管呈弓状分布,肠系膜切除范围应成扇形。

(二)小肠切除手术的适应证

由于各种外科病因导致肠段坏死、多发性肠管破裂或穿孔无法修补、肠道肿瘤或癌前病变、先天性畸形、肠结核、节段性小肠炎等所致肠管狭窄及复杂性肠瘘等须考虑肠切除手术。

正确判断肠管的活力,尤其在疑有长段肠管坏死时,由于留下肠管不多,必须争取保留尽可能多的肠管,因此,严格确定肠管是否坏死就更显得重要。判定肠管是否坏死,主要根据肠管的色泽、弹性、蠕动、肠系膜血管搏动等征象来判断。如:① 肠管呈紫褐色、黑红色、黑色或灰白色;② 肠壁菲薄、变软和无弹性;③ 肠管浆膜失去光泽;④ 肠系膜血管搏动消失;⑤ 肠管失去蠕动能力。具备上述 5 点中的 3 点,经较长时间热敷、放入腹腔内或用 0.25% 普鲁卡因 15~30mL 行肠系膜封闭,而血运无明显改善时,即属肠坏死,应予以切除。

（三）术前准备

1. 禁食、胃肠减压　行小肠切除吻合术的患者必须禁食，持续胃肠减压。

2. 纠正水、电解质紊乱　行小肠切除吻合术的患者，必须针对生理紊乱做必要的准备，应积极予以输液纠正水、电解质紊乱及补足血容量。

3. 应用抗生素　全身感染征象较重者，给予抗生素治疗。择期手术者于术前 1～3d 口服抗生素，以减少肠道内的细菌。

4. 补充热量和营养支持　提高患者手术耐受力和愈合能力。

5. 常规做好腹部手术前准备　手术涉及结肠者，应做清洁灌肠。

（四）术后处理

1. 体位　麻醉清醒、循环功能稳定后，开始半坐卧位。

2. 禁食、胃肠减压、输液　术后禁食、胃肠减压 2～3d，至肠功能恢复正常为止。小肠手术后 6h 内即可恢复蠕动，故无肠梗阻者术后可拔除胃管，术后第 1 天开始服少量不胀气流质，并逐渐加至半流质。对小肠切除多者或对保留肠管生机仍有疑问者，饮食应延缓，需待肛门排气、排便或腹胀消失后开始饮食。小肠与结肠做吻合者，应留置肛管排气。在禁食期间，每日需输液，以补足生理需要和损失量。脱水较重者，开始进食后，仍应适当补充液体。

3. 控制感染　必要时可选用广谱抗生素。

4. 鼓励患者早期活动　预防肠黏连及肺部等并发症。

【准备】

实验物品的准备同动物剖腹探查术，并准备腹部手术器械包。准备模拟海绵训练木板或离体猪肠、肠钳、有齿直血管钳（Kocher 钳）等。

【流程】

（一）组织教学

制作节段性小肠坏死模型。教师进行小肠部分切除端-端吻合术示范教学或录像示教，然后学生分为 6 人/组训练，教师巡回并指导。

（二）动物小肠部分切除端-端吻合手术

1. 动物的捕捉和固定　参照本章第一节。

2. 动物麻醉　参照本章第三节。

3. 皮肤准备、体位及消毒铺巾　麻醉成功后，动物取仰卧位，绑缚在手术台上，剃去腹部皮肤的毛，常规皮肤消毒及铺无菌手术巾。

4. 切口选择　一般取腹部正中切口，从剑状软骨向下延伸，长约 8～10cm。

5. 切开腹壁层次　按腹壁层次切开皮肤、皮下组织、腹白线、腹膜，进入腹腔。

6. 制作肠坏死模型与肠管切除　将一段小肠袢提出切口外，周围用盐水纱布垫将小肠袢与腹壁隔开。确认肠壁的系膜缘和对系膜缘，在近系膜缘处结扎 4～5 条肠系膜血管用以制作肠坏死模型。展开肠袢，观察病变范围及系膜血管分布情况，确定肠管的切除范围。在预定的切除部位，按血供方向先将一面的系膜做"V"形切开，接着按同一切面剪开另一面的系膜，此时应注意避免损伤血管。然后分离所遇的系膜血管,用两把弯血管钳夹住,在钳间剪断此血管,用2号丝线结扎血管两断端,再于近心端结扎线外侧用1号丝线做贯穿缝合结扎。最后切断小肠系膜。在拟切除肠管两端(离色泽变暗的肠管3~5cm处),各以一把Kocher钳自小肠对系膜缘斜行指向系膜缘,使钳与小肠的横轴约成30°角,且钳尾偏向保留段肠管(图2-3-21)。如此不仅可使吻合口径增大,更重要的是可以保证肠管断端的血液供应。再将两端紧贴保留段肠管的肠系膜各分离约0.5cm。然后在距Kocher钳3~5cm的健侧小肠处各用一把肠钳钳夹肠管。肠管不宜夹得太紧,以刚好阻止肠内容物通过和肠管切缘无出血为度。在肠钳与Kocher钳之间的肠管后方垫干纱布,紧贴两端的Kocher钳的健侧切断肠管,移除病变肠管及衬垫纱布。吸净断端肠管的内容物后,用0.5%碘伏棉球擦拭消毒肠管内腔。

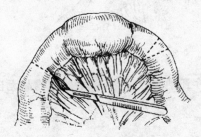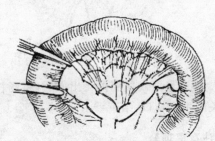

"V"形切开肠系膜　　　　　　　　　　Kocher钳30°角钳夹肠管

图2-3-21　肠切除术

7. 肠管端-端吻合(图2-3-22)　小肠两断端靠拢,注意使两肠腔对齐勿发生扭曲,周围以盐水纱布垫隔开。然后在距肠管断端约0.5cm处的系膜及对系膜缘,用1号丝线各做一针将浆肌层结扎缝合,用止血钳夹住这两针缝合线作为定位和牵引用。再用1号丝线间断全层内翻缝合吻合口的后壁与前壁:先从肠腔的一侧开始,用缝合针从一侧肠壁黏膜层进→从浆肌层出;对侧肠壁的浆肌层进→黏膜层出。结扎缝合线,线结打在肠腔内面。同样方法缝合第二针,结扎第二针缝线之前剪去上一针缝线,结扎时助手还要配合将肠壁的边缘内翻,缝针的边距和针距以0.3cm为宜,黏膜面的进出针点应稍靠近切缘,使浆膜多缝,黏膜少缝,以便黏膜面对拢而浆膜面内翻,有利于吻合口的愈合。肠管后、前壁全部缝合之后,撤去肠钳,更换吻合时用过的纱布、器械,用生理盐水冲洗手套并用碘伏棉球擦干。然后在距离全层缝合线约0.3cm处,用1号丝线做吻合口前、后壁间断浆肌层缝合。① 前壁浆肌层缝合:常采用间断垂直褥式内翻缝合法,缝针从距第一层缝线外缘0.5cm进→浆肌层潜行→距第一层缝线外缘

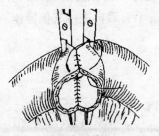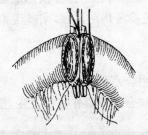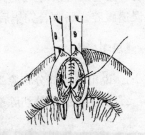

缝合牵引线　　　　　　后壁间断全层内翻缝合　　　　　前壁间断全层内翻缝合

图2-3-22　肠管端-端吻合术

0.2cm出,从对侧距第一层缝线外缘 0.2cm 进→浆肌层潜行→距第一层缝线外缘 0.5cm 出,结扎缝线,肠壁浆肌层自然对合内翻,继续至前壁缝合完毕;② 后壁浆肌层缝合:将肠管翻转使后壁朝上,浆肌层缝合后壁。

8. 用1号丝线间断缝合肠系膜切缘,关闭裂孔(图 2-3-23)。用手轻轻挤压两端肠管,检查吻合口,观察吻合口有无渗漏,若有渗漏可加缝补针。然后用拇、示指指尖对指挤捏检查吻合口是否通畅及其直径大小,以能够通过拇指末节为宜(图 2-3-24)。

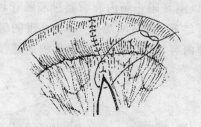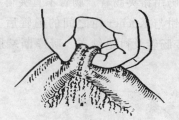

图 2-3-23　缝合肠系膜裂孔　　　　　　图 2-3-24　检查吻合口

9. 检查肠管及腹腔内无出血后,将肠祥按自然顺序还纳腹腔,清点手术器械物品无误后,逐层关闭手术切口,结束手术。

【注意事项】

1. 肠管的吻合方式　缝合的共同要求是吻合处肠壁应保持内翻,浆膜与浆膜对合,防止肠壁黏膜外翻而影响吻合口的愈合。

2. 预防吻合口漏　① 要保证吻合口良好的血供,可扪及肠管断端系膜的动脉搏动。肠管断端处的肠系膜不可分离过多,一般距断端 1.0cm 以内,否则易影响吻合口的血液供应。② 浆肌层缝合必须包含黏膜下层,因为大部分肠管张力位于此处,但进针不能过深,以免缝合针穿透肠壁。③ 吻合口处的缝合过稀或打结太松可直接导致吻合口漏的发生;缝合针距太密或打结太紧,将影响吻合口的血液供应,导致吻合口不愈或吻合口漏。④ 要求做到吻合处浆膜对合,要使浆膜面对合准确,吻合的肠壁间不应有脂肪或其他组织。⑤ 要保证吻合口处无张力,吻合肠段的肠祥应游离足够长度。

3. 预防吻合口狭窄　肠壁边缘内翻不宜过多,以防造成吻合口狭窄。

4. 预防内疝　要关闭肠系膜裂孔,留孔不宜过大,否则容易发生内疝。

5. 防止污染　术中严格执行无菌操作,做好隔离,应用无菌巾及盐水纱布垫保护手术野。如切开肠管后应及时用吸引器吸净肠内容物。擦拭断端黏膜的棉球不得任意放置,以免污染或误遗腹腔。肠吻合完毕后,应更换所用的器械,用碘伏棉球擦洗手套后再进行其他操作。

【思考题】

1. 说出小肠部分切除端-端吻合术的适应证。

2. 试述小肠部分切除端-端吻合术的操作程序及注意事项。

(李伯友、杨通河)

第九节　动物胃切除术

【目标】

1. 熟悉胃大部切除术的适应证。
2. 熟悉胃大部切除术的操作程序及注意事项。
3. 综合训练无菌技术和手术基本操作技能。

【相关知识】

（一）胃的解剖特点

1. 兔胃　为单室胃，胃底较大，形状犹如一个大的马蹄形囊袋，横卧于腹腔的前部，部分为肝脏所遮盖，食管开口于胃的中部。胃的入口处向左方扩大并向前方稍稍突起，形成一个大的圆顶即胃穹，而胃的出口处较狭长。胃的贲门入口处和幽门出口处彼此靠近，使胃小弯的弧径短而胃大弯的弧径长。在胃小弯处的贲门与幽门之间有一垂向胃腔的镰刀状皱褶，由粗大的肌层组成，为胃底部和幽门部分界的标志。兔胃内壁有发达的胃黏膜，而外表附着的大网膜并不发达。胃壁可以用来练习切开及两层吻合法。兔的胃壁非常薄，左侧胃壁薄而透明，呈灰白色。贲门及幽门部发育良好，由于贲门部及胃解剖学上位置排列的关系，兔子是无法呕吐的。幽门部到十二指肠间呈现极剧烈的角度转变，常受到十二指肠的压迫。

2. 狗胃　胃底和胃体较大，几乎呈圆形，幽门部较小，呈圆筒状。胃大弯比胃小弯约长 4 倍。十二指肠位于肝下。胃和十二指肠的血供与人体相似。

（二）胃大部切除术的适应证

1. 胃溃疡手术适应证　包括抗 Hp 措施在内的严格内科治疗无效的顽固性溃疡；发生溃疡出血、瘢痕性幽门梗阻、溃疡穿孔及溃疡穿透至胃壁外者；巨大溃疡（直径＞2.5cm）或高位溃疡；胃十二指肠复合性溃疡；溃疡不能除外恶变或已经恶变者。

2. 十二指肠溃疡手术适应证　出现严重并发症，如急性穿孔、大出血和瘢痕性幽门梗阻，及经正规内科治疗无效的顽固性溃疡。

3. 胃癌、癌前病变及其他胃肿瘤。

【准备】

实验物品的准备同动物剖腹探查术，并准备腹部手术器械包若干。模拟海绵训练木板或离体猪胃、猪肠、胃钳、肠钳、腹部牵开器、有齿直血管钳（Kocher 钳）等若干。

【流程】

（一）组织教学

教师预先进行胃大部切除术示范教学或录像示教，然后学生分为 6 人/组训练，教师巡回并指导。

（二）动物胃大部切除手术

1. 动物的捕捉和固定　参照本章第一节。

2. 动物麻醉　参照本章第三节。

3. 皮肤准备、体位及消毒铺巾　狗麻醉成功后,取仰卧位,用布带套扎固定四肢,嘴须戴上口套,将其绑缚在手术台上,剃去腹部皮肤的毛,清水冲洗、拭干。常规皮肤消毒及铺无菌手术巾。

4. 切口选择　取上腹部正中切口,剑突与脐之间长约 8～10cm。

5. 切开腹壁层次　按腹壁层次切开皮肤、皮下组织、腹白线、腹膜,进入腹腔。

6. 腹腔探查　手术人员洗手,探查腹腔,观察胃及其相邻器官的解剖。

7. 胃大部切除　① 游离胃大弯：术者向上提起胃体,助手同时将横结肠向下牵拉,在大网膜中部将其剪开,在胃网膜血管弓下方用血管钳分别钳夹血管远、近段,将其切断结扎,直至十二指肠球部的下缘。② 游离胃小弯：将胃向下牵拉,在距离胃小弯上缘约 2cm 处剪开肝胃韧带,至十二指肠球部,切断胃右动脉,近端双重结扎。③ 游离与切断十二指肠：将胃向左上方牵拉,分离出十二指肠约 2～3cm,紧贴十二指肠上、下缘及后壁仔细分离。在预定十二指肠切断线两侧各夹一把 Kocher 钳,钳尖一致指向小弯侧,两钳一般至少相距 0.5cm,手术刀紧贴胃侧 Kocher 钳切断十二指肠。用 0.1% 碘伏消毒断端。④ 切断结扎胃网膜左血管：将胃向左上牵拉,切断结扎胃网膜左动脉第一支,此乃胃大弯侧的切胃标志。⑤ 切断胃左血管：将胃向上翻转、提起,显露出胃左血管。靠近胃小弯将肝胃韧带的后层腹膜剪开,分离出胃左动脉后、前支发出的胃支,逐一切断、结扎,即将胃小弯游离。注意分离清除干净预定胃切除线小弯侧附近残留的肝胃韧带。⑥ 切除胃：试将预定切除部位拉至十二指肠残端处,应无任何张力。由于残胃与十二指肠是端端吻合,所以自大弯侧量起残胃端开口的直径应与十二指肠腔径相近。在胃预定切除线的两侧各夹一把肠钳,钳尖一致指向小弯侧。手术刀贴近切除线远侧肠钳,自小弯向大弯侧切开,每切开 1cm,即用 2 号线将切开处保留胃侧的前后壁做全层缝合关闭,边切边缝,直到自大弯侧起残胃外口与十二指肠的腔径相近。再在全层间断缝合过的部位加一层浆肌层间断缝合。小弯侧残胃角以半荷包包埋。⑦ 胃黏膜下层止血：将切除线远侧肠钳左侧的胃前壁浆肌层切开,显露黏膜下层血管,紧靠保留胃侧组织,用圆针细丝线将其缝扎。然后翻转胃,再将胃后壁的黏膜下层血管缝扎,于胃切除部位的下方垫一纱布垫,用手术刀在已进行黏膜下层止血的部位将胃完全切断,移去标本。近侧残胃以 1% 碘伏消毒(图 2-3-25)。

8. 胃肠吻合　分为毕(Billroth)Ⅰ式和毕(Billroth)Ⅱ式吻合法,前者是指残胃与十二指肠残端吻合;后者是首先缝闭十二指肠残端,然后行胃空肠吻合。毕Ⅰ式吻合法：① 胃后壁与十二指肠后壁作浆肌层间断缝合;② 胃后壁与十二指肠后壁作全层间断缝合;③ 胃前壁与十二指肠前壁作全层间断缝合;④ 胃前壁与十二指肠前壁作浆肌层间断缝合。此吻合方法可防止吻合口狭窄和减小吻合口张力。各层间断缝合时,最好等份分段进行,即吻合口牵引线缝合后的第一针缝在吻合口中点,然后再缝一边的中点,以此类推,使之吻合整齐、可靠。最后一针半荷包缝合包埋残胃与十二指肠吻合口小弯侧的"危险角"。吻合完毕后,检查其吻合口直径是否够大,以保证吻合口通畅(图 2-3-26)。

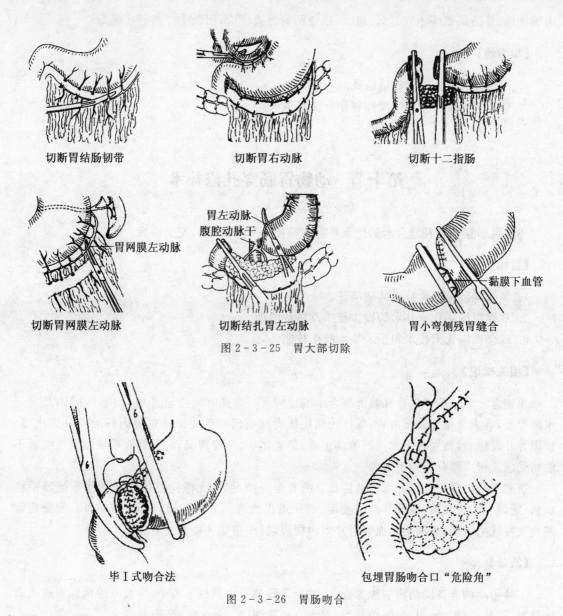

切断胃结肠韧带　　　　　切断胃右动脉　　　　　切断十二指肠

切断胃网膜左动脉　　　　切断结扎胃左动脉　　　　胃小弯侧残胃缝合

胃网膜左动脉

胃左动脉
腹腔动脉干

黏膜下血管

图 2-3-25　胃大部切除

毕 I 式吻合法　　　　　　包埋胃肠吻合口"危险角"

图 2-3-26　胃肠吻合

9. 清理腹腔　检查腹腔内无活动性出血,清点手术器械物品无误后,依次逐层关腹,用2号丝线作单纯间断或连续缝合腹膜,1号丝线间断缝合皮下组织及皮肤,结束手术。

【注意事项】

1. 避免损伤邻近重要组织或器官　对任何管状结构,在未明确性质前,切不可贸然钳夹、切断。如在游离胃大弯时,在靠近幽门窦、胃后壁与胰腺被膜及横结肠系膜中近胃壁处应仔细解剖,避免误伤结肠中动脉。在游离胃小弯侧胃右动脉时,注意保护肝动脉、胃十二指肠动脉和胆总管等重要结构。

2. 预防并发症　在预定胃切除线时,须先将预定切除的部位向十二指肠实际拉拢一下,以保证残胃与十二指肠吻合后没有任何张力。在游离十二指肠时,操作上要尽可能靠近十二指肠肠壁,且游离范围不宜过远、过大,以免影响血液供应,引起十二指肠残端漏。

【思考题】

1. 简述胃大部切除术的适应证。
2. 试述胃大部切除术的操作程序及注意事项。

(杨通河)

第十节　动物胃肠穿孔修补术

单纯胃肠穿孔修补缝合术的优点是操作简便,手术时间短,安全性高。

【目标】

1. 掌握胃肠穿孔修补术的适应证。
2. 掌握胃肠穿孔修补术的操作程序及注意事项。
3. 综合训练无菌技术和手术基本操作技能。

【相关知识】

单纯胃十二指肠溃疡穿孔修补缝合术的适应证:穿孔时间已超过 8h,腹腔内感染及炎症水肿严重,有大量脓性渗出液者;既往无溃疡病史或有溃疡病史未经正规内科治疗且无出血、梗阻等并发症者,特别是十二指肠溃疡患者;年老体弱、全身情况差、有其他系统器质性疾病不能耐受急诊胃大部切除手术者。

腹腔镜行溃疡穿孔修补术的适应证:患者全身情况好,无感染性休克及其他系统器质性疾病,能耐受人工气腹,无合并幽门梗阻、消化道出血者。非腹腔镜修补术适应证:饱餐后腹腔内食物残渣较多,胃溃疡出血或合并幽门梗阻,胃溃疡穿孔疑恶变者。

【准备】

实验物品的准备同动物剖腹探查术,并准备腹部手术器械包若干,模拟海绵训练木板或离体猪胃、猪肠,胃钳、肠钳、腹部牵开器、有齿直血管钳(Kocher 钳)等若干。

【流程】

(一)组织教学

制作胃肠穿孔动物模型。教师进行胃肠穿孔修补术示范教学或录像示教,然后学生分为6 人/组训练,教师巡回并指导。

(二)动物单纯胃肠穿孔修补手术

1. 动物的捕捉和固定　参照本章第一节。
2. 动物麻醉　参照本章第三节。
3. 皮肤准备、体位及消毒铺巾　麻醉成功后,取仰卧位,用布带套扎固定四肢,绑缚在手术台上，剃去腹部皮肤的毛，清水冲洗、拭干。常规手术野皮肤消毒及铺无菌手术巾。

4. 切口选择　取上腹部正中切口或右上腹旁正中切口，剑突与脐之间长约 8～10cm。

5. 切开腹壁层次　按腹壁层次切开皮肤、皮下组织、腹白线、腹膜，进入腹腔。

6. 腹腔探查　腹腔探查同第六节动物剖腹探查术，观察胃及其相邻器官解剖。

7. 制作胃或肠穿孔模型　用拉钩向两侧牵开腹壁，显露动物的腹腔器官，找到胃，提起胃体前壁，用等渗盐水纱布保护切口周围组织，在胃体前壁幽门窦"无血管区"用尖刀反挑式切开一直径约 0.5～1.0cm 的小口，深达胃腔，常可见胃内容物流出；或提出一段长约 10cm 的小肠祥，用两把肠钳夹住一段肠管，在小肠对系膜缘用尖刀切开一直径约 1.0cm 的小口，深达肠腔，制成小肠穿孔模型。

8. 清理腹腔　清除穿孔周围的内容物，用盐水纱布垫将周围器官隔开，吸净或用纱布拭净胃腔内及污染腹腔的胃肠内容物。检查胃肠穿孔处有无活动性出血，如有活动性出血可用 1 号丝线结扎或缝扎。

9. 穿孔修补　用 2 号或 1 号丝线在距胃穿孔边缘约 0.5cm 处全层或浆肌层间断缝合穿孔 3～5 针，暂不打结。缝线方向与胃肠纵轴平行，针距 0.3～0.5cm，轻柔结扎。可取邻近大网膜组织覆盖于穿孔处，再用上述修补缝线打结固定；或沿肠纵轴方向，用 1 号或 2 号丝线间断内翻缝合穿孔部全层肠壁，针距 0.3～0.5cm，撤除肠钳，用 1 号丝线沿肠纵轴方向间断垂直褥式内翻缝合穿孔部浆肌层（图 2-3-27）。

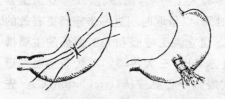

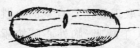

胃穿孔修补术　　　　　　　　　　　　肠穿孔修补术

图 2-3-27　单纯胃肠穿孔修补术

10. 冲洗腹腔与关腹　穿孔修补后，检查其他部位有无损伤及活动性出血，冲洗腹腔，撤除胃或肠管周围生理盐水纱布，将胃或肠管放回腹腔原来的位置，清点器械、敷料无误后，用 1 号丝线逐层缝合腹壁组织，关闭腹部切口。

【注意事项】

1. 全层缝合胃或肠管壁时注意勿缝及穿孔对侧的胃或肠壁，以免导致术后梗阻。

2. 小肠穿孔修补时，缝线方向应与肠管纵轴的方向平行，否则易于引起肠腔狭窄。

3. 胃穿孔修补时应用大网膜覆盖穿孔处，应注意大网膜血供，以免引起大网膜坏死。

【思考题】

1. 简述胃或肠穿孔修补手术的适应证。

2. 试述胃肠穿孔修补术的操作程序及注意事项。

（杨通河）

第四章　外科诊疗基本操作技能

临床基本操作技能的种类很多,具体操作方法也各不相同,但是它们也有共同的规律,即不管是何种方法,都有各自的适应证、禁忌证、物品准备、操作步骤、具体方法及注意事项。因此,每项操作技术都得独立学习,反复练习,要掌握任何操作技术,最重要的是实践、实践、再实践。

第一节　徒手心肺复苏

最早的心肺复苏(cardiopulmonary resuscitation,CPR)过程是在现场进行的,现场一般没有专门的仪器设备和抢救药物,只能徒手进行。现场复苏也叫初期复苏,或称基础生命支持(basic life support,BLS),靠徒手快速建立临时人工循环和人工呼吸,向心、脑及全身组织器官提供基本的氧供,延长机体从临床死亡到生物死亡的时间,以争取时间进一步施行更有效的医院内复苏措施,同时也争取现场恢复自主的心跳呼吸。建立人工呼吸和人工循环的主要措施是畅通呼吸道、口对口人工呼吸、胸外心脏按压,即复苏 ABC 三大步骤。A 代表畅通气道(airway,A);B 代表口对口人工呼吸(breathing,B);C 代表胸外心脏按压(circulation,C)。先畅通呼吸道以保证外界空气能进入肺组织;经口对口人工呼吸把空气吹入患者肺中,使肺内气体氧分压升高,并弥散到肺泡壁的毛细血管内;再进行胸外心脏按压让机体血液流动起来,使携有氧气的红细胞到达全身,尤其是脑、心等重要器官,使脑组织获得氧供得以生存,也可能使脑功能恢复,出现自主的心跳、呼吸。

【目标】

1. 熟悉现场判断临床死亡的方法。
2. 掌握徒手畅通呼吸道、口对口人工呼吸、胸外心脏按压动作要领。
3. 掌握现场复苏 ABC 操作流程。

【相关知识】

(一)临床死亡

临床死亡是指各种原因所致的患者呼吸、心跳停止。呼吸停止后外界的氧气不能吸入体内,二氧化碳不能呼出体外,气体交换停止;心跳停止后全身血液不能流动,无法运送氧气。这两种情况均可引起机体细胞、组织、器官全面缺氧。如果缺氧时间不长,虽然可造成一些缺氧性损害,但还未引起细胞死亡,特别是大脑细胞未死亡,生命就未真正停止。假如及时去除病因、恢复循环呼吸功能,未死亡的组织细胞得到氧供,仍有恢复的可能。

现场诊断临床死亡的主要指标为神志突然消失、大动脉搏动不能触及，一般徒手进行，争取 30s 内完成，以赢得宝贵的复苏时间。

（二）生物死亡

生物死亡又称脑死亡。在人体所有器官中，大脑的需氧量最大，只占体重 2% 的脑组织在静息时就消耗全身氧供的 20%，脑对氧的依赖性很强，缺血、缺氧对脑组织的打击也最快、最大，也就是脑细胞耐缺氧的能力最差。当心跳呼吸完全停止 1min，大脑细胞开始水肿；停止约 5min，脑内储备的 ATP、糖原等能量物质便会完全耗竭；彻底失去能量供应的脑细胞在以后的几分钟内必然死亡，脑电图检查脑电波成一直线，说明脑细胞的电生理功能完全丧失，进入生物死亡。脑细胞是不能再生的，生物死亡是不可逆的过程。

人体从临床死亡到生物死亡平均 5min 左右，这短短的 5min 就是复苏时限，所有复苏工作必须在这 5min 内进行，才可能有效。显然，抢救得越早，复苏的成功率越高。

（三）舌后坠

舌是肌性器官，患者昏迷时肌肉松弛，仰卧位时由于重力作用舌向下坠落，舌根覆盖咽喉口，引起呼吸道阻塞。头部极度后仰可以向前牵引舌根，能解除这种梗阻。

（四）呼吸气体氧浓度

空气中的氧气浓度约 21%，二氧化碳浓度为 0.04%，人体吸入新鲜空气后部分氧气被组织细胞消耗，同时放出二氧化碳。正常人呼出气体的氧浓度为 16% 左右，二氧化碳浓度为 4%。这种低氧、高二氧化碳的气体对正常人无供氧和排二氧化碳价值。但呼吸停止的患者长时间未吸入空气，而组织细胞的耗氧未停止过，肺部的含氧量会很低，远远低于正常人呼出气体的氧含量。如果正常人深吸一口气后再吹出，还可使患者肺内气体的氧含量再升高，浓度可达到 18% 以上，此吹出气体对呼吸停止的患者就有明显的供氧价值。同理，还能排出二氧化碳。

（五）心脏按压原理

尽管心脏位于胸腔偏左位置，心尖搏动也位于左锁骨中线第 5 肋间隙，但按压左侧胸壁，心脏可以向后退向左肺，结果左肺被压缩，心脏无明显血液搏出，如果再加大按压力量希望心脏能有血液排出，必然会产生肋骨骨折。所以，心脏按压的正确部位在两乳头连线与胸骨的交界处或胸骨中下 1/3 交界处，此处尽管不是心脏的"正中"部位，但其前方是胸骨，后方是脊柱，并通过肋骨相连接，这样有弹性的骨架结构允许将胸骨向下按压，迫使心脏向后退，心脏退到脊柱时，由软组织构成的心脏被前后的骨性组织压缩，心内压力升高，在心脏瓣膜的引导下，血液搏向主动脉和肺动脉，使血液排出到体循环和肺循环。放松时，依靠肋骨的弹性回复原位，血液再进入心脏。

为了保证心脏按压的效果，应使患者仰卧在坚实的地面或没有弹性的硬板床上；如患者躺在软床上，复苏时要在患者背部放置一块横跨两边床杠的木板。

（六）复苏有效指标

复苏有效指标包括：① 按压心脏时出现大动脉搏动，说明按压动作正确；② 按压期间测量肱动脉收缩压大于 60mmHg 以上，说明连续心脏按压动作正确；③ 患者面色、口唇、指甲及皮肤等色泽再度转红，提示血液氧合血红蛋白增加，说明通畅呼吸道、人工呼吸、心脏按压三方面的操作都正确；④ 扩大的瞳孔再度缩小，对光反射出现，提示控制瞳孔的中脑得到氧供存活并开始恢复功能；⑤ 出现自主呼吸、自主心跳，提示延脑控制呼吸与循环的生命中枢存活并开始恢复功能；⑥ 出现听觉，听觉的产生最终需大脑皮层的参与，患者对声音有反应，说明部分大脑组织开始恢复，是复苏成功的信号；⑦ 出现意识，意识是大脑皮层综合活动的结果，患者出现意识说明大部分大脑皮层已恢复功能，是复苏成功的确切标志。

出现提示操作正确的指标并不一定代表复苏的最终效果，如已超过复苏时限，患者已经生物死亡，再正确的操作都是无效的。

复苏成功后，如脑细胞全部存活，则患者完全康复；如脑细胞部分死亡，则留下后遗症如瘫痪、痴呆。

（七）心肺复苏指南

为了规范进行心肺复苏的操作程序，美国心脏学会（AHA）和国际复苏联合会不定期地颁布国际心肺复苏（CPR）和心血管急救（ECC）指南标准，目前最新的版本是 2009 年正式公布的 2005 年版国标指南。

【准备】

心肺复苏模拟人　该类仪器主要分为两大构件。一是主机，内含电脑芯片，载有专门的操作程序。二是模拟人，能将进行复苏操作的机械变化转化为相应的电流信息输入主机的电脑芯片。

【流程】

（一）组织教学

教师介绍心肺复苏模拟人，介绍临床死亡的现场诊断方法，示范和讲解 ABC 动作。学生分组练习（2 人/组），教师巡视、纠错并指导。

（二）实训步骤

1. 设备准备　将模拟人与主机连接，检查接头有无松动。

2. 开机　打开主机电源，启动复苏软件，进入主界面。

3. 训练模式　点击训练模式，听到语音提示表示顺计时开始，开始练习（该模式适用于初学者学习复苏操作基本要领和各项步骤）。

（1）畅通呼吸道：操作者用纱布覆盖模拟人嘴唇，一手捏住两侧鼻翼以防吹气时漏气，另一手托起其后颈或下巴使头往后仰 70°～90°，以解除舌后坠，畅通呼吸道。

（2）口对口人工呼吸：操作者深吸一口气，双唇紧贴模拟人口部并将其全部罩住呈密封状，缓慢用力吹气，吹气过程要均匀，特别是开始时吹气不宜过猛，以防超过食管开放压使气体吹入胃内引起胃胀气。每次吹气持续 2s 以上，同时用眼睛的余光注意患者的胸廓是否扩张，吹完一口气使模拟人完成一次吸气动作；操作者头稍抬起，嘴唇离开模拟人口部，半侧转换气，同时松开捏闭鼻孔的手指，让模拟人的胸廓及肺弹性回缩，排出肺内气体，自动完成一次呼气动作。吹气频率控制在正常的生理频率范围内，一般成人每分钟 12～14 次，8 岁以下儿童每分钟 15 次，婴儿每分钟 20 次。

1）如果吹气动作正确并吹入气量达 800～1200mL，则吹气条形显示区域呈绿色，同时计数器记录吹气正确 1 次，并有语音信号提示。

2) 如果吹入气量不足 800mL,则吹气条形显示区域不变色,同时计数器记录吹气错误 1 次,并有语音信号提示。

3) 如果吹入气量超过 1200mL,则吹气条形显示区域呈红色,同时计数器记录吹气错误 1 次,并有语音信号提示。

(3) 胸外心脏按压:操作者以一手的掌根放在模拟人两乳头连线与胸骨的交界处,另一手掌根重叠放在前手掌背侧,两手手指交叉并拢、手指自然屈曲互相握持,以掌根部位接触患者胸骨以减少手的弹性、提高挤压的硬性力量;操作者两肘关节伸直,手臂与地面垂直,以上身的重量通过两手臂有力地向下挤压胸骨,使胸骨下陷 4~5cm,心脏受压将血液挤出,完成一个收缩期;挤压后迅速放松,让胸廓弹性复原,心脏解除压力后,静脉血流入,完成一个舒张期。按压频率控制在正常偏高的生理频率范围内,一般成人每分钟 100 次。

1) 如果按压部位正确、按压动作正确,使胸骨下陷 4~5cm,按压条形显示区域呈绿色,同时计数器记录按压正确 1 次,并有语音信号提示。

2) 如果胸骨下陷不足 4cm,按压条形显示区域呈黄色,同时计数器记录按压错误 1 次,并有语音信号提示。

3) 如果胸骨下陷超过 5cm,按压条形显示区域呈红色,同时计数器记录按压错误 1 次,并有语音信号提示。

训练模式下,口对口人工呼吸与胸外心脏按压可任意练习,无比例限制和时间限制。

4. 考核模式　点击考核模式,听到语音提示,表示 120s 的倒计时开始,进入考核状态。该模式适用于训练学员综合操作能力及进行成绩考核。

(1) 畅通呼吸道:操作同前。

(2) 完成正确吹气 2 次(不包括吹气错误次数):操作同前。

(3) 完成正确按压 30 次(不包括按压错误次数):操作同前。

(4) 重复第(2)、(3)步骤直至 5 个循环:也就是吹气和按压按 2∶30 比例循环 5 次,正确吹气次数共计显示为 10 次,正确按压次数共计显示为 150 次。

(5) 结果显示:正确的 5 个吹气与按压操作循环如在规定的 120s 内完成,听到语音提示"急救成功",并自动奏悦耳音乐和动画显示,可保存或打印当前成绩报告单(日期、姓名、学号、序号、所用时间、吹气正确与错误次数、按压正确与错误次数)。如已到规定的 120s 还未能完成 5 个正确的循环操作,听到语音信号提示,并出现连续的"嘟,嘟……"声和动画显示,表示"急救失败"。

(6) 重复考核:再次点击考核模式,听到语音提示,表示新的 120s 倒计时开始,重新进入考核状态。

【注意事项】

1. 口对口人工呼吸前,用消毒湿纱布或棉球擦净模拟人口唇,以防交叉感染。

2. 操作前洗净双手,女生不能擦口红,不能用笔在模拟人上涂划。

3. 按压操作时,要按工作频率节奏按压,不能过快,以免程序出错。如出现程序紊乱,可关闭主机电源开关,重新启动。

4. 操作成功并需记录成绩时,可打印成绩单,但不需每次打印。

5. 要爱护复苏模拟人,禁止粗暴操作,出现模拟人损坏及时报告。

6. 实训完毕,须将主机和模拟人摆放至原位。

【思考题】

1. 畅通呼吸道、口对口人工呼吸、胸外心脏按压与脑组织有什么联系?
2. 为什么救护者呼出的"废气"能救活患者?
3. 复苏 ABC 的操作动作中易发生哪些错误?

(张增安)

第二节 成人气管插管术

成人气管插管术能够解除呼吸道梗阻、保证呼吸道通畅,也是抽吸下呼吸道分泌物及进行辅助呼吸的重要途径,该技术在急诊科、麻醉科应用广泛。

【目标】

1. 熟悉气管插管术的适应证。
2. 熟悉气管插管术的操作流程及注意事项。

【相关知识】

(一)气管解剖特点

气管由 14～17 个半环状的气管软骨环及其间的环状韧带组成。上端于 C_6 下缘水平接环状软骨,下端在胸骨角水平分为左、右主支气管。气管全程以胸骨颈静脉切迹平面分为颈、胸两段。气管颈段较短,长约 6.5cm,横径为 1.5～2.5cm,有 5～6 个气管软骨环。该段位置较浅,当头后仰时,更加突向皮肤表面;当仰头、低头时,该段可向上、下移动 1.5cm;当头转向一侧时,该段也随之转向同侧。

(二)呼吸生理参数

肺泡通气量是指每分钟吸入肺泡与血液进行气体交换的新鲜气体总量,为每分钟肺通气量的有效部分。肺泡通气量=(潮气量-无效腔量)×呼吸频率。无效腔量是指有通气但不进行气体交换的区域,包括解剖无效腔(指由鼻或口腔直至终末细支气管的整个气体通道,容量为 0.12～0.15L)和肺泡无效腔(指无肺血流灌注的肺泡容积,容量为 0.1～0.2L)。潮气量是指平静呼吸时,每次吸入或呼出的气体量,正常人约为 500～600mL。肺内压:平静吸气时为 -0.3～-0.4kPa,平静呼气时为 0.3～0.4kPa,屏气用力吸气时为 -4.0～-10.7kPa,屏气用力呼气时为 8.0～13.3kPa。胸内压:平静呼气末为 -0.40～-0.67kPa,平静吸气末为 -0.67～-1.33kPa。二氧化碳排出量:平静呼吸时呼出二氧化碳 0.21L/min,每日呼出 750L。肺总量为最大吸气后肺内所含气量,即深吸气量加功能残气量,或肺活量加残气量,参考量为男 5.02L,女 3.46L。

(三)简易球囊式呼吸器

简易球囊式呼吸器结构简单,携带方便。由于其全系手工操作,工作参数不易掌握,常用于急诊、野外条件下的急救。①简易呼吸器的构造：由气囊、呼吸活瓣、接头和面罩四部分组成。②气囊：分大、中、小三种，分别供成人、小儿和新生儿使用。气囊壁由具有良好弹性的材料制成，可以被反复挤压而自行弹起。③呼吸活瓣：用以控制气流方向。挤压气囊时，活瓣被推移，封闭气体外逸的通路，气流只能经面罩流入患者体内；当气囊复原时，活瓣被弹回，遮住进气通路，而打开了外逸的通路，患者的呼气随之逸出。④接头：用以连接面罩和呼吸器。⑤面罩：分为大、小数种，根据患者口面部情况选择合适型号。

（四）气管插管的适应证

1. 患者心跳、呼吸停止或深昏迷，各种反射已消失。

2. 各种原因导致的呼吸衰竭，自主呼吸停止、自主呼吸不足以维持正常供氧、呼吸肌处于已无力或麻痹状态，需要长期人工呼吸。

3. 用其他方法不能保证患者有效通气，需要加压给氧。

4. 各种原因导致气道堵塞或窒息，清除呼吸道困难。

5. 各种类型手术，需要进行全身麻醉。

【准备】

1. 气管插管物品，包括喉镜、硅胶气管导管、气管导管衔接管、牙垫、导管管芯、插管钳。

2. 氧气设备及氧气导管、简易球囊式呼吸器、表面麻醉喷雾器、面罩、水溶性润滑胶。

3. 不同型号压舌板、吸痰设备及吸痰管、10mL 注射器、无菌手套、胶布等。

4. 气管插管模拟人。

【流程】

（一）组织教学

1. 教师示范教学或播放录像光盘。

2. 每班分成若干实验小组（2 人/组），分组进行练习，教师巡回并指导。

（二）实训步骤

1. 除去假牙及松动的牙齿，清除口咽异物。

2. 体位　置患者于仰卧位，头后仰，颈抬高、伸展，以达到口、咽、气管成一直线，但头不要垂放床边。可先置一简易的口、鼻气道，提供充分的氧气，以改善低氧血症。

3. 先给患者 100% 的氧气吸入。① 患者无自主呼吸，应先使用复苏呼吸器及面罩予以正压呼吸，当血氧及二氧化碳分压改善后再插管；② 使用面罩时不必除去假牙，以维持完整面部构造，使面罩遮盖严密；③观察胸部的起伏，听诊呼吸音，观察缺氧症状是否改善，监测心跳变化。

4. 麻醉　患者意识清楚，可给予表面麻醉，必要时应用肌肉松弛药，以利于气管插管。

5. 喉镜使用　术者右手拇、示、中指拨开上、下唇，提起下颌并启开口腔。左手持喉镜沿右口角置入口腔，将舌体稍向左推开，使喉镜片移至正中位，此时可见悬雍垂。沿舌背慢慢推进喉镜片使其顶端抵达舌根，稍上提喉镜，可见会厌的边缘。继续推进喉镜片，使其顶端达舌根与会厌交界处，然后上提喉镜，以撬起会厌而显露声门。

6. 气管插管　右手以握笔式手势持气管导管，斜口端对准声门裂，轻柔地插过声门而进入气管内。放牙垫于上、下齿之间。退出喉镜,拔去管芯。听诊两肺有呼吸音,确定气管导管在气管内,且位置适当后,妥善固定导管与牙垫。

7. 固定　向气管导管气囊注入 3～5mL 空气,使导管与气管壁密闭,便于辅助呼吸或控制呼吸,并可防止呕吐物、口腔分泌物或血液流入气管。

【注意事项】

气管插管法:插管前检查插管用具是否齐全适用,特别是喉镜是否明亮。气管插管时患者应处于中度或深度昏迷状态,咽喉反射消失或迟钝。如处于嗜睡或浅昏迷状态,咽喉反应灵敏,应行咽喉部表面麻醉,然后插管。喉镜的着力点应始终放在喉镜片的顶端,并采用上提喉镜的方法。声门显露困难时,可请助手按压喉结部位,可能有助于声门显露,或利用导管管芯将导管弯成"L"形,用导管前端挑起会厌,施行盲探插管。必要时可施行经鼻腔插管、逆行导管引导插管或纤维支气管镜引导插管。插管动作要轻柔,操作迅速准确,勿使缺氧时间过长,以免引起反射性心搏呼吸骤停。插管过程中须不间断地提供氧气,并随时抽吸口腔内分泌物和血块。插管后吸痰时,必须严格无菌操作,吸痰持续时间一次不应超过 30s,必要时于吸氧后再吸引。经导管吸入的气体必须注意湿化,防止气管内分泌物稠厚结痂,影响呼吸道通畅。导管留置时间一般不宜超过 72h,72h 后病情不见改善,可考虑气管切开术。导管留置期间每2～3h 放气 1 次。

【思考题】

1. 气管插管有哪些适应证?
2. 试述气管插管的操作流程及注意事项。

（杨通河、詹芝娅）

第三节　出血性休克的抢救

出血性休克是目前临床上最常见的急危重症之一。

【目标】

1. 掌握出血性休克抢救的流程。
2. 掌握出血性休克的临床表现。
3. 掌握输液疗法及输液观察。
4. 熟悉血管活性药对休克的影响。
5. 熟悉呼吸、心搏骤停的诊断与抢救。

【相关知识】

（一）动物实验相关解剖知识

1. 颈总动脉解剖　双侧颈总动脉沿食管、气管和喉的外侧上行至甲状软骨分为颈内动脉和颈外动脉。在胸锁乳突肌的内侧,可以明显摸到颈动脉的搏动。

2. 股静脉解剖　股静脉是下肢的主要静脉干,其上段位于股三角内。股三角内的血管、神经排列关系:股动脉居中,外侧为股神经,内侧为股静脉。寻找股静脉时应以搏动的股动脉为标志。穿刺点选在髂前上棘与耻骨结节连线的中、内段交界点下方 2～3cm 处,股动脉搏动处的内侧 0.5～1.0cm。穿刺需穿经的层次:皮肤、浅筋膜、阔筋膜、股鞘至股静脉。

(二)微循环结构示意图

微循环结构示意图见图 2-4-1。

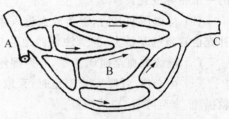

图 2-4-1　微循环模拟结构示意图

A. 微动脉;B. 真毛细血管网;C. 微静脉

【准备】

1. 实验动物　狗或兔。

2. 麻醉等物品　苯巴比妥钠(鲁米那钠) 0.1g/支,阿托品(0.5mg:1mL)/支若干;普鲁卡因(40mg:2mL)/支、利多卡因(0.1g:5mL)/支;硫喷妥钠 0.5g/瓶、乌拉坦(兔 2mL/kg)若干;肾上腺素、洛贝林、吸氧袋若干。

3. 术前物品准备　剪毛刀、剃毛刀、纱布、绷带、消毒棉球、硫化碱溶液、防护眼镜、耐酸手套、气管导管、婴儿磅秤、肥皂、无菌手术衣、无菌手套。

4. 输液等物品　注射器、输液器、三通管及玻璃接管或一次性输液器;"Y"形玻璃管测压计、抗凝剂、血压计、输液夹;各种输液的液体、血管活性药、西地兰等。

5. 器械类　将手术刀、线剪、组织剪、蚊式血管钳、14cm 血管钳、持针钳、有齿和无齿镊子、缝线、三角针和圆针、拉钩、弯盘等打成一个手术包。

【流程】

(一)组织教学

在实验前做好预试验或播放录像光盘。然后将学生分成若干实验小组,分组进行实验,每一个实验小组成员分别由手术者、助手、麻醉者、巡回护士和器械护士组成。教师巡回并指导。

(二)出血性休克抢救的实训步骤

1. 准确称取动物的重量,计算血液总量。兔的总血量约占体重的比例:雄兔体重(kg)× 5.11%;雌兔体重(kg)×4.67%。如称得某雄兔体重为 1.5kg,则总血量约为 1.5kg×0.051 =0.077kg,计算结果本兔的总血量约为 77mL。

2. 捕捉、固定及麻醉动物　动物麻醉成功后,取平卧位,将动物固定于实验手术台上,剪除颈部毛发,常规消毒手术区皮肤,解剖颈总动脉并插入动脉导管针头,将 15～20cm 皮管连接"Y"形玻璃测压计上,或通过三通管连于血压计的橡皮管上(内加有抗凝剂)测血压。

3. 制作动物休克模型　解剖股静脉,用注射器分别抽出血液总量的 15%,20%,30%, 40%,观察各种不同情况下动脉血压变化,以及脉搏、呼吸、瞳孔、神志、尿量的反应。将抽出血液放入加抗凝剂的有刻度容器内,根据抽出血液多少来观察失血量与休克之间的关系,并做详细记录。或采用股静脉穿刺术:① 取仰卧位;②在腹股沟韧带中点稍卜方摸到搏动的股动脉,其内侧即为股静脉;③以左手固定好股静脉后,穿刺针垂直刺入或与皮肤呈 30°～40°角度刺入,要注意刺入的方向和深度,以免穿入股动脉或穿透股静脉;④要边穿刺边回抽活塞,如无回血,可慢慢回退针头,稍改变进针方向及深度;⑤穿刺点不可过低,以免穿透大隐静脉根部。

4. 休克诊断与处理过程

(1)将抽出血液经股静脉输入,或输入平衡液、5%葡萄糖生理盐水 250mL,观察休克动物的一般指标变化。

(2)待血压回升后,重新放血进入休克状态,然后应用升压药物,观察血压变化。另外,在补充血容量的基础上,静脉注射西地兰 0.2mg 并观察血压变化。

(3)继续放血至血压为零,心搏骤停,然后静脉注射肾上腺素 0.5~1mg,观察心搏情况。

(4)待心搏、呼吸完全停止时,采取吸氧、人工呼吸、心脏按压、应用肾上腺素等一系列抢救措施,直至呼吸、心搏恢复。

5. 动物完全死亡后,观察和记录死亡指标(呼吸、心搏、瞳孔等),再处理动物尸体。

【注意事项】

股静脉穿刺术　① 应正确选择穿刺点,穿刺失败的原因常常是穿刺点不准确;② 必须熟悉股三角的解剖及股神经、股动脉和股静脉的位置,否则盲目穿刺会造成组织损伤或误伤血管、神经;③ 避免反复多次穿刺不成功引起出血,形成局部血肿。

【思考题】

1. 失血与出血性休克有何因果关系?

2. 输液、血管活性药、强心药对出血性休克有何影响?

(杨通河、张增安)

第四节　急救止血技术

【目标】

1. 熟悉急救止血技术的适应证。

2. 熟悉各种急救止血技术的操作方法。

3. 掌握止血带止血和加压包扎止血技术的操作方法。

【相关知识】

(一)血管解剖

1. 动脉　动脉管壁厚,外观呈圆柱状,由内、中、外三层构成。搏动明显,平滑肌层厚,收缩有力。主动脉、肺动脉和头臂干等属大动脉。尺动脉、桡动脉、股动脉等属中动脉。进入器官的一些动脉属小动脉。

2. 静脉　静脉的管壁分为内、中、外三层膜。与相伴行的动脉相比,静脉管腔稍大,管壁较薄,含弹性纤维少,平滑肌层薄,弹性差,管壁内有静脉瓣,能防止血液逆流。体循环的静脉分浅、深两种。浅静脉走在皮下,又名皮下静脉。深静脉多与同名动脉伴行。皮下静脉与深静脉也有很多吻合支相互交通,可互相吻合形成静脉丛。

（二）血液生理

1. 血容量　也称血液总量,是指存在于循环系统中的全部血液量,正常人血液总量约占体重的 7%～8%。

2. 止血过程　包括三个步骤：① 受损小血管产生收缩反应,血管收缩阻碍血流,从而产生暂时性的止血效应；② 在受损血管处,血小板发生黏着、聚集和释放反应,所释放的内源性物质又可促进血小板聚集,从而在血管受损处血小板越集越多,形成松软的血小板血栓,以堵塞血管的破口；③ 血液凝固过程,即由许多物质参与的复杂生物化学反应过程,凡血浆与组织中参与凝血的物质统称为凝血因子。

（三）急救止血技术的适应证与禁忌证

1. 适应证　① 用于周围血管创伤性出血时的急救；② 某些特殊部位创伤或病理性血管破裂出血,如肝破裂、食管静脉曲张破裂等；③ 术中减少手术区域内的出血,保证手术野清晰；④ 用于四肢手术,如四肢骨折施行手术者。

2. 禁忌证　① 需要施行断肢（指）再植者不用止血带；② 特殊感染截肢不用止血带,如气性坏疽截肢；③ 凡有恶性肿瘤、动脉硬化症、血管损伤、血管闭塞性疾病、静脉栓塞、糖尿病、慢性肾病、肾功能不全者,应避免使用止血带；④ 前臂及小腿因双骨之间有骨间动脉、静脉,绑扎止血带效果不佳。

（四）止血带的种类

1. 充气止血带　由气囊、压力表、充气泵组成,常用于手术时的止血。

2. 橡皮管止血带　长 1～1.5m,直径 1～1.5cm 的橡皮管,一般只用于急救止血。

3. 橡皮驱血带　常在不能使用充气止血带的手术时使用。

4. 卡扣止血带　采用可松紧尼龙面料和自动阀扣设计,具有操作方便、快捷的特点。

【准备】

1. 纱布垫、纱布、三角巾、四头带或绷带。

2. 充气止血带、橡皮管止血带、橡皮驱血带。

3. 生理盐水及必要的止血药　如凝血酶、去甲肾上腺素等。

【流程】

（一）组织教学

1. 教师示范教学或播放录像光盘。

2. 每班分成若干实验小组（2 人/组）,分组进行练习,教师巡回并指导。

（二）急救止血技术的实训步骤

本节主要介绍的是周围血管创伤性出血的急救止血技术（图 2 - 4 - 2）。

1. 手指压迫止血法　本法是最为方便和快捷的止血方法,但不能持久。用于指、手掌或拳头压迫出血区域近侧动脉或直接压迫伤口出血处,可以临时性控制出血。适用于头、面、颈部及四肢动脉出血的急救。压迫点要选择在易于找到的动脉路径上并可压向骨骼方向,方可

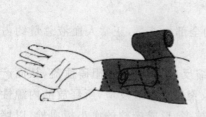 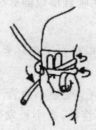 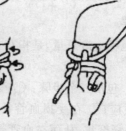 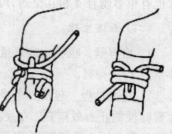

加压包扎止血法　　　　　　　　　　　　　橡皮管止血带止血法

图 2-4-2　急救止血技术

有效地控制出血。

(1) 头顶部、颞部出血：在伤侧耳前，对准耳屏前上方，用拇指压迫颞浅动脉。

(2) 颜面部出血：用拇指、示指压迫伤侧下颌骨与咀嚼肌前缘交界处的面动脉。

(3) 头、面、颈部出血：在胸锁乳突肌前缘中点，平环状软骨，将颈总动脉压迫在 C_6 横突上。不能同时压迫双侧颈总动脉，以免造成脑缺血坏死，并且压迫时间也不宜过长，以免引起颈动脉化学感受器反应而出现生命危险。

(4) 耳后出血：用拇指压迫同侧耳后动脉。

(5) 后半部头皮出血：压迫耳后乳突与枕骨粗隆间的枕动脉。

(6) 肩部、腋部出血：用拇指压迫伤侧锁骨上窝中部，对准第 1 肋骨，压住锁骨下动脉。

(7) 上臂出血：用四指压迫腋动脉或对着肱骨压迫肱动脉，抬高患肢。

(8) 前臂出血：将患肢抬高，用四个手指在肘窝部压迫肱动脉。

(9) 手掌出血：将患肢抬高，用两手拇指分别压迫腕部桡、尺动脉。

(10) 手指出血：用拇指、示指分别压迫手指两侧手指固有动脉。

(11) 大腿出血：在腹股沟中点稍下方，用双手拇指向后用力压迫股动脉。

(12) 足部出血：用两手拇指分别压迫足背动脉和内踝与跟腱之间的胫后动脉。

2. 加压包扎止血技术　用厚敷料覆盖伤口后，略施压力加绷带缠绕，以能够适度控制出血而不影响伤部血运为度。此种方法适用于四肢的小动脉或静脉出血，是最常用的止血法。

3. 止血带操作技术

(1) 橡皮管止血带：适用于四肢创伤出血。扎止血带的标准位置：上肢为上臂上 1/3；下肢为股中下 1/3 交界处。近来有人主张把止血带扎在紧靠伤口近侧的正常皮肤部位，以利于最大限度地保存肢体。上臂中下 1/3 部扎止血带容易损伤桡神经，应视为禁忌。先于止血肢体垫一层布或单衣，然后用示指、中指持橡皮止血带头端，另一手拉紧止血带，于肢体远端适当位置呈螺旋形缠绕 2～3 圈，并将橡皮管末端压在紧缠的橡皮管下固定（图 2-4-2）。

(2) 充气止血带：充气止血带面宽而软，施压部位压力均匀，并有压力表测定压力，此法比较安全，常用于四肢活动性大出血或四肢手术时。使用前先于适当部位垫纱布数层，然后缠绕袖带。最好先用驱血带驱血，再给充气止血带打气，成人上肢压力为 300mmHg，下肢压力以 400～600mmHg 为宜，然后维持压力，并记录止血带止血时间，解除驱血带开始手术。

(3) 弹性橡皮驱血带：用宽约 5cm 的弹性橡皮带，抬高患肢，在肢体上重叠加压，包绕几圈，达到止血的目的。

【注意事项】

1. 扎止血带的并发症 ① 止血带麻痹：使用橡皮管止血带时，由于无法准确掌握压力，当压力过大时，易造成止血带麻痹，故最好不用。若必须使用，则要求在较宽的范围内缠绕止血带（切不可将电线、铁丝等用作止血带），并须在绑止血带的相应部位垫上数层衬垫，不要将止血带直接扎在皮肤上。② 术后肢体肿胀：如果止血带单次使用时间过长，则组织缺血引起渗透压改变，术后肢体可发生明显肿胀。③ 止血带坏死：如使用止血带的时间远远超过正常允许的时限，则可使肢体组织坏死，如并发 Volkmann 缺血性肌痉挛。

2. 扎止血带松紧度要适宜 止血带的松紧应以出血停止、远端摸不到脉搏为度。在使用止血带以前应先驱血，将肢体的血液驱回体内，如为恶性肿瘤或肢体感染，只需将肢体抬高数分钟即可。止血带的压力要超过动脉压，如果低于动脉压，止血带压力不足，未能阻断动脉，只压住静脉，使静脉血液回流受阻，反而加重出血；而止血带压力过大，可引起组织坏死。

3. 缠扎时间 上好止血带后必须有明显标志，加上红色标记，注明上止血带的时间和部位。原则上应尽量缩短使用止血带的时间，一般允许 1h 左右，最长不宜超过 3h；需要长时间上止血带时，每隔 60min 放松一次，每次放松的时间为 3min，并用指压法代替止血。

4. 解除止血带 要在输液、输血和准备好有效的止血措施后，在密切观察病情变化下放松止血带。若止血带缠扎过久，组织已发生广泛坏死，则在截肢前不宜放松止血带。

【思考题】

1. 加压包扎止血技术有哪些用途？
2. 试述止血带止血技术的操作方法及注意事项。

（杨通河）

第五节 绷带包扎

绷带包扎是急救技术中应用广泛、使用方便的基本操作技能之一。运用绷带包扎技术包扎身体的各个部位，以达到如下目的：加压包扎止血，防止体液流失或促进体液吸收；保护伤口，固定敷料，减少污染；支托下肢或固定骨折与关节，促进静脉回流，减少疼痛等。

【目标】

1. 掌握绷带包扎的用途。
2. 掌握绷带包扎的基本方法及注意事项。
3. 了解常见部位、特殊部位损伤的包扎方法。

【相关知识】

(一) 绷带包扎的原则

1. 包扎部位保持清洁干燥，对皮肤皱褶处，如腋下、乳下、腹股沟区等，应用棉垫或折叠纱布间隔，骨隆突处用棉垫保护。避免使用潮湿绷带，以防绷带干后收缩过紧而影响血液循环，而且潮湿绷带还会刺激皮肤引起湿疹,有利于细菌繁殖,而影响伤口愈合。

2. 正确包扎　绷带包扎方向要正确,包扎开始处做环形两圈固定绷带头,以后包扎应使绷带平贴肢体或躯干,并紧握绷带勿使落地,每圈用力要均匀,松紧要适当,如果过松容易脱落而被污染;过紧则影响血运。包扎的回返与交叉应成一直线,相互重叠。包扎时应将肢体置于功能位,并特别要注意勿损伤包扎部位的神经和血管。指(趾)末端最好外露,以便观察肢体的血液循环。包扎结束,再环形缠绕两圈,然后在肢体外侧面或前面用胶布或将绷带末端撕开结扎或用别针固定,切忌固定打结在伤口上、骨隆突处、四肢内侧面或患者坐卧受压部位及易受摩擦部位。

3. 绷带包扎还要求牢固、舒适、整齐、美观,并符合节约的原则。

4. 包扎期间如有不适或组织出现苍白、发紫、麻木、疼痛等现象,应及时拆除重新包扎。

(二)绷带的种类与规格

1. 卷轴带　有不同种类,临床上可酌情选用。

(1)纱布卷轴带:透气、轻软,适用于固定敷料、加压包扎止血、悬吊肢体及固定关节等,临床上应用最为广泛。

(2)弹性卷轴带:弹性绷带是一种由弹性纤维织成的特殊软绷带,规格有 7.5cm、10cm 宽两种。主要适用于创伤后肢体肿胀、肢体静脉回流障碍及四肢淋巴水肿的包扎。

(3)石膏卷轴带:适用于固定骨折或矫正畸形,为骨科患者专用。

卷轴带规格:3cm 宽的卷轴带,适用于手指(趾)的包扎;5cm 宽的,适用于头、手、足、前臂的包扎;7cm 宽的,适用于上臂、肩、腿的包扎;10～15cm 宽的,适用于胸、腹、乳房、腹股沟等部位的包扎。

2. 多头带　包括腹带、胸带、四头带、丁字带等多种。

【准备】

各种规格的纱布卷轴带、弹性卷轴带、腹带、胸带、四头带、丁字带。

【流程】

(一)组织教学

1. 教师示范教学或播放录像光盘。

2. 每班分成若干实验小组(2 人/组),分组进行练习,教师巡回并指导。

(二)实训步骤

1. 包扎前准备　① 洗手,戴口罩,准备物品;② 携用物至床边向患者解释;③ 采取舒适体位(坐位或卧位),需要抬高肢体包扎时,给予适当的扶托物;④ 选择宽度适宜的绷带。

2. 起始包扎　一般自远心端向近心端方向缠绕包扎,起始处先做环形两圈固定绷带头。包扎时绷带卷向上,用右手握住,将绷带展开约 8cm,左拇指将绷带头端固定在需要包扎的部位,绷带需平贴包扎部位,右手连续环形包扎局部,层层加压,绷带每圈应遮盖前一圈绷带宽度的 2/3 或 1/2,以充分固定。

3. 绷带基本包扎法　绷带包扎方法有许多种,但各种方法都离不开主要的几种基本方法(图 2 - 4 - 3)。

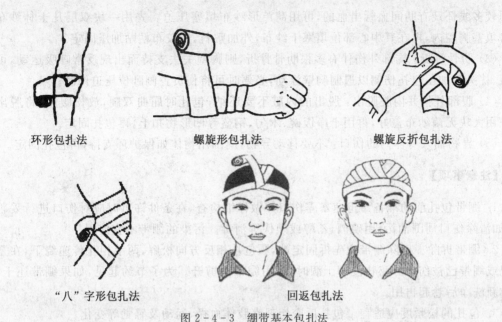

环形包扎法　　　　螺旋形包扎法　　　　螺旋反折包扎法

"八"字形包扎法　　　　　　　回返包扎法

图 2 - 4 - 3　绷带基本包扎法

（1）环形包扎法：环形缠绕，后一圈将前一圈绷带完全遮盖，用手包扎起始与结束时固定带端。其适用于肢体较小或圆柱形部位的包扎，如手、足、腕、额等。其圈数按需要而定，最后用胶布固定。

（2）蛇形包扎法：斜形延伸，各圈相互不遮盖。其适用于做迅速简单的临时急救固定。

（3）螺旋形包扎法：向近端倾斜30°螺旋形缠绕上升，绷带每圈应遮盖前一圈绷带宽度的2/3或1/2。适用于肢体周径相近或似均等的部位，如上臂、手指、躯干等。

（4）螺旋反折包扎法：螺旋包扎，然后以一手拇指按住绷带卷上面正中处，另一手将绷带卷自该点反折向下，每圈均向下反折，遮盖前一圈绷带宽度的1/2，每一次反折须整齐排列成一直线，但每次反折不应在伤口与骨隆突处。适用于肢体周径不一致的部位，如前臂、小腿、大腿等处。

（5）"八"字形包扎法：重复以"八"字形在关节上下做倾斜形旋转，每一圈遮盖前一圈绷带宽度的1/3～1/2。适用于肢体周径不一致的部位或屈曲的关节，如肩、肘、腕、髋、膝、踝等，或固定锁骨骨折。

（6）回返包扎法：为一系列左右或前后返回包扎，将被包扎部位全部遮盖后，再做环形包扎两周。适用于头顶、指端和截肢残端的包扎。

4. 多头带包扎法

（1）腹带：将腹带放于患者的腰背下，向前围于腹部。

（2）胸带：将胸带放于患者的背下，向前转至胸前包扎。

5. 特殊部位损伤的包扎

（1）开放性颅脑损伤：将干净的碗扣在伤口上，或者用敷料或其他布类做成大于伤口的圆环放在伤口周围，然后包扎，以免包扎时骨折片陷入颅内，同时保护膨出的脑组织。

（2）开放性气胸：如有胸部外伤且伴有气胸，就对较小的伤口采用紧密包扎，阻断气体从伤口进出。伤口先用厚敷料或塑料布覆盖，再用纱布垫或毛巾垫加压包扎。对伤口较大、胸壁缺损较多或怀疑有肋间血管出血的,可用葫芦形纱布填塞压迫。先用一块双层凡士林纱布经伤口填塞胸腔内,再在其中心部位填塞干纱布,外加敷料,用胶布粘贴加压固定。

(3)肋骨骨折:胸部外伤伴有多根肋骨骨折,则胸壁失去支持而出现反常呼吸运动,可用衣服、枕头等加压包扎伤口以遏制胸壁浮动,必要时可将伤员置侧卧位压迫伤侧。

(4)腹部外伤并内脏脱出:脱出的内脏不要还纳,包扎时屈曲双腿,放松腹肌,将脱出的内脏用大块无菌纱布盖好,再用干净饭碗、木勺、钢盔等凹形物扣上,再包扎固定。

(5)异物插入身体内的伤口:不要移动异物,周围用物体如保护环支持,再包扎固定。

【注意事项】

1. 绷带包扎前的准备　迅速暴露伤口并做仔细检查,在条件许可时应对伤口进行妥善处理,如清除伤口周围油污,用碘酒、乙醇或碘伏等消毒。污染的绷带不宜使用。

2. 绷带拆除　拆除绷带应先拆固定端,顺包扎相反方向松解,两手相互传递绕下,在紧急情况或绷带已被伤口分泌物浸润干涸时,可用绷带剪剪开。为了节约起见,如果绷带还干净,可重新洗净后卷起再用。

3. 包扎的松紧度应适宜　包扎后密切观察肢体血循、运动及感觉等变化。

【思考题】

1. 绷带包扎有哪些原则?
2. 试述绷带基本包扎法操作步骤及其适用范围。

(杨通河)

第六节　小夹板固定技术

小夹板固定是利用有一定弹性的柳木板、竹板或塑料板制成的长宽合适的小夹板,在适当部位加固定垫,绑在骨折部肢体的外面,以固定骨折。

【目标】

1. 熟悉小夹板固定技术的适应证。
2. 掌握小夹板固定术的操作流程及注意事项。

【相关知识】

(一)小夹板固定原理

小夹板固定原理是运用运动原理,通过布带对木板的约束力,纸垫对骨折部位的效应力,并利用肌肉收缩活动时所产生的内在压力,起到动静结合的作用,既固定骨折局部,以维持骨折整复的位置,又利于关节功能活动,防止肌肉萎缩和关节僵硬。

(二)小夹板的优缺点

小夹板固定能有效防止再发生成角、旋转和侧方移位,并可利用布带和纸垫的压力,使残余的骨折端侧方或成角移位能进一步矫正,其优点为简便易行、固定牢固、骨折愈合快、功能恢复好、治疗费用低、并发症少等。固定时一般不包括骨折的上、下关节,这样就便于及早进行功能锻炼,防止关节僵硬。其缺点有:绑扎太松或固定垫应用不当易导致骨折再移位。绑扎太紧可产生压迫性溃疡、缺血性肌挛缩甚至骨筋膜室综合征等严重后果。因此,术后应严密观察肢体的血运,及时调整布带的松紧度,预防并发症。

(三)小夹板固定技术的适应证

小夹板固定技术适用于四肢闭合性管状骨骨折、四肢开放性骨折、创伤小、经处理后创口已经愈合者;对于肌肉有较大力量的骨折,如股骨骨折等常需要结合持续牵引;也适用于四肢陈旧性骨折手法复位者。

【准备】

选择适宜的小夹板、纸压垫、绷带、衬垫、束带、胶布、剪刀等若干。

【流程】

(一)组织教学

1. 教师预先示范教学或播放录像光盘。

2. 每班分成若干实验小组(2 人/组),分组进行练习,教师巡回并指导。

(二)实训步骤

1. 小夹板固定前的准备 ① 核对患者后将其推至治疗室内或携带用物到患者处;② 告知患者及其家属小夹板固定的必要性、并发症及防范措施;③ 清洁患肢皮肤;④ 安排患者采取适当卧位;⑤ 在保证患者骨折复位良好的情况下,再进行小夹板固定。

2. 体位 患者取仰卧位,置患肢于功能位。

3. 小夹板固定技术的操作程序 ① 应先纵行放置数层等长棉垫,以保护皮肤;② 将适宜的纸压垫(可选用三垫固定法、两垫固定法及分骨垫等)放置在骨折端合适的位置(根据骨折部位、解剖特点、移位方向及程度而定),如以右肱骨干中 1/3 骨折为例,即于骨折的近折端前、外侧,或在骨折的近折端和骨折的远折端的内侧分别准确放置纸压垫(近折端向前、外移位,远折端向近折端移位);③ 助手协助支托患肢于功能位;④ 根据骨折部位、类型及移位情况放置小夹板,先放有成角或移位倾向的一侧,后放比较稳定的一侧。如以右肱骨干中 1/3 骨折为例,将准备好的四块适当长度的夹板分别准确置于上臂前、外、后、内侧,用四条束带捆扎固定(图 2-4-4)。

4. 捆扎束带松紧度 将布带两头对齐,两手捆扎束带时用力均匀,先扎中间,再扎远端,后扎近端。每道绕两圈,在前侧或外侧夹板上打活结。其捆扎束带松紧度要标准,以束带能在夹板上不费力地上、下推移 1cm 为宜。束带和夹板垂直,其带间距离相等,力量均匀,应随时调整。

5. 术后处理 抬高患肢,以利肢体肿胀消退,可用软枕垫高。严密观察肢端的血液循环,预防术后并发症。在复位后 4h 内调整捆扎带松紧度,4h 后若夹板松动应及时调整;固定初第 1 周内应透视或拍片 2 次,如有骨折移位或纸压垫移位应及时调整。及时指导患者进行患肢功能锻炼,宣教术后护理、并发症防治知识,确定复诊日期。整理用物,洗手。

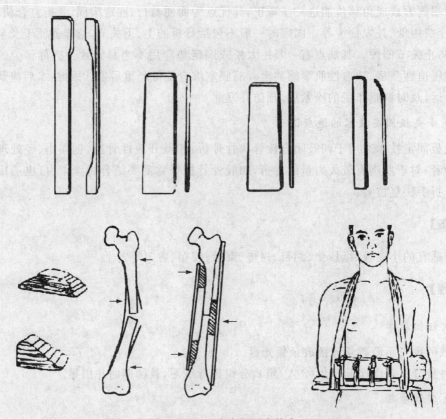

图 2-4-4　小夹板固定技术

【注意事项】

严密观察患肢血运和神经受压情况,如发现肢端动脉搏动、温度、颜色、肿胀程度、麻木、剧痛、手指足趾活动等,应及时调整小夹板固定的松紧度。夹板内固定垫处、夹板两端或骨骼隆突部位出现固定的疼痛点时,应及时拆开夹板进行检查,防止压迫性溃疡的发生。术后酌情拍片了解骨折是否发生再移位,特别在 2 周内要勤于检查。如骨折移位,应及时纠正或重新复位。固定 2~3 周后应每周在门诊随访复查 1 次,直至骨折临床愈合。根据骨折临床愈合的具体情况,决定何时解除夹板固定。

【思考题】

1. 小夹板固定技术的适应证有哪些?
2. 试述小夹板固定技术的操作流程及注意事项。

(李永生、杨通河)

第七节　石膏绷带固定技术

石膏绷带是骨科常用的外固定材料,具有吸水性强、塑形性高、弹性小的特点。临床上根据患者需要可制成石膏绷带卷、石膏带、石膏纱布块等。近年来采用树脂绷带固定者日渐趋多。黏胶石膏绷带是将胶质黏合剂与石膏粉完全混合后牢固地黏附在支撑纱布上而制成的。其除了能将石膏完善地黏附在支撑织物上而节省材料外,绷带的处理也更为清洁舒适,其性能远比石膏粉绷带优越,目前已广泛使用。

【目标】

1. 熟悉石膏绷带固定技术的适应证。
2. 掌握石膏绷带外固定的操作流程及注意事项。

【相关知识】

(一)石膏绷带原理

将天然生石膏即硫酸钙($CaSO_4 \cdot 2H_2O$)研碎,经 $100 \sim 200℃$ 熔炒脱水变成熟石膏,即脱水硫酸钙($2CaSO_4 \cdot H_2O$)粉末。将熟石膏粉末撒布于每平方寸 24 孔眼的纱布绷带上(宽 10cm 或 20cm),均匀地铺成 2mm 厚度,做成石膏绷带,轻轻卷起,每卷 5m 长,制成后以塑料袋密闭防潮备用。使用时将它在 $40 \sim 42℃$ 温水中放置 $10 \sim 20min$ 以吸回水分,然后包扎在患者需要固定的肢体上,$5 \sim 10min$ 即可还原成坚硬固体,对肢体起到有效的固定作用。

(二)石膏绷带固定的优缺点

石膏绷带固定的优点:可根据肢体的形状塑形,固定作用确实可靠,可维持较长时间。缺点:无弹性,不能调整松紧度,固定范围较大,一般须超过骨折部的上下关节,无法进行关节活动功能锻炼,易引起关节僵硬。

(三)石膏绷带固定的适应证

石膏绷带固定的适应证:适用于开放性骨折,关节损伤清创缝合术后和创口愈合之前;小夹板难以固定的某些部位的骨折;某些骨折切开复位内固定术后,如股骨骨折内固定术后,作为辅助性外固定;骨及关节损伤、神经、血管、肌腱、骨与关节疾病等手术后患肢需要制动固定者;躯干和肢体矫形手术后的外固定。

(四)石膏绷带固定的禁忌证

石膏绷带固定的禁忌证:确诊或可疑厌氧细菌感染的伤口或进行性浮肿;全身情况恶劣,如休克及严重心、肺、肝、肾等疾病;孕妇及进行性腹水患者忌做腹部石膏绷带固定;新生儿、婴幼儿不宜长期应用石膏固定。

(五)石膏绷带固定的常用类型

石膏绷带固定的常用类型:① 石膏夹板:又称石膏托,浅槽状,如前臂石膏托、上肢全臂石膏托、小腿石膏托等。② 管型石膏:先放上石膏托,再用浸透的石膏绷带由上而下地缠绕,术者应逐层用手掌均匀抚摸,促使各层紧密接触,一般要 $5 \sim 8$ 层;不放置石膏托则需 $10 \sim 14$ 层。将绕着躯干或肢体包扎成筒状的石膏称为石膏管型,如石膏靴、单腿石膏裤等。③ 石膏床:固定躯干前面或后面的石膏托。如胸腰椎疾病的患者所用的石膏床上起 T_{12} 棘突,下达腘窝处。对颈椎和上胸椎疾病患者所用的石膏床须包括头颈部。骶髂关节疾病患者所用的石膏床须下达足部。

（六）石膏固定范围和时间

石膏对患部的固定有一定范围，其原则上是将患部上、下两个邻近的关节一起固定（表 2 - 4 - 1）。

表 2 - 4 - 1　石膏固定范围和时间表

骨折部位	手指	手掌	腕关节	前臂	肘关节	上臂	肩关节	胸椎	腰椎	骨盆	髋关节	大腿	膝关节	小腿	踝关节	足部	足趾	固定时间（周）
手指	∠	−	−	−														4～5
手掌	−	∠	−	−	−													4～6
腕关节	−	−	∠	−	+	+												
前臂		−	−	∠	−													8～12
肘关节	−	−	−	−	∠	−	+	+										
上臂			−	−	−	∠	−	−		+								8～12
肩关节			+	−	−	−	∠											
胸椎							−	∠	−	−								10～12
腰椎								−	∠	−								10～12
骨盆									−	∠	−							6～8
髋关节										−	∠	−	−	−	−	−	−	
大腿																		
膝关节										+	+	−	∠	−	−	−		10～12
小腿													−	∠	−			10～12
踝关节														−	∠	−		6～8
足部															−	∠	−	6～8
足趾														−	−	−	∠	6～8

注："∠"代表骨折部位，"—"代表固定范围，"＋"代表必要时增加固定的部位。

【准备】

石膏室、石膏绷带卷、绷带、石膏刀、石膏剪、石膏锯、绷带剪、撑开器、石膏衬垫（棉织卷、棉垫、棉花、纱布）、卷尺、油布、胶布、40℃温水及盛水容器、人工关节模型、有色标记铅笔等。特殊体位需石膏床。

【流程】

（一）组织教学

1. 教师预先示范教学或播放录像光盘。

2. 每班分成若干实验小组（2 人/组），分组进行练习，教师巡回并指导。

（二）实训步骤

1. 石膏固定前的准备　① 备齐用物于石膏治疗室内或携带用物至患者处；② 核对患者后将其推至治疗室内；③ 告知患者及其家属石膏固定的必要性、并发症及防范措施；④ 患肢皮肤准备,固定部位肢体用肥皂水及清水清洗干净,以橡皮中单铺于床面再铺报纸;⑤ 安排患者采取适当卧位。

2. 制作石膏夹板 石膏绷带根据固定部位的需要确定长短宽窄(卷尺测量),放在平板上铺开,反复来回折叠(上肢 8～10 层,下肢 10～14 层)。然后将石膏绷带先从两头卷叠向中间,并将已折叠成的石膏卷垂直轻轻浸入 40℃温水中约 1min,直至全部均匀浸透,卷内无气泡排出。用双手握石膏绷带卷两端与水面平行缓缓取出,用两手向石膏绷带卷中央轻轻对挤,挤去多余水分。最后用手逐层推摸压平,各层贴合紧密方可使用。

3. 放置衬垫 石膏无弹性,应放置衬垫,在石膏覆盖固定的患肢伸侧面(上肢)与屈侧面(下肢)应纵行放置等长棉垫数层,在骨隆突处和软组织稀少处尤应加厚,以避免患肢肿胀后形成环形压迫,妨碍患肢血运。衬垫放置宜均匀、松紧适度,棉垫不应用胶布粘贴在肢体上,以防引起皮炎或皮肤水泡,更不能用绷带作环形包扎。常用衬垫有棉织套筒、棉纸、棉絮垫等(图2－4－5)。

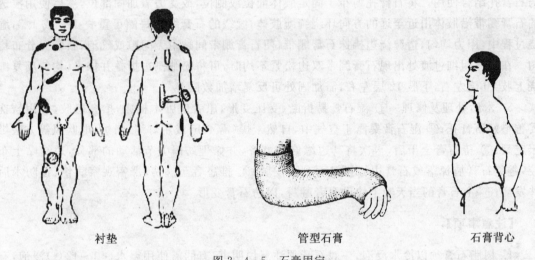

衬垫　　　　　　　　　　管型石膏　　　　　　　石膏背心

图 2－4－5 石膏固定

4. 石膏固定操作程序

(1) 先将待固定的肢体置于功能位(表2－4－2),特殊治疗性体位例外。

表 2－4－2 肢体各关节的功能位

部　位	功　能　位　置
手　指	掌指关节稍屈曲,手指分开,拇指对掌示指,呈握球姿势
腕关节	背屈 15°～30°,向尺侧偏斜约 10°,如持笔姿势;前臂呈中立位
肘关节	屈曲 90°
肩关节	上臂外展 50°～70°,肩关节前屈 40°,外旋 15°～20°,肘关节屈 90°;前臂稍旋前,拇指尖对患者鼻尖
踝关节	中立位,足背伸 90°与小腿成直角
膝关节	屈曲 5°～10°,幼童可伸直位
髋关节	一般外展 10°～20°,屈曲 10°～15°,石膏包扎后称"髋人字形石膏"

（2）上石膏夹板：术者先将等长棉垫放置于已经抹平的石膏卷上，提起石膏夹板置于前臂背侧（如桡骨下端骨折：前臂石膏托，用宽 10cm 的石膏绷带 10 层左右）。助手可用手掌协助支托患肢，不可用手指顶压石膏，以免产生局部压迫性溃疡。石膏塑形、修整：术者迅速以纱布绷带由远端至近端缠绕患肢及石膏层，在石膏为湿石膏时，用手掌按肢体轮廓进行按捏塑形，使之均匀、平滑、符合体形，用手按摩骨突部上方凹陷处，使凹陷部卡在骨突部上方，骨突部明显突出，以增强石膏绷带对肢体的固定性能。如手或足的石膏固定，应充分露出不包括在固定范围内的关节及指（趾），以便观察肢体血循、感觉、运动情况，同时也有利于功能锻炼。最后进行修边和包边，剪除过多皱褶折叠石膏和边缘锐利边角，用湿水绷带拂抹表面石膏，使石膏边缘整齐、光滑，以免石膏毛边摩擦皮肤。用手掌或手臂支持湿石膏，直至石膏硬化定型，支持部位应避开关节，并避免手指尖捏压湿石膏，以免变形。标记：用红笔注明诊断、受伤日期和石膏绷带包扎日期，有创口的可将伤口位置标明或将开窗位置划好。结束时整理用物，洗手。

（3）石膏管型固定程序：石膏管型常用于四肢的固定，为增加关节或受力部位的强度常与石膏托结合使用。将石膏托缚布于固定肢体前位或侧位，或受力需加固部位，然后使用浸透的石膏绷带沿肢体由近至远的方向环绕缠缚肢体，缠绕的石膏绷带每圈可重叠 1/2 或 1/3，缠绕过程中，用力均匀，边缠绕边拂抹石膏绷带，使石膏绷带间贴附无间隙或气泡，石膏泥分布均匀。在肢体粗细过渡处出现石膏绷带双边松紧不均时，可将松弛侧边折叠并抹平，均匀反复缠绕上肢 10 层左右，下肢 12 层左右，需加固处可反复增加数层。

5. 术后处理及修理　① 湿石膏易折断、受压变形，患者应卧木板床，抬高患肢，应用软枕妥善垫好石膏托；② 湿石膏暴露于空气中，自然干燥（需 48h）或用灯烤、烤炉、电吹风等方法烘干定型；③ 待石膏全干后，再次将其边缘修理整齐，并修理妨碍关节活动的部分，边缘贴上布胶，避免石膏屑掉落或石膏边缘粗糙而刺激皮肤；④ 推患者至病房，严密观察病情，预防术后并发症；⑤ 上石膏的当天晚上协助患者翻身，以防石膏变形。

【注意事项】

1. 树脂石膏须以冷水浸泡，一般石膏须注意说明书，有的需使用温水（40～42℃）浸泡，有的则使用冷水浸泡即可。石膏卷须垂直浸泡入水中，以利于均匀浸湿，若有气泡产生，勿施力握持石膏卷，以免因手指压力产生干燥点，切不可用双手拧绞石膏卷，以免石膏浆过多流失，影响固定效果。

2. 病情观察　石膏包扎过紧可引起骨筋膜室综合征和缺血性肌挛缩，术后应严密观察患肢血运及感觉情况，经常观察指、趾皮肤的颜色、温度，并与健侧比较，如有剧痛、麻木、指（趾）肿胀、发冷、苍白或青紫等，提示血液循环障碍或神经受压。此时，石膏夹板固定者可剪除绷带，重新固定。管形石膏固定者应将石膏一侧或两侧沿长轴方向剖开，直到皮肤完全暴露、血液循环改善。如不能缓解应拆除全部石膏进行检查。

3. 压迫性溃疡　最易发生于骨隆起部位，如踝、足跟、髂前上棘、骶骨部等处。湿石膏未干涸前，不应用手按压，以免局部石膏凹陷形成压迫，造成肢体血液循环障碍或产生压迫性溃疡。当患者诉石膏内局限性持续疼痛，经观察不缓解时，为预防压迫性溃疡的发生，应在疼痛处"开窗"减压。

4. 功能锻炼　骨折固定过程中应主动做患肢功能锻炼，防止和减少肌肉萎缩与关节僵直。

5. 石膏内皮肤发痒时,禁用木棍、筷子等物伸入抓痒,以免污染手术伤口或将皮肤抓破导致感染。要保护石膏,防止被水浸湿及大小便污染。防止发生褥疮,应予以翻身擦背。极少数患者用石膏包扎后会出现过敏性皮炎、瘙痒、水泡或更严重的过敏反应,则不宜应用石膏固定。

【思考题】

1. 石膏绷带包扎固定的适应证有哪些?
2. 试述石膏固定技术的操作流程及注意事项。

（李永生、杨通河）

第八节　持续牵引技术

牵引是应用力学作用与反作用力的原理,对骨折的肢体进行牵拉,以达到复位和外固定的作用。

【目标】

1. 熟悉持续牵引技术牵引种类及其适应证。
2. 熟悉持续牵引的操作流程及注意事项。

【相关知识】

（一）持续牵引

持续牵引种类分为皮肤牵引和骨牵引(图2-4-6)。如利用悬垂重量作为牵引力,患者身体重量或对抗牵引带作为反作用力。不同骨折部位应用不同的牵引重量。

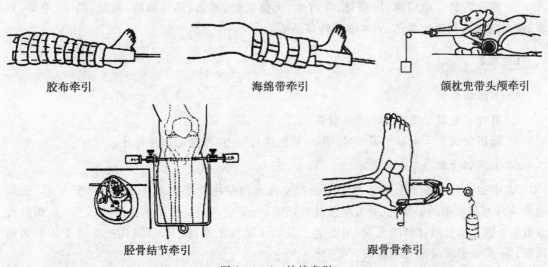

胶布牵引　　　　　　海绵带牵引　　　　　　颌枕兜带头颅牵引

胫骨结节牵引　　　　　　跟骨骨牵引

图2-4-6　持续牵引

1. 皮肤牵引　主要包括利用宽胶布牵引、兜带牵引、乳胶海绵带和尼龙泡沫套进行四肢牵引,通过牵引皮肤、肌肉间接地将牵引力传递到骨和关节上,因此又称间接牵引,牵引重量不超过 5kg。多用于小腿、大腿、上臂、前臂四肢牵引,婴幼儿可采用双下肢悬吊牵引。由于胶布牵引的并发症较多,因此,目前常采用海绵带牵引。

2. 骨牵引　利用粗细适当的克氏针、斯氏针、特制巾钳或颅骨牵引弓,贯穿入骨端松质骨内,通过螺旋或滑车装置对躯体患部进行牵引,牵引力直接作用于骨与关节,故称直接牵引。骨牵引对肌力强大的青壮年及不稳定型骨折等牵引收效良好。常用的有颅骨牵引、尺骨鹰嘴牵引、尺桡骨茎突牵引、股骨大转子牵引、股骨髁上牵引、胫骨结节牵引、踝上牵引和跟骨牵引等。

（二）持续牵引的适应证与禁忌证

1. 皮肤牵引　适用于老年、儿童下肢骨折。下列情况者不宜做皮肤牵引:有皮肤损伤或开放性骨折者;骨折移位重叠严重需大重量牵引者;胶布过敏者。

2. 骨牵引　适用于成人或 5 岁以上儿童的不稳定性骨折,如斜形、螺旋、粉碎型等骨折,因骨断端很不稳定,复位后不易维持良好对位;骨折部有伤口、皮肤擦伤和肢体严重肿胀,必须密切观察肢体状况的病例,不能立即以小夹板或石膏夹板固定,最好用骨持续牵引。有下列情况者不宜做骨牵引:复合伤,生命体征不稳定者;严重心脏功能不全者。

持续牵引还可治疗骨疾病:① 轻、中度突出的椎间盘复位,减轻脊髓和神经根压迫症状;② 骨关节结核、骨髓炎、关节炎或骨肿瘤患肢的相对固定,防止病理性骨折;③ 用于矫正和预防关节屈曲、挛缩、畸形,辅助矫正脊柱侧凸畸形;④ 肢体制动,减少局部刺激,减轻局部炎症扩散;⑤ 解除肌肉痉挛,改善静脉血液回流,消除肢体肿胀,有利于软组织修复。

【准备】

1. 骨牵引　牵引钢针、牵引弓、牵引绳、牵引架、牵引砝码、骨钻、骨锤、滑轮。无菌骨牵引包,包括血管钳、镊子、布巾钳、卵圆钳、治疗碗、弯盘、无菌治疗巾、纱布、缝针、缝线、牵引钢针、手摇钻、钻头、重锤。

2. 皮牵引　海绵皮牵引带、软枕、绷带、宽胶布、牵引扩张板、牵引绳索、滑轮、牵引砝码。

3. 其他用具　牵引床、床脚垫、靠背架、无菌手套、碘伏、75％酒精、脸盆、肥皂、毛巾、热水、剪刀、胶布;局部麻醉药药品、术前用药药品等。

【流程】

（一）组织教学

1. 教师示范教学或播放录像光盘。

2. 每班分成若干实验小组（2 人/组）,分组进行练习,教师巡回并指导。

（二）实训步骤

1. 牵引前的准备　① 备齐用物于治疗室内或携带用物至患者处;② 核对患者;③ 告知患者及其家属牵引的必要性、并发症及防范措施,骨牵引者应签署手术知情同意书;④ 患肢皮肤准备:固定部位肢体剃除毛发,用肥皂水及清水清洗干净,拭干,以橡皮中单铺于床面再铺报纸;⑤ 安排患者采取适当卧位。

2. 各种牵引技术的操作方法

（1）皮肤海绵带牵引:① 铺衬垫和套扣海绵带:将衬垫平铺于牵引带上,再将大小适宜的尼龙海绵牵引带套在伤肢上,最后将尼龙搭扣松紧适当地相互黏合;② 牵引装置:距离牵引带 10～12cm 处,通过扩张板连接上牵引绳和牵引砝码;③ 牵引体位:将伤肢置于软枕上按需要角度安置体位,同时将床脚或床头抬高 15°～25°。

(2) 皮肤胶布牵引:在骨隆突处放置衬垫,将裁剪适当的胶布两侧端纵向撕开(长达约 2/3),沿肢体纵轴将胶布平贴于伤肢两侧,粘贴时稍分开,使牵引力均匀分布于肢体上,不可交叉缠绕,将胶布按压贴紧后,再用绷带卷自踝上缠绕患肢,直至胶布顶端远侧 1cm,以免胶布松脱。并将适宜的扩张板粘在胶布中,孔中穿过牵引绳,扩张板与足底相距 5cm。将患肢置于托马斯架上,通过牵引板连接牵引绳和牵引砝码,再通过滑车的重锤牵引(一般为体重的 1/8～1/12),牵引时间约为 4 周。

(3) 骨牵引:以胫骨结节牵引为例。胫骨结节牵引适用于有移位股骨、骨盆环骨折、髋关节中心脱位及陈旧性髋关节脱位等。临床上因胫骨结节位置表浅,易定位,周围软组织少,操作简便,故胫骨结节牵引较为常用(图 2-4-6)。

操作步骤:将伤肢放在牵引支架上,助手用双手牵引踝部固定伤肢。自胫骨结节最高点垂直向后 2cm,再向下 2cm 处穿克氏针或骨圆针。在确定牵引针出入点并标记后,常规消毒皮肤,铺无菌巾。打开无菌骨牵引包,由助手将膝关节下端软组织用力向近侧和稍下方按捺,使该处软组织绷紧,戴上无菌手套,在标记处局部麻醉后,直接用手摇钻将骨圆针在选定点自外侧旋转穿入直达骨骼,至内侧皮外,套上牵引弓即可。自外侧向内侧穿针的目的是防止损伤腓总神经。将床脚抬高20～25cm,以作对抗牵引。牵引总重量,成人一般按体重的 1/7 或 1/8 计算;年老体弱者、肌肉萎缩、粉碎性骨折或有病理性骨折者,可按体重的 1/9 计算。术后两周内要定期测量伤肢的长度和拍 X 线片,以便随时根据检查结果及时调整牵引重量,并检查伤肢远端的运动、感觉及血运情况。

3. 术后处理　① 抬高患肢,以利肢体肿胀消退,可用软枕垫高;② 观察肢端的血运和运动感觉,下肢牵引患者要注意防止腓总神经受压而出现麻痹、足下垂;③ 保持有效的牵引装置,如滑轮是否滑动,牵引重量是否失效,每天测量肢体长度并两侧对比,并及时调整重量;④ 牵引 3d 后床边拍片复查,以后每周拍片复查一次;⑤ 及时指导患者进行患肢功能锻炼,宣教术后护理、并发症防治知识,确定复诊日期。

【注意事项】

1. 定时检查牵引胶布粘贴情况及绷带是否松解,以免影响牵引效果。要检查牵引装置是否有效,所有绳扣是否牢固,牵引绳是否从滑轮脱出。牵引重量必须悬空,离地面一尺,不能靠床,也不能放在床上和椅子上。不要移动牵引或随便减轻牵引重量,要保持牵引力与反牵引力平衡。持续牵引的方法和重量应根据患者的年龄、性别、肌肉发达程度、软组织损伤情况和骨折的部位来选择。

2. 骨牵引在进针和出针时,不要用尖刀做皮肤小切口,可将牵引针直接穿入皮肤至骨。进针前将皮肤向肢体近侧稍许推移,以免进针后在牵引针远侧有皮肤皱折或牵引后切割针孔远侧皮肤导致针眼感染。斯氏针穿松质骨时可用骨锤击入,穿皮质骨禁止用骨锤击入,以免造成皮质骨碎裂。穿克氏针时用手钻、手摇钻或转速在 1000r/min 以下的慢速电钻转入,切勿用快速电钻,速度太快钻孔周围的骨痂易被钻头热灼伤后发生坏死,导致牵引针松动。小儿慎用骨牵引,骨牵引时有可能影响骨骺生长,且小儿关节囊较大,牵引针易穿入关节。

3. 预防皮肤破损　注意粘贴胶布处有无受压、形成水泡或溃疡,应掀开胶布换药。胶布过敏时,可改变牵引方法,皮肤破损部位可用碘伏溶液涂擦。

4. 预防骨牵引针眼处感染或骨针移位　骨针处血痂不要去除。骨牵引针孔处不要用任何敷料覆盖,要让其暴露,每天用酒精或碘伏棉签涂擦 2 次,直至拔除。严格预防骨针孔处感染,牵引针孔处不要触碰和污染,严格执行无菌操作。穿针处如有感染,应设法使之引流通畅,保持皮肤干燥,感染严重时应拔出钢针改换位置牵引。

【思考题】

1. 皮肤牵引或骨牵引各有哪些适应证?
2. 试述持续牵引技术的操作流程及注意事项。

(杨通河)

第九节　骨折急救固定与搬运技术

骨折的急救固定技术是创伤急救的五项基本技术之一,在急救中占有重要位置,主要适用于骨折的临时固定。及时正确的固定,有利于预防休克、保护伤口、预防伤口感染、预防骨折断端移动刺伤神经或血管等继发性损伤,也有利于制动、止痛,便于搬运。

【目标】

1. 熟悉骨折急救固定与搬运技术的临床意义、急救步骤。
2. 熟悉骨折部位固定法。
3. 熟悉骨折急救固定与搬运技术的操作流程及注意事项。

【相关知识】

(一)骨折患者的急救

1. 骨折急救处理　包括呼救→止血→包扎→固定→搬运。创伤骨折后,首先尽快呼叫急救人员或 120。急救员正面走向伤者,表明身份,告知急救目的,要求伤者不要做任何动作,初步判明伤情。按骨折急救处理步骤迅速对伤员施行正确的急救,如对开放性骨折伴出血者立即止血,再用清洁或消毒敷料包扎伤口,然后临时固定骨折部位,脱离现场,迅速将伤员搬运至急救医疗机构。

2. 骨折部位固定

(1)锁骨骨折固定:将丁字夹板放置伤员背后肩胛骨上,然后用三角巾绕肩两周打结在板上,夹板端用三角巾固定好。无夹板时,伤员挺胸,双肩向后,两腋下放置棉垫,"8"字形绷带固定肩背部,用三角巾悬吊前臂。

(2)前臂骨折固定:将夹板置于前臂四侧,用布带绑扎固定,再用一条三角巾将前臂屈曲悬吊胸前,另一条三角巾将伤肢固定于胸廓(图 2-4-7)。

(3)上臂骨折固定:将一块夹板置于伤臂外侧,用布带绑扎固定。肘关节屈曲,用一条三角巾将前臂悬吊于胸前,另一条三角巾将伤肢固定于胸廓(图 2-4-7)。

(4)小腿骨折固定:将夹板置于小腿外侧,其长度为从大腿中段到脚跟,膝、踝关节衬垫,绷带分段固定,再将两下肢并拢上下固定(图2-4-7)。无夹板时,采用与健肢固定法,即将两下肢并列对齐固定。

(5)大腿骨折固定:将夹板置于伤肢外侧,其长度应从股部至脚跟,两下肢并列对齐,膝、踝关节及两腿间衬垫,绷带分段固定。无夹板时亦采用与健肢固定法。

(6)脊柱骨折固定:在脊柱骨折固定和搬运中,最重要的是防止脊椎弯曲和扭转,以免引起脊髓损伤。

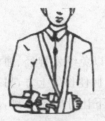
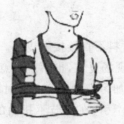
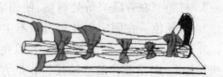

前臂骨折固定　　　　　　　　上臂骨折固定　　　　　　　　　　小腿骨折固定

图2-4-7　骨折部位固定法

(二)骨折的搬运技术

伤员尤其是危重伤员,经初步的急救处理后要迅速安全地搬运至急救医疗机构,以免延误抢救时机,称为搬运伤员。搬运原则:伤情严重者优先,中等伤情者次之,轻伤者最后。搬运时要根据伤情灵活地选用不同的搬运工具和搬运体位。其中,尤其重要的是要注意搬运方法,要求动作轻巧、迅速,避免颠动,尽量减少伤员的痛苦,并争取在短时间内将伤员送往医院进行抢救。如果搬运方法不当,可能前功尽弃,造成伤员的终生残疾,甚至危及生命。因此,在搬运全过程中,要严密监测伤员的生命体征,遇有伤病情恶化者,应该立即停止搬运,就地救治。若搬运不当可导致继发性损伤。尤其脊椎骨折搬运不当时,患者极易发生截瘫,颈椎骨折除了高位瘫痪外,还会引起呼吸肌麻痹,甚至威胁生命。因此,在搬运骨折患者尤其是脊柱和四肢骨折的患者时,更要特别小心,当发生四肢骨折时,尽量先不要搬动,应就地取材用夹板临时固定后再迅速将患者送往医院,以免因搬运引起继发性损伤。

【准备】

1. **固定材料**　木板、树枝、木棍、竹竿、竹片、铁板、厚纸板、塑料板、绳子、报纸卷、敷料、衬垫(棉花、布块等)、三角巾、绷带、腰带、头巾。

2. **搬动材料**　包括木板、门板、自制担架(图2-4-8),如木棍制作的担架(两根7尺木棍或竹竿、绳索),上衣制作的担架(两根7尺木棍或竹竿、两件上衣袖筒),椅子制作的担架(两把扶手椅、绳索),升降担架、走轮担架(救护车内装备的担架,重量较重)。

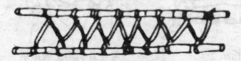
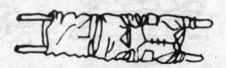

木棍制作的担架　　　　　　　　　　　　　　上衣制作的担架

图2-4-8　自制担架

【流程】

（一）组织教学

教师示范教学或播放录像光盘。每班分成若干实验小组（4 人/组，其中 1 人模拟骨折患者），分组进行练习，教师巡回并指导。

（二）急救固定技术的实训步骤

1. 赶赴急救现场，初步判明伤情。

2. 衬垫　在骨隆突等处衬垫，使固定材料不直接接触皮肤。

3. 不复位　在固定包扎骨折前不主张现场复位，也不应随意搬动，以免继发神经、血管损伤。外露的断骨也不要送回伤口内，以免增加污染机会。必要时可一人握住伤处上方，另一人握住伤处下端，沿肢体的纵轴线做相反方向牵引，在伤肢不扭曲的情况下让骨断端分离，然后边牵引边同方向移动，另外一人可进行固定。

4. 固定　捆绑松紧度要适中，过松容易滑脱，过紧影响血液循环。固定要点：选择适当的夹板和捆扎带（不能选用铁丝、电线），其长度应与肢体长度相对称；应先用布带捆绑骨折断处的上端，后捆绑骨折断处的下端，再固定骨折断端的上下两个关节，固定时应外露指（趾）端，以便观察血运情况。无任何固定物品时亦可将骨折部位固定于伤员的躯干或健肢上。固定完成后应记录固定时间及伤情，胸前挂标志，若已经将骨折断端或脱位关节复位，病历应予以注明，并向医院急救医生交代清楚。要记住的是一旦采用布带、绳子捆扎止血，病历上必须记录止血带捆扎的时间、部位，以免导致肢体缺血性坏死。最后迅速搬运。

（三）急救搬运技术的实训步骤

伤员经现场初步急救处理后，应尽快选用合适的搬运工具或方法将伤员送到医院（图 2-4-9）。

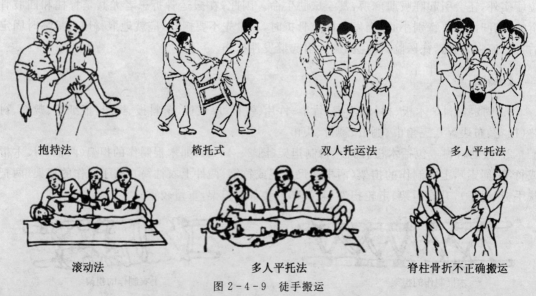

　抱持法　　　　　　椅托式　　　　　双人托运法　　　　多人平托法

　滚动法　　　　　　　　　多人平托法　　　　　脊柱骨折不正确搬运

图 2-4-9　徒手搬运

1. 徒手搬运　适用于伤员病情较轻且搬运距离较短的情况。①一人搬运法：采取扶行法、抱持法、背负法；②双人搬运法：采取椅托式、轿杠式、拉车式、双人托运法；③多人搬运法：

采取卧托运方法,如多人平托法、滚动法将伤者平直放在硬板担架上。

2.担架搬运　适用于病情较重又不适于徒手搬运者。

(1)伤情判断:搬运前,首先检查伤员的生命体征和受伤部位,重点检查伤员的头部、脊柱、胸部有无外伤,特别是颈椎是否受到损伤。

(2)选择体位:① 仰卧位:适用于重伤员,以免颈及脊椎过度弯曲,高血压脑溢血者可适当垫高头部,休克者取中凹位;② 侧卧位或平卧头偏向一侧:除外颈部损伤者,适用于昏迷伤员,可防因呕吐而致窒息;③ 半卧位:除外脊椎损伤及休克者,适用于血、气胸而致严重呼吸困难者;④ 俯卧位:适用于反常呼吸运动的伤员,俯卧可压迫限制反常呼吸;⑤ 坐位:适用于胸腔积液、心力衰竭的伤员。

(3)上、下担架的方法:伤员经通气、止血、包扎、固定等妥善处理后方可搬运。① 搬运的三人并排单腿跪在伤员身体一侧,或分别单腿跪在伤员两侧,同时分别把手臂伸入到伤员的肩背部、腹臀部、双下肢的下面,然后同时起立平托起伤员,使伤员的身体始终保持水平位置,不得使身体扭曲,再同时放在担架上。起立、行走、放下等搬运过程均统一动作。② 搬运脊柱、脊髓损伤的伤员:采用硬担架、木板、门板运送,不能用软床(负压充气垫式固定担架是搬运多发骨折及脊柱骨折的最好工具)。如颈椎骨折伤者取仰卧位,放置颈托,先放置于颈后,再放置于颈前,保证位置居中,扣上搭扣;无颈托时用枕头、沙袋、衣物垫堵住伤者头颈两侧,并使其双下肢伸直、靠拢,两上肢伸直贴于身旁两侧。胸、腰椎骨折者取俯卧位,用布垫塞住颈、腰部,用布带将胸、腰及下肢等固定于木板上。多人搬运:将木板或硬担架放在伤员一侧,急救者在伤者另一侧,两人托臀和双下肢,另两人托头、腰部,采用平托法或整体滚动法,动作一致、缓慢地将伤员放至门板上,颈椎骨折者要有专人托扶头部,沿纵轴牵引头颈或由伤员自己双手托住头部,缓慢搬移,严禁随便强行搬动头部。将患者放在硬板担架上后,将其身体与担架一起用布带固定牢固,颈椎骨折者可用布带将前额连同担架一起固定。切忌一人抬头一人抬足,因增加脊柱弯曲度,碎骨片向后挤入椎管内而加重脊髓损伤。下担架时,按照徒手搬运多人平托法,动作一致、缓慢地将伤员抬离门板。

抬担架的方法:伤员头部朝向担架后部,搬运者走步要交叉,即前左后右。运送时要平稳,不宜颠动。要随时观察患者的呼吸、心跳,不要喂水和其他食物,尽快送入医院处理。

3.车辆搬运　车辆搬运不受气候影响,搬运速度快,能将伤员及时送到医院抢救,适合于较长距离运送。轻者可坐在车上,重者可躺在车里的担架上。重伤患者最好用救护车转送,救护车缺少的地方可用汽车运送。转运途中要稳妥,切忌颠簸。

【注意事项】

1.遇有呼吸、心搏停止者应先行复苏措施,出血休克者应先包扎止血,待病情有根本好转后再行固定。院外固定时,对骨折后造成的畸形禁止整复,不能把骨折断端送回伤口内,只要适当固定即可。代用品的夹板要长于两头的关节并一起固定,夹板应光滑,夹板靠皮肤一面最好用软垫铺垫,以免损伤皮肤。大腿、小腿及脊柱骨折者,不宜随意搬动,应临时就地固定。

2.妥善固定后才能搬运　运送时尽可能不摇动伤员骨折处。在人员、担架等未准备妥当时,切忌随意搬运。搬运体重过重或神志不清的伤员时,要考虑全面,防止搬运途中发生坠落、摔伤等意外。在搬运过程中要随时观察伤员的病情变化,重点观察呼吸、神志等,注意保暖,但不要将头(面)部包盖太严,以免影响呼吸。在途中一旦发生紧急情况,如窒息、呼吸停止、抽搐等,应停止搬运,立即进行急救处理。在特殊的现场,应按特殊的方法进行搬运,如火灾现场,在浓烟中搬运伤员,应弯腰或匍匐前进;在有毒气泄漏的现场,搬运者应先用湿毛巾掩住口鼻或使用防毒面具,以免被毒气熏倒。

【思考题】

1. 试述脊柱骨折固定法的操作步骤。
2. 试述骨折急救固定与搬运技术的操作流程及注意事项。

(杨通河、张增安)

第十节　关节穿刺术

关节穿刺术是通过无菌穿刺针经皮肤刺入关节腔内,抽取关节腔内积液,以协助诊断及治疗关节疾病的一项基本诊疗操作技术。

【目标】

1. 熟悉关节穿刺术的适应证和禁忌证。
2. 熟悉关节穿刺术的操作流程及注意事项。

【相关知识】

（一）关节穿刺术的适应证与禁忌证

1. 适应证

（1）诊断穿刺:抽取四肢关节腔内积液,进行化验检查、细菌培养、药物敏感试验、动物接种试验等。

（2）治疗穿刺:穿刺抽出或引流关节腔内液体,同时注射药物进行治疗。若关节外伤或手术后,关节腔内有较多积血,抽出积血可减少关节黏连。

（3）特殊穿刺检查:关节腔内穿刺注入空气或造影剂,行关节造影术,以诊断关节软骨或骨端的病情变化。

2. 禁忌证　出血性疾病和穿刺部位皮肤感染者忌用。

（二）各关节的穿刺点与穿刺途径

1. 肩关节穿刺术　前侧穿刺:上臂轻度外旋、外展,肘关节屈曲位,在肱骨小结节与喙突间连线的中点穿刺,针尖斜向后内侧穿入。此穿刺点常选作抽吸关节内的积液或造影用。造影常选后侧穿刺。

2. 肘关节穿刺术　后侧穿刺:肘关节屈曲90°,在尺骨鹰嘴顶端与肱骨外上髁之间,向前下穿刺。关节囊在此距离表面最浅。桡侧穿刺:肘关节轻度屈曲,在桡骨小头与肱骨小头之间垂直穿刺。

3. 腕关节穿刺术　桡侧背侧穿刺:腕关节取轻度掌屈及尺偏位,于腕背拇长伸肌腱与示指固有伸肌腱之间刺入或从桡骨茎突远端鼻烟壶处垂直穿入。尺侧旁穿刺:腕关节取轻度掌屈及桡偏位,在尺骨茎突尖端,尺侧腕伸肌腱与指总伸肌腱之间垂直穿入。因桡动脉行经桡骨茎突远方,故最好在尺侧穿刺。

4. 髋关节穿刺术　前侧穿刺:取仰卧位,在髂前上棘与耻骨结节连线的中点,腹股沟韧带下 2cm,股动脉的外侧 1~2cm 处垂直刺入。取下肢内收位,从股骨大转子上缘平行,经股骨颈向内上方刺入(图 2-4-10)。后侧穿刺:取半俯卧位,腹壁与手术台面成 45°角,于大粗隆中点与髂后上棘之连线的中外 1/3 交界处垂直穿入。

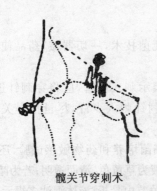

髋关节穿刺术　　　　　　　膝关节穿刺术

图 2-4-10　关节穿刺术

5. 膝关节穿刺术　膝关节略屈曲,以髌骨上缘的水平线与髌骨外缘的垂直线的交点为穿刺点,经此点向内下方刺入关节腔,此点常选作抽吸关节内的积液、积脓或注射药物用。髌周穿刺:膝关节伸直,于髌骨外上、外下、内上、内下方,距髌骨边缘约 1cm 处,针尖与额面平行,斜向髌骨与股骨关节面的间隙穿刺。

6. 踝关节穿刺术　可选择胫前肌腱与内踝之间作前内侧穿刺点,也可于伸趾肌腱与外踝之间刺入作为前外侧穿刺点。

【准备】

关节穿刺包(内有 7~9 号穿刺针、镊子、血管钳、注射器、纱布、弯盘、无菌试管若干)、无菌手套、局部麻醉药、消毒液(碘伏或碘酒、酒精)、橡皮单、治疗巾、绷带、胶布、剪刀等。

【流程】

(一)组织教学

1. 教师预先进行示范教学或播放录像光盘。

2. 每班分成若干实验小组(2 人/组),分组进行练习,教师巡回并指导。

(二)关节穿刺技术的实训步骤

1. 穿刺术前准备　① 术者衣着整洁得体,戴口罩、帽子;② 术者应认真检查患者病变关节的体征;③ 备齐皮肤消毒用品及关节穿刺物品;④ 穿刺前做好局麻药敏感试验;⑤ 告知患者和家属穿刺目的、意义及其并发症,签署知情同意书;⑥ 术前可给予地西泮 10mg,苯巴比妥钠 0.1g 等。

2. 选择穿刺体位　患者取仰卧位,关节略屈曲位。

3. 常规消毒铺巾　穿刺部位严格常规消毒后,术者戴无菌手套,铺无菌洞巾。

4. 局部麻醉　穿刺点行局部浸润麻醉。

5. 关节穿刺操作步骤　选择合适的穿刺点（在距离关节腔最近的皮肤表面处穿刺），并标记；选用穿刺针头；术者右手持注射器，左手固定穿刺点，当穿刺针进入关节腔时，可感觉阻力突然消失，左手固定针头及注射器，右手抽动注射器筒栓进行抽液，可见关节内液体流入注射器。如关节内液体量较少，为了尽量吸出积液，可由助手按压关节周围，使积液集中于针头处。积液抽吸完毕后，如治疗需要可将药物注射于关节内。拔出针头，用纱布覆盖穿刺针孔。如关节积液量较多，抽吸完毕覆盖纱布后要加压包扎。

【注意事项】

1. 关节腔穿刺最易继发感染，因此必须严格遵守无菌技术，一切器械、药品使用及操作须在严格无菌下进行，否则可致关节腔内感染。

2. 应边抽吸，边进针，注意有无鲜血，如抽出鲜血表示刺入血管，应将穿刺针退出少许，改变方向再继续进针。另外，当抽得液体后，再稍稍将穿刺针刺入少许，尽量抽尽关节腔内的积液。但不可刺入过深，以免损伤关节软骨。

3. 应将抽出的液体置入无菌试管，进行化验检查、细菌培养和药物敏感试验，还要做认真的肉眼观察，初步判定其性状，给予及时治疗。正常关节滑液为草黄色，清而透明；若为暗红色陈旧性血液，往往为外伤性；抽出的血液内含有脂肪滴，则可能为关节内骨折；液体混浊多提示有感染。

4. 关节腔有明显积液者、渗出性积液者、关节内出血者，穿刺抽液后应加压包扎，给予适当固定。根据积液多少来确定再穿刺的时间，一般每周穿刺 2 次即可。

5. 对有结核性关节炎的患者，应严格按照寒性脓肿穿刺法进行处理。

【思考题】

1. 关节穿刺术有哪些适应证和禁忌证？
2. 试述关节穿刺术的操作流程及注意事项。

（杨通河）

第十一节　换　药　术

换药是指对各类伤口的处理，又称敷料更换术（dressing change），是处理伤口和创面的必要措施。换药的目的：确认伤口有无感染存在；及时清洁伤口，清除异物、分泌物和坏死组织，保持创口通畅引流，控制感染；创面及时施敷有效药物，促进炎症局限、肉芽生长和创口的愈合；包扎保护伤口和拆除伤口缝线。

【目标】

1. 掌握各类常见伤口的换药法。
2. 掌握换药的操作流程及注意事项。

【相关知识】

（一）换药的无菌操作规则

1. 换药者应穿好工作服，戴好口罩和帽子，清洗双手，必要时戴无菌手套。

2. 换药器械、敷料等物品须严格灭菌,换药时遵守无菌操作原则。

3. 保持换药环境清洁,不应在换药场所扫地、整理床铺,以免灰尘飞扬污染伤口。如病情、条件允许,应在换药室内进行换药。

4. 换药的次序　应先换无菌伤口,再换污染伤口,最后换感染伤口。特异性感染的伤口应严格遵守隔离术,单独换药。如破伤风、气性坏疽、绿脓杆菌感染,其换下的敷料应焚毁,用过的器械先用2%来苏儿溶液浸泡1h,再清洗后灭菌,换药者应洗手并浸泡消毒。

5. 其他　如换药者当日有无菌手术,则不应在手术前给感染伤口换药。凡接触伤口的用具物品洗净后放在指定的位置,进行无菌处理。伤口换下的污染敷料应放入指定的污物桶中进行统一处理,不可随便乱扔。

（二）换药的常用药物

1. 生理盐水　无刺激性,用于清洗伤口、湿敷新鲜的肉芽创面及冲洗手术时伤口等。3%～10%生理盐水用于肉芽水肿创面,能消退水肿。

2. 3%过氧化氢　为强氧化剂,与组织中过氧化氢酶相遇很快释放出氧,发挥抗菌、除臭、清洁、收敛、止血的作用,其作用时间短,杀菌力弱,可用于清洁创面、皮肤溃疡、窦道或瘘管、耳内脓液。贮存过久易分解失效。

3. 高锰酸钾　为强氧化剂,遇坏死组织等有机物则释放出新生态氧,有杀菌、除臭、收敛作用。根据病情选用合理浓度:① 0.5%溶液用于冲洗感染创面、皮肤溃疡、痔疮;② 1%溶液用于消毒毒蛇咬伤的创口;③ 0.025%溶液用于坐浴、冲洗阴道、含漱。

4. 硼酸　为2%～4%溶液,有抑菌和抗真菌作用,刺激性小。可用于眼、咽喉、口腔、阴道、膀胱、创面、子宫等的冲洗、清洁、消毒。

5. 10%硝酸银溶液　用于烧灼过度生长的肉芽组织。

6. 油剂纱布　凡士林纱布具有不易干结、可保持引流、促进肉芽生长的特点,用于覆盖新鲜肉芽创面、脓腔引流。鱼肝油纱布可促进肉芽生长。

7. 抗菌类药物　① 0.1%～0.2%雷佛奴尔溶液,用于洗涤感染的皮肤、黏膜,湿敷一般感染的肉芽创面;② 0.01%～0.02%呋喃西林溶液,用于湿敷一般感染的肉芽创面,冲洗伤口或膀胱;③ 攸琐溶液又称漂白粉硼酸溶液,对气性坏疽特别有效,用于化脓腐烂伤口,可溶解坏死组织,使其脱落;④ 1%苯氧乙醇,有较强的杀灭绿脓杆菌作用,2%溶液用于湿敷绿脓杆菌感染的伤口;⑤ 聚乙烯吡酮碘液(PVP-碘),具有杀菌作用,0.15%溶液用于冲洗黏膜、创面、脓腔,1%溶液用于湿敷感染创面,10%溶液用于覆盖无菌伤口。

8. 软膏类药物　10%鱼石脂软膏,外用,具有轻度抑菌、消炎、消肿、防腐作用。10%氧化锌软膏,具有收敛、止痒、抗菌、防腐作用,用于瘘口周围和擦伤皮肤的保护,以及湿疹、溃疡等各种皮肤病的防治。

9. 中药制剂　黄金散、玉红膏等具有抗感染、刺激肉芽组织生长、收敛伤口等作用。

（三）各类伤口的换药

1. 缝合伤口　① 正常无反应的伤口;② 针脚红肿反应;③ 针脚脓疱、硬结反应;④ 化脓性伤口。应保持伤口敷料的清洁干燥和固定位置,如怀疑伤口感染,应立即更换敷料。

2. 开放性伤口

（1）浅表肉芽创面:① 肉芽色鲜红,密细,碰之易出血并有痛感,无分泌物,是新鲜健康的肉芽创面,可选用生理盐水纱布或凡士林纱布外敷;② 肉芽色淡,表面光滑发亮,水肿,分泌物多,为水肿的肉芽创面,选用高渗盐水或20%～30%硫酸镁纱布外敷;③ 肉芽组织生长过盛超出创缘平面,为过度生长肉芽创面,可用剪刀剪平肉芽创面或以硝酸银腐蚀肉芽,再敷以盐水纱条或油纱条;④ 陈旧性肉芽色暗,肉芽粗大质脆,表面常覆盖一层脂状分泌物,触之不易渗血,应设法改善局部血液循环,如红外线灯烤,去除不健康的、陈旧的肉芽,创面可用0.1%雷佛奴尔纱布或碘仿纱布外敷;⑤ 慢性溃疡、褥疮:去除病因,防止局部受压,促进血液循环,改善全身情况,局部可选用3%过氧化氢清洗和0.1%雷佛奴尔纱布湿敷等。

(2)化脓性伤口:① 一般化脓性感染的肉芽创面,可用0.2%呋喃西林、雷佛奴尔等纱条湿敷;② 对色灰白或紫黑、有脓液混杂其上的坏死肉芽,及严重化脓腐烂、臭味较大的肉芽创面,应剪去坏死肉芽,用攸琐溶液纱条湿敷;③ 绿脓杆菌感染伤口常用0.1%～0.5%多黏菌素、1%～2%苯氧乙醇或10%水合氯醛等湿敷;④ 厌氧菌感染伤口,可用2%过氧化氢或0.2%高锰酸钾溶液洗涤,也可用0.5%甲硝唑或替硝唑溶液冲洗。

(3)高位肠瘘、胰瘘和分泌物较多的伤口:周围皮肤常常被腐蚀、糜烂或发生皮炎,应涂擦10%氧化锌软膏防治。

(四)伤口分泌物的认识

1. 血液　鲜红或暗红色,一般为渗血。

2. 脓液　由脓细胞、细菌及其毒素和酶分解的坏死组织等组成。脓液的性质、颜色、气味、黏稠度依细菌种类而各异。① 葡萄球菌:脓液呈黄色、黏稠、无臭;② 链球菌:脓液呈淡黄色、稀薄、量多、腥臭;③ 大肠杆菌:脓液呈灰白色如面汤样,无臭;④ 肺炎球菌:脓液呈黄色或浅黄带绿,稠厚呈乳酪样或黏液状,其中有大量的纤维蛋白凝块,引流困难;⑤ 肺炎杆菌:脓液呈灰白色,非常黏稠;⑥ 变形杆菌:脓液具有特殊臭味;⑦ 绿脓杆菌:脓液呈淡绿色,具有微甜腐霉气味;⑧ 结核杆菌:脓液呈淡黄色或淡茶色,内有干酪样物;⑨ 厌氧菌:脓液有腐败性臭味或甜味,组织坏死,有气体存在;⑩ 淋球菌:脓液淡黄,稠厚如奶油;⑪ 其他:放线菌的脓液中有硫黄样颗粒,阿米巴性肝脓肿的脓液呈棕褐色(巧克力色)。

3. 漏出液　① 胆瘘:排出液为胆汁,呈黄色,化验胆红质定性阳性;② 胰瘘:排出液为无色澄清液体,化验胰淀粉酶含量很高;③ 胃肠瘘:排出液含食物残渣;④ 尿瘘:排出液有尿臭,化验为尿。

【准备】

1. 器械类　无齿镊、有齿镊、弯盘、血管钳、手术剪、拆线剪、刮匙、探针等若干。
2. 敷料类　盐水棉球、棉签、各类纱布引流条、纱布、棉垫、碘伏、碘酒、酒精等若干。
3. 其他类　模拟伤口、松节油、治疗巾、绷带、多头带、胶布、普通剪刀、污物桶等若干。

【流程】

(一)组织教学

1. 教师示范教学或播放录像光盘,设计各类模拟伤口的标本或床边带教。
2. 每班分成若干实验小组(2人/组),分组进行练习,教师巡回并指导。

(二)换药实训步骤

1. 换药前准备

（1）换药者准备：穿工作服，戴帽子和口罩。检查伤口，洗净双手，依据患者的伤口情况备齐用物。注意无菌技术，视情形推换药车，且依换药部位而决定是否使用屏风。

（2）患者准备：核对患者，告知患者本次换药的目的、意义和注意事项，消除患者的恐惧心理，以取得配合。

2. 换药的体位　协助患者采取舒适的姿势，做到既保持患者舒适、合适体位，又利于医生换药。适当暴露出伤口部位，观察患者的反应。但要注意患者的隐私及保暖。

3. 揭除敷料

（1）外层：松开胶布，一手自边缘撕起，继而朝向伤口。若自伤口中央向边缘撕起胶布，会破坏纤维蛋白网而妨碍伤口愈合。另一手固定住皮肤，并将之推离胶布，可避免皮肤撕裂。用手揭除外层污染敷料，敷料脏面朝上摆放于换药盒盖上。

（2）内层：用无齿镊子揭除内层敷料，暴露伤口。如果敷料因渗出物而与伤口黏连较紧，不可硬性将其揭下，应先用生理盐水将敷料润湿，然后慢慢地将敷料揭下，以免撕裂伤口的肉芽组织，破坏愈合过程，同时也可减轻患者的痛苦。

（3）观察伤口的情形：包括创面的大小、有无渗血、肉芽的色泽变化、渗出液的颜色、量、气味，及有否感染等。

（4）用小棉签沾上松节油或乙醚等，轻轻拭净伤口周围的胶布痕迹或污垢。

4. 创面处理

（1）消毒伤口周围皮肤：用碘酒、酒精或 PVP-碘棉球以清洁、消毒伤口周围皮肤，一般消毒顺序是从创缘向外周呈离心性消毒，其消毒区域要求超过敷料边缘外 3～5cm 的范围，可避免皮肤的致病菌污染伤口。若为化脓性伤口，则其消毒顺序是从外周向创缘。

（2）清洁创面：检查伤口，用镊子、剪刀清除创面异物、分泌物和坏死组织，并保持创口通畅引流。然后用无齿镊子夹起生理盐水棉球沾净伤口内分泌物，先从伤口中央由内向外做环状清洗，继以棉球吸干生理盐水，再以碘伏棉球仍由伤口中央由内向外做环状消毒。若为新鲜健康的肉芽创面则轻拭即可，以免破坏创面的上皮组织。

（3）创面施敷有效药物：依据伤口的情形选用合适的药物。

5. 覆盖敷料　夹取大小适中的干纱布或棉垫，覆盖于伤口上。纱布要盖住伤口周围 5cm 左右，一旦放置纱布，切勿再移动之，因为敷料的滑动会将皮肤上的污染物带入伤口内。并以透气的胶布条粘贴固定或以绷带包扎固定，要求美观牢靠。

6. 整理　协助患者整理衣物。将脏敷料等弃于污物桶内，将换药镊子及换药碗或弯盘放入清洗槽，彻底洗手。

7. 记录伤口大小、情形及患者的反应。

【注意事项】

1. 换药者操作应稳、准、轻，禁忌动作过粗过大。如用棉球清除伤口分泌物，要做到仔细耐心、动作轻巧、清除彻底，勿将棉球或纱布遗留伤口内。

2. 根据伤口情况准备换药敷料和用品，应勤俭节约，物尽其用，不应浪费。

3. 合理掌握换药的间隔时间，间隔时间过长不利于伤口愈合，间隔时间过短因反复刺激伤口也会影响伤口愈合，同时增加患者痛苦，并造成浪费。

【思考题】

1. 各类伤口由一人换药时,其换药的次序应如何安排?
2. 如何依据各类伤口的情形选用合适的药物?
3. 试述换药的操作程序及注意事项。

(杨通河)

第十二节　引　流　技　术

引流是将创口或体腔中聚积的液体,如脓液、血液、分泌液等导流于体外的技术。引流的液体可分为感染性和非感染性两大类。将脓液等感染性物质引流排出体外,达到减轻压力、缓解疼痛、减轻炎症、减少毒素吸收、防止炎症扩散、有利于炎症消退的目的。将血液、渗出液等非感染性液体引流后达到局部减轻压力、避免重要组织器官受压损害、有利于器官功能的恢复、防止体内局部积液、避免继发感染或形成死腔、利于伤口愈合等目的。

【目标】

1. 熟悉引流技术的种类及其适应证。
2. 掌握引流技术的操作步骤及注意事项。

【相关知识】

(一)引流的机制与分类

1. 引流的机制

(1)被动引流:① 吸附作用:在伤口内放置纱布引流条,借助于纱布的吸附能力,伤口内液体被引流出体外;② 导流作用:在伤口内放置引流管,伤口液体凭借其与大气之间的压力差,通过导管腔被引流出体外;③ 虹吸作用:体内位置较高的腔内液体通过引流管流入位置较低的引流瓶中,条件是体腔中压强与瓶中压强相等,内管口不能露出液面。

(2)主动引流:将引流管连接于减压器,借助负压作用吸出伤口内液体。可分为开放式和闭合式引流两种类型。开放式引流的缺点是容易有外源性污染。而闭合式引流需缩小体表引流口,将引流管外端通向封闭的容器,如上述虹吸作用引流和主动引流。

2. 引流物的种类

(1)橡皮引流片:将橡胶手套、薄片橡胶裁剪而成,常用于表浅伤口渗血、渗液的引流。

(2)纱布引流条:包括干纱布、盐水纱布、抗生素纱布、油纱布等引流条。适用于较浅化脓伤口的引流。

(3)烟卷式引流管:用橡胶片包裹纱布卷组成,形成类似香烟式的引流管,使用时须将腔内置引流管端的外周橡胶剪成数个小孔,以增加吸附引流面积,使用时先将引流管置于无菌盐水中,浸湿后放入伤口内。适用于腹腔引流,目前已逐渐被橡胶引流管所替代。

(4)橡胶引流管:根据制作材料不同可分为乳胶管和硅胶管,适用于深部创口和胸、腹腔引流。橡胶引流管有粗细、软硬不同,应根据临床实际情况选择合适的橡胶引流管。橡胶引流管种类很多,除普通引流管外,还有特制引流管,如导尿管、气囊导尿管、胆管 T 型管、胃肠减压管、脑室引流管、胸腔引流管等,适用于各种手术后引流。

(5) 双套管负压引流:适用于有大量渗液的引流,如肠、胰、胆瘘术后,其优点是不易被腹腔内脏、大网膜堵塞。一般用内管接负压引流,外管为通气管,如引流物少,可将内套管拔除而成单腔乳胶管引流。

（二）引流的适应证

1. 感染性疾病引流　浅表较小的脓肿切排后,常用凡士林纱布引流;深部较大的脓肿切除后,常用软胶管引流;手指脓肿常行橡皮片引流;急性骨髓炎、化脓性关节炎行闭式冲洗引流管引流;胸腔脓肿行胸腔闭式引流;腹腔脓肿、化脓性疾病多行橡胶管引流。烟卷引流条由于引流不充分,最好不用。深部组织引流大多需用闭合式主动引流,如引流不通畅,后期也可改用开放式被动引流。结核性脓肿一般不做引流,凡混合感染的结核病灶清除术后,若无特殊情况,禁止放置引流物。

2. 非感染性疾病引流　广泛用于颅脑、颈部、胸腔、腹腔、脊柱、四肢关节、泌尿系统等手术后,如渗血、渗液或估计止血不彻底的患者;胃肠道术后缝合不满意,有渗漏可能者;肝脏、胆管、胰腺和泌尿道术后,有胆汁、胰液或尿液渗漏可能者;颅脑术后脑室引流;开胸术后胸膜腔闭式引流;胆管术后胆管内放置"T"形管引流;肾、输尿管、膀胱术后放置引流管等。临床上多采用闭合式引流。

3. 污染性伤口　伤口污染严重,伤口内预防放置引流物,可降低感染发生率。

放置引流物的缺点:① 组织异物反应:引流物为异物,能延缓伤口愈合,如引流时间过久,可促使黏连、瘢痕组织增多,尤其腹腔内引流管可加重肠黏连;② 增加感染机会:引流物作为创口内、外通道的载体,可能将细菌导入创口内,引起继发感染;③ 引流管的附加损伤:如挤压肠管、血管等可引起压迫、坏死、出血或穿孔;④ 引流口形成窦道;⑤ 异物遗留:术者忘记固定引流物或引流物固定不妥,致使引流物滑入体腔或拔除引流物时引流物折断等。

（三）引流物留置的时间

1. 橡皮引流片　预防性引流,一般在术后 24～48h 内无明显引流液时一次拔除。

2. 烟卷式引流管　一般在术后 48～72h 拔除。

3. 引流管　拔管一般不超过 7d。在每次换药时须转动并外拔少许,在拔除时应先予以旋转、松动,使引流管与周围组织黏连分离,然后向外拔除。如有障碍,切不可用力猛拔以免断裂,可待次日拔除,对内部有固定的引流物更须注意。如有数根引流管,可分次取出。

(1) 脓肿引流:脓腔内引流管应放至脓腔缩小,接近愈合时为止。引流量显著减少,小于10mL/d 时,可更换细引流管或逐渐拔除,使伤口由肉芽组织填充,防止皮肤层过早愈合。

(2) 肝、胆、胰、十二指肠、泌尿系术缝合处附近的引流管,一般留置 5～7d,待引流液没有时,方可拔除。

(3) 胃肠减压管:一般可于术后 2～5d,肛门排气后拔除。

(4) 泌尿系统引流管:① 膀胱造瘘管:一般于术后 1～2 周拔除。拔管前要夹闭造瘘管 2d,排尿畅通再考虑拔管。长期留置膀胱造瘘者,每隔 2 周换管一次。② 肾与肾盂造瘘管,一般于术后 2～4 周首次换管,此后每 2～3 周换管一次。拔管指征:症状消退,尿液澄清;肾盂测压在15cmH$_2$O 范围以内。如肾盂测压超过 20cmH$_2$O,则提示吻合口或远端有梗阻,不能拔管。

（5）胸腔引流管：拔管指征视病情而定，一般于术后 2～4d 拔除。拔管指征：肺膨胀良好，水封瓶玻璃管水柱无波动或 24h 内引流量＜60mL，夹管 24h 胸腔不再积气积液，即可拔管。

【准备】

1. 器械类　无齿镊、有齿镊、弯盘、血管钳、手术剪、拆线剪、刮匙、探针等若干。
2. 敷料类　盐水棉球、棉签、各类纱布引流条、纱布、棉垫、碘伏、碘酒、酒精等若干。
3. 其他类　模拟引流伤口、松节油、治疗巾、多头带、胶布、剪刀、污物桶等若干。
4. 引流物　各种引流管、胆管"T"形管、胸腔闭式引流装置、一次性引流袋等若干。

【流程】

（一）组织教学

1. 教师示范教学或播放录像光盘，设计各类模拟伤口的标本或床边带教。
2. 每班分成若干实验小组（2 人/组），分组进行练习，教师巡回并指导。

（二）实训步骤

1. 认识各种类型的引流物，了解各种引流物的使用及用途。
2. 胆管"T"形管引流操作步骤

（1）引流前准备：① 按无菌原则，穿工作服，戴帽子、口罩，洗净双手；② 备齐用物，视情形推用换药车；③ 核对患者，告知患者本次引流的目的和可能引起的不适，以取得患者的信任和配合；④ 协助患者采取舒适合适的体位；⑤ 注意保护患者的隐私，应用屏风隔开，冬季要注意保暖；⑥ 铺油布及治疗巾于伤口下，以免污染床单位。

（2）操作配合："T"形管放置在胆总管内，将另一端由腹壁戳孔引出，并固定于腹壁上（模拟）。

（3）覆盖敷料：夹取大小适中的干纱布覆盖于伤口上。纱布要盖住伤口周围 5cm 左右。以透气的胶布条粘贴固定，要求美观牢靠。

（4）连接引流物：用棉签由内向外消毒"T"字形引流管口各 2 次，然后连接无菌引流袋及接管，并检查连接是否牢固。

（5）引流装置位置：引流装置应低于腹部切口的高度，平卧时不能高于腋中线，防止胆汁反流逆行感染。

（6）观察与记录：观察引流是否通畅及引流出胆汁的颜色，记录 24h 引流量及性状。

（7）"T"形管的拔除：一般于术后 10～14d 拔除。拔管前试行夹管 2d 无症状或经"T"形管胆管造影，检查证明胆总管下端无阻塞、无结石影像时即可拔管。拔管时动作应轻柔，拔管后局部伤应用凡士林纱布填塞，外层覆盖纱布。2～3d 后瘘口会自行封闭。

（8）协助患者整理床单位和衣物：将脏敷料等弃于污物桶内，换药镊子及换药碗等各种器具放入清洗槽，经水冲洗后浸泡消毒做初步处理，并彻底洗手。

（9）记录伤口大小、情形及患者的反应。

3. 胸腔闭式引流操作步骤

（1）引流前准备：① 戴口罩、帽子，洗手；② 核对患者，术者应认真检查患者胸部体征；③ 告知患者及其家属引流目的、并发症及防范措施，并签署手术知情同意书；④ 局麻药敏感试验；⑤ 备齐皮肤消毒用品、无菌手套、局麻药、治疗用药、胸膜腔闭式引流手术包或直径 8～

10mm 的前端多孔硅胶管、闭式引流装置等物品；⑥ 取出引流瓶，倒入无菌生理盐水，长玻璃管末端置于液面以下 3～4cm，盖紧瓶塞，用胶布在瓶外做好水平面标记，注明日期，将引流管一端接于引流瓶，另一端须保持无菌状态；⑦ 必要时术前给予地西泮 10mg、苯巴比妥钠 0.1mg，可待因 0.03mg 等镇静止痛。

（2）安置体位、消毒铺巾与麻醉：① 患者取半坐位，积气患者选择患侧锁骨中线第 2 肋间引流，积液患者选择患侧腋后线第 7～8 肋间引流，引流点可用蘸龙胆紫的棉签在皮肤上做标记；② 常规皮肤消毒，术者戴无菌手套，铺巾；③ 用 2%利多卡因 5mL 沿下一肋骨上缘的穿刺点或切口区施行浸润麻醉，直至胸膜壁层。

（3）胸膜腔闭式引流程序：① 沿肋间走行切开皮肤 2cm，沿肋骨上缘伸入血管钳，分开肋间肌各层直至胸膜腔；② 见有气体、液体涌出时立即置入引流管，引流管伸入胸腔深度不宜超过 4～5cm，以中号丝线缝合胸壁皮肤切口，并结扎固定引流管，敷盖无菌纱布；③ 纱布外再以长胶布环绕引流管后粘贴于胸壁，用胶布将连接水封瓶的橡皮管固定；④ 检查备用引流装置的消毒日期，及引流装置是否正常密闭；⑤ 引流管末端连接于长橡皮管至水封瓶，引流瓶的位置与胸腔间距 60～100cm 于病床下，胸腔闭式引流管有效负压吸引为 15～20cmH$_2$O。

（4）术后处理：① 严密观察患者反应、生命体征及引流系统的功能，观察水封瓶内水柱波动情况、引流物的量、颜色及性状；② 整理用物，洗手；③ 记录抽出液或引流液量、性状，并留取标本送检。

（5）拔管方法：先剪除固定引流管的缝线，嘱患者深吸气然后屏气，同时将管拔出，并立即以凡士林纱布及厚敷料覆盖伤口，以胶布固定于胸壁，保持 12～24h，以防空气吸入胸腔。脓胸闭式引流时，要经常注水测定脓腔大小，必要时将碘油或 12.5%碘化钠溶液注入脓腔造影，如脓腔缩小至 15mL，可取出引流管，伤口换药，使其自行愈合。

【注意事项】

1. 依据伤口的具体情况，选择引流物的类型、大小。引流物要尽可能放置在最低位置，体腔内的引流物最好不经过主要切口，而在其旁另做一小切口引出，安放引流物时注意不要压迫神经、血管和脏器。手术剥离面广泛，术后渗血、渗液多而不能加压包扎的部位，或肠漏、胰漏、胆漏等漏出液多、腐蚀性强，被动引流效果不佳者需用主动引流，引流管接无菌负压瓶。注意引流管须固定牢固，维持引流通畅，观察并记录引流液的量和性状，严格执行无菌操作技术。

2. 胸膜腔引流术在穿刺或切开时，应避免损伤肋间血管、神经和肺组织，应避免在第 9 肋间以下穿刺，以免穿透膈肌损伤腹腔脏器。放置引流管时应防止外界空气进入胸腔，如胸腔闭式引流管与水封瓶等衔接必须牢靠，避免脱落，以致空气吸入胸腔造成急性气胸。操作中应密切观察患者的反应，如有头晕、面色苍白、出汗、心悸、胸闷或胸痛、昏厥等胸膜反应，或出现连续性咳嗽、气短、咳泡沫痰等现象时，应立即停止抽液，让患者平卧，必要时皮下注射肾上腺素，并进行其他对症处理。

【思考题】

1. 引流技术有哪些种类与适应证？
2. 试述胆管"T"形管引流与胸膜腔闭式引流术的操作步骤及注意事项。

（杨通河）

第三篇　妇产科学基本技能

　　妇产科基本技能实训是妇产科学、妇产科护理学临床实践中最基础的操作技能。相关内容主要有产前检查、正常分娩、产褥期护理、产科常用手术、妇科检查、计划生育手术、妇科护理技术等。通过妇产科基本技能实训，可使学生加深对妇产科学及护理基础理论、基本知识的理解；加强理论联系实际；培养医学生实事求是的科学态度和认真细致的工作作风，提高观察、分析和解决问题的能力；为医学生毕业实习及将来从事临床妇产科工作打下良好的基础。

第一章 产前检查

产前检查（antenatal care）可以了解孕妇和胎儿的健康状况，及早发现妊娠合并症、并发症和胎儿发育异常，及时进行治疗，并根据具体情况进行孕期卫生指导及决定分娩方式。产前检查内容包括详细询问病史，进行系统的全身检查、产科检查和必要的辅助检查。产科检查包括腹部检查、骨盆测量、阴道检查和肛门指诊检查。

第一节 腹部检查

【目标】

1. 了解孕期腹部检查的目的和重要性。
2. 掌握四步触诊法、宫底高度和腹围的测量方法。
3. 掌握胎心听诊器听胎心音的方法。

【相关知识】

通过四步触诊法（four maneuvers of leopold）了解子宫大小、胎先露、胎方位及先露是否衔接，同时评估胎儿大小及羊水量多少等。

妊娠 18～20w 用一般胎心听诊器经孕妇腹壁能够听到胎心音。胎心音呈双音，似钟表"滴答"声，正常 120～160 次/min。听到胎心音能够确诊为妊娠且为活胎。妊娠 24w 前，胎心音多在脐下正中或偏左、偏右能听到；妊娠 24w 后，胎心音多在胎背所在侧听得最清楚。头先露时胎心在脐下，臀先露时胎心音在脐上，肩先露时胎心音在脐周围听得最清楚。胎心音应与腹主动脉搏动音、子宫杂音、脐带杂音和胎动音鉴别。腹主动脉搏动音为单调的咚咚样强音响，子宫杂音为柔和吹风样低音响，这两种杂音频率与母体脉搏一致。脐带杂音为与胎心率一致的吹风样低音响。胎动音为不规则的拍击音。

【准备】

1. 用物准备　软皮尺、胎心听诊器、孕妇保健卡、孕期保健宣传资料等。
2. 孕妇准备　排空膀胱，仰卧于检查床上，头部稍垫高，双腿略屈、稍向两侧分开，腹部充分袒露。
3. 检查者准备　衣帽穿戴整洁，向孕妇说明检查目的，清洗双手，寒冷季节应先预热双手，站立于孕妇右侧。

【流程】

1. 视诊　观察腹部外形、大小，腹壁有无妊娠纹、手术疤痕、静脉怒张、水肿等。腹部过大者考虑双胎、巨大儿、羊水过多的可能。腹部过小者，应考虑胎儿生长受限、孕周推算错误等。如孕妇腹部向前突出或向下悬垂应考虑有头盆不称的可能。

2. 触诊　按四步触诊手法进行。前三步触诊检查时，检查者面向孕妇头端；第四步手法检查时，检查者面向孕妇足端(图 3-1-1)。

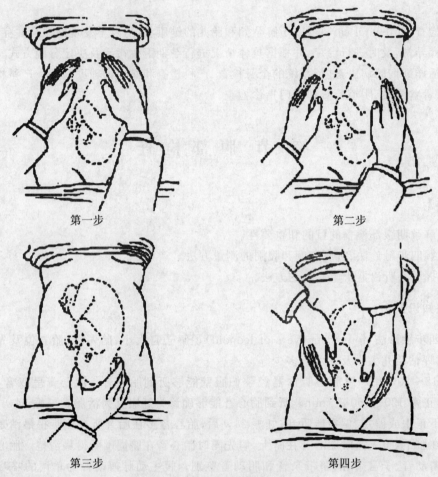

第一步　　　　　　　　　　　　　　第二步

第三步　　　　　　　　　　　　　　第四步

图 3-1-1　胎位检查的四步触诊法

第一步　检查者双手置子宫底部，了解子宫外形并测得子宫底高度，估计子宫大小是否与妊娠周数相符。再以两手指腹相对交替轻推，判断宫底部的胎儿部分，若为胎头则硬而圆且有浮球感，若为胎臀则柔软而宽且形态不规则。然后检查者左手持皮尺零端置于宫底，右手将皮尺向下拉开，紧贴腹部止于耻骨联合上缘中点，查看皮尺长度，记录宫高。将皮尺经脐绕腹一周，查看皮尺长度，记录腹围。

第二步　检查者两手分别置于腹部左右两侧，一手固定，另一手轻轻深按检查，两手交替，触到平坦饱满部分为胎背，并可确定胎背方向。触到高低不平可变形的部分为胎儿肢体，有时能感到胎儿肢体活动。同时估计羊水量。

第三步　检查者右手拇指与其他四指分开,置于耻骨联合上方,握住先露部,进一步判断先露部是头还是臀。左右推动以了解先露部是否衔接,如先露部浮动,表示尚未入盆;如先露部不能被推动,表示先露已入盆。

第四步　检查者两手分别置于先露部两侧,朝骨盆入口方向向下深压,目的与第三步同。

3. 听诊　孕妇两腿放平伸直;将胎心听诊器放在胎儿背侧或近胸前部(图3-1-2),在听到"滴答"声后开始计数1min。

4. 检查结束后,协助孕妇整理衣裤,扶其坐起,穿鞋。整理床铺,用物归放原处。清洗双手,填写检查记录和绘妊娠图。向孕妇说明检查情况,交代注意事项。

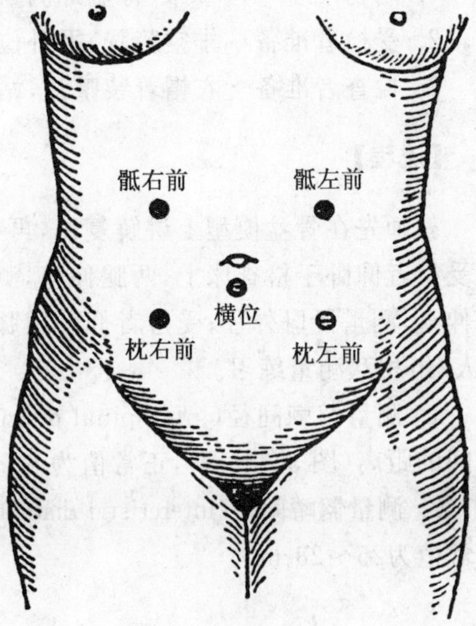

【注意事项】

1. 测胎心应在无宫缩情况下或在宫缩间歇期间。活动后应休息20min再测听。

2. 听胎心时要与腹主动脉搏动音、胎盘杂音、脐带杂音及胎动音相鉴别。

【思考题】

1. 阐述四步触诊检查的目的和方法。

2. 胎心听不清时如何处理?

图3-1-2　不同胎位胎心音听诊部位

（江文娥、李翠萍）

第二节　骨盆外测量

【目标】

1. 掌握骨盆外测量各径线测量方法及其正常值。

2. 熟悉骨盆外测量值异常对分娩的影响。

【相关知识】

真骨盆大小及其形状是决定胎儿能否顺利经阴道分娩的重要因素。由于真骨盆无法直接测量,故可测量假骨盆的径线间接推测真骨盆的大小。骨盆外测量髂棘间径、髂嵴间径可间接了解骨盆入口平面横径的长度;测量骶耻外径可间接推测骨盆入口前后径长度,当骶耻外径<18cm时,应进一步作骨盆内测量了解对角径的大小;测量坐骨结节间径可直接了解骨盆出口横径长度,当坐骨结节间径<8cm时,应测后矢状径(posterior sagittal diameter of outlet),若坐骨结节间径与后矢状径之和<15cm,则一般大小的足月胎儿不能通过骨盆

出口娩出。

【准备】

1. 用物准备 检查床、骨盆外测量器、孕妇保健卡。
2. 受检者准备 排空膀胱,平卧位,两腿伸直,腹部充分袒露。
3. 检查者准备 衣帽着装整洁,站立于受检者右侧,向受检者说明检查重要性。

【流程】

教师先在骨盆模型上讲解复习,再在学生身上示教骨盆外测量全过程(检查者立于右侧,让受检者仰卧于检查床上,两腿伸直,测量髂棘间径、髂嵴间径;受检者左侧卧位,左腿屈曲,右腿伸直,测量骶耻外径;受检者仰卧屈膝、髋关节,两腿分开,测量坐骨结节间径)。然后学生分2人/组相互测量练习。

1. 测量髂棘间径(interspinal diameter,IS) 触清两侧髂前上棘,测量两侧髂前上棘外侧缘间的距离(图3-1-3),正常值为23~26cm。

2. 测量髂嵴间径(intercristal diameter,IC) 测量两侧髂嵴外缘间的最宽距离(图3-1-4),正常值为25~28cm。

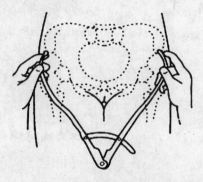 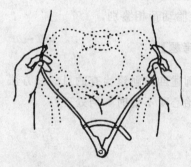

图 3-1-3 测量髂棘间径　　　　　　　　图 3-1-4 测量髂嵴间径

3. 测量骶耻外径(external conjugate,EC) 协助受检者取左侧卧位,左腿屈曲,右腿伸直(图3-1-5)。测量器两端分别置于耻骨联合上缘中点和第5腰椎棘突下(第5腰椎棘突下,相当于米氏菱形窝上角,或相当于两侧髂嵴最高点后联线中点下1~1.5cm处)轻轻按压,测得数值,正常值为18~20cm。

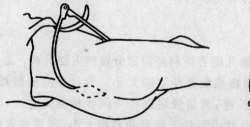 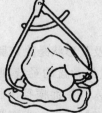

图 3-1-5 测量骶耻外径

4. 测量坐骨结节间径(intertuberal diameter，IT)　即出口横径(transverse outlet，TO)，协助受检者呈仰卧位，嘱两腿屈曲，双手紧抱双膝，使双腿贴近腹部，充分暴露臀部。测量器两端分别置于两坐骨结节前端内缘(图 3-1-6)，测其间的距离，正常值为 8.5～9.5cm。

测毕整理用物，放回原处。协助受检者坐起，整理衣裤。清洗双手，填写检查记录，向受检者说明检查情况及注意事项。

【注意事项】

1. 动作要轻柔。
2. 注意保暖和遮挡受检者。

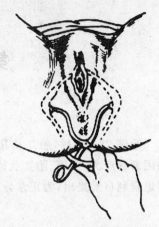

图 3-1-6　测量坐骨结节间径

【思考题】

1. 试述骨盆外测量径线的起止点。
2. 外测量数值异常需做内测量时，应测量哪几条径线？

(江文娥)

第二章　正　常　分　娩

孕满 28w 以后,胎儿及其附属物从母体全部娩出的过程称为分娩(delivery)。影响分娩的因素有产力、产道、胎儿及待产妇的精神心理状态。若各因素均正常且能相互适应,胎儿经阴道顺利自然娩出,为正常分娩。

第一节　外阴皮肤准备与消毒

【目标】

掌握外阴皮肤准备、消毒的顺序、范围及操作方法。

【准备】

1. 用物准备　有盖敷料缸(分别盛放 10%肥皂水棉球、0.1%苯扎溴铵棉球、干棉球、干纱布等)、无菌持物钳、无菌长镊子(置于盛放消毒液的广口瓶内)、冲洗壶(内盛温开水)、剃毛刀、卫生纸、无菌巾,另备便盆。

2. 产妇准备　排空膀胱;扶产妇入产房,上产床,仰卧;协助脱去右侧裤腿,套脚套;双膝屈曲分开,充分暴露外阴部。

3. 操作者准备　戴口罩、工作帽,穿清洁工作服,换清洁鞋,站立于产妇右侧。

【流程】

1. 嘱产妇抬高臀部,便盆放臀下。

2. 剃阴毛　取长镊子夹肥皂水棉球,自上而下涂擦外阴部,左手持干纱布(或卫生纸),紧绷皮肤,右手持剃毛刀,两手配合,自阴阜开始向下剃净阴毛。

3. 清洗外阴　用干纱布(或干棉球)堵住阴道外口。以肥皂水棉球,自上而下,先周围后中间擦洗(阴阜→两侧大腿内侧上 1/3→大小阴唇→会阴→臀部→肛门周围)。取冲洗壶,用温开水冲净肥皂液(顺序同上)。取出阴道外口纱布(或棉球)。用干纱布(或干棉球)自上而下,自内向外按序擦干。

4. 消毒外阴　长镊子夹取 0.1%苯扎溴铵棉球,按自上而下,先中间后周围的顺序(大小阴唇→阴阜→两侧大腿内侧上 1/3→会阴→臀部→肛门周围)擦洗消毒外阴部(图 3-2-1)。嘱产妇抬高臀部,取出便盆。

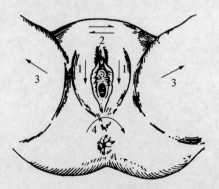

图 3-2-1　外阴部消毒顺序

5. 臀下垫无菌巾,铺大洞巾连脚套,准备接生。

6. 清理用物,放归原处。

【注意事项】

1. 剃阴毛时要防止皮肤破损。

2. 勿使冲洗液流入阴道内。

【思考题】

1. 试述外阴冲洗、消毒的范围及顺序。

2. 接待产妇入院应进行哪些护理?

(李翠萍)

第二节　接　产

【目标】

1. 熟悉保护会阴的目的及要领。

2. 掌握会阴保护及协助胎儿娩出的操作。

3. 掌握判断胎盘剥离的征象,正确处理胎盘。

【相关知识】

产妇分娩时最易引起会阴破裂的是在胎头仰伸及胎儿后肩娩出时。保护会阴的目的是避免会阴严重裂伤和胎头颅内压力突然改变引起颅内出血。故在接生时,一方面要注意嘱产妇正确使用腹压,胎头着冠前在宫缩时用腹压,间歇时放松全身肌肉休息;胎头着冠后则在宫缩时哈气,间歇时持续屏气,使得胎头在宫缩间歇时徐徐娩出。另一方面要正确保护会阴和协助胎儿安全娩出。

【准备】

1. 用物准备　无菌产包。

2. 产妇准备　清洁、消毒外阴,铺无菌巾。

3. 操作者准备　做好接生前消毒准备,站立于产妇右侧。

【流程】

1. 保护会阴,协助胎儿娩出。

(1)当胎头拨露,会阴后联合紧张时,开始保护会阴。操作者右肘支在产床上,拇指与其余四指分开,掌内垫折叠的无菌巾,宫缩时向内向上托住会阴,宫缩间歇时放松(不可离开)。宫缩时左手示、中、无名指垫以纱布,轻压胎头枕部,使胎头保持俯屈,以枕下前囟径通过产道。同时嘱产妇宫缩时用腹压,间歇时放松全身肌肉休息。

　　（2）当胎头着冠后，保护会阴的右手在宫缩时抵住会阴，间歇时亦不放松直至胎儿后肩娩出为止。嘱咐产妇在宫缩时张口哈气，宫缩间歇时稍加腹压。操作者左手控制胎头仰伸速度，使胎头缓慢娩出。胎头娩出后，左手从胎儿鼻根向下，轻轻抹去口鼻腔内黏液，并协助胎头复原与外旋转，再轻轻向下牵引胎头，使胎儿前肩从耻骨弓下娩出，然后左手上托胎头，使后肩从会阴前缘缓慢娩出，此时，才可松开保护会阴的右手（图3-2-2）。

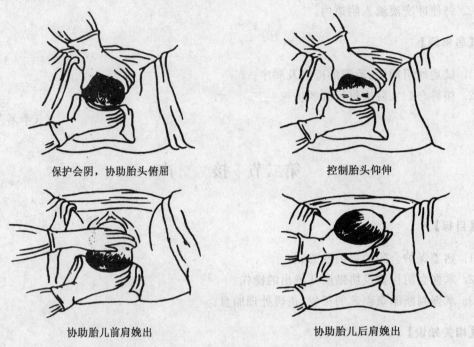

保护会阴，协助胎头俯屈　　　　　　　　　　控制胎头仰伸

协助胎儿前肩娩出　　　　　　　　　　协助胎儿后肩娩出

图3-2-2　接产步骤

　　（3）胎身娩出时，双手扶持胎儿，使胎身及下肢相继取侧屈姿势娩出。

　　2. 立即记录胎儿娩出时间，弯盘放阴道口下方收集血液。清理新生儿呼吸道、断脐、结扎脐带，新生儿评分。

　　3. 观察胎盘剥离情况　当宫体变硬呈球形，宫底上升达脐上，阴道口外露的脐带自行下降延长，阴道少量出血，用手掌尺侧在产妇耻骨联合上方轻压子宫下段，宫体上升而外露的脐带不再回缩，提示胎盘已经剥离。

　　4. 协助胎盘娩出　操作者左手按摩子宫，右手轻轻牵拉脐带，协助胎盘娩出。胎盘娩出至阴道口时，双手捧住胎盘向一个方向旋转并向外牵拉，使胎盘、胎膜完整娩出（母体面先娩出时，应将其翻转成胎儿面朝外，再按上述方法协助娩出），如图3-2-3所示。

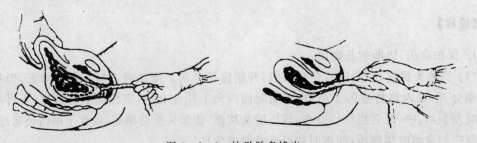

图3-2-3　协助胎盘娩出

5．检查胎盘、胎膜。

（1）提起脐带，检查脐带的长度、直径大小，及与胎盘的关系。

（2）铺平胎盘，胎儿面朝上，检查胎儿面血管及胎膜情况，有无副胎盘。

（3）翻转胎盘，母体面朝上，用纱布将血块拭去，观察有无缺损及异常。

（4）测量胎盘直径、厚度及重量。

6．检查会阴及阴道有无裂伤，及时修补。

7．从臀下取出弯盘，用量杯测出血量。产妇外阴用 0.1％苯扎溴铵棉球消毒，盖消毒外阴垫，臀下换清洁卫生纸。撤出污物，整理产床。

8．填写产程记录单。

9．产妇留产房继续观察 2h。

【注意事项】

1．保护会阴的时间、方法要正确，用力要恰当。

2．协助胎儿娩出方法要正确，胎儿无损伤。

【思考题】

1．保护会阴的要领有哪些？

2．如何正确处理第三产程？

（江文娥、李翠萍）

第三节　初生新生儿脐带处理

【目标】

掌握初生新生儿脐带处理方法。

【准备】

1．用物准备　接生包中的止血钳 3 把、脐带剪 1 把、脐带卷（内含 16cm 长脐带结扎棉线 2 根、棉签 2 根、开口纱布及纱布各 1 块、脐绷带 1 条）、5％聚维酮碘溶液、带线气门芯胶管。

2．新生儿准备　呼吸道已清理，呼吸正常。

3．操作者准备　按接生人员常规准备。

【流程】

1．断脐

（1）新生儿大声啼哭后即可处理脐带，分别在距脐轮 10cm 和 15cm 处夹一把止血钳。

（2）在两把止血钳之间将脐带剪断。

（3）胎盘侧脐带的止血钳置于弯盘内。

（4）将新生儿移至床尾清洁无菌巾处。

2. 结扎脐带

（1）棉线结扎法：

1）用无菌纱布块擦净脐根周围黏液和血液，用 5% 聚维酮碘消毒脐根部；

2）距离脐根 0.5cm 处用棉线结扎第一道（平结结扎），如图 3-2-4 所示；

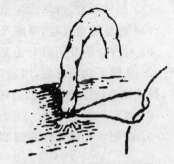

3）在第一道结扎线外 0.5～1cm 处结扎第二道；

4）在第二道结扎线上 0.5cm 处剪断脐带；

5）用开口纱布衬垫脐带，挤出残端血液，用 5% 聚维酮碘溶液消毒脐带断端，无菌纱布覆盖，脐绷带包扎。

（2）气门芯胶管套扎法：

1）用无菌纱布块擦净脐根周围黏液和血液，用 5% 聚维酮碘消毒脐根部；

图 3-2-4 棉线结扎脐带

2）将带线气门芯胶管套入止血钳尖端，分开止血钳，在近脐轮上 1cm 处钳夹脐带，剪除止血钳上端脐带；

3）提起气门芯胶管系线，将胶管脱出止血钳尖端，套入近脐轮处的脐带上，除去止血钳；

4）用开口纱布衬垫脐带，挤出脐带残端血液，用 5% 聚维酮碘溶液消毒脐带断端，用无菌纱布覆盖，脐绷带包扎（图 3-2-5）。

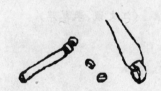 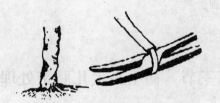 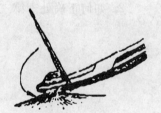

图 3-2-5 气门芯胶管套扎脐带

3. 用纱布擦去新生儿身上血迹、黏液等，交助手处理。

【注意事项】

1. 必须扎紧脐带防止出血，但避免用力过猛造成脐带断裂。2h 内继续观察脐部有无活动性出血或渗血。

2. 消毒时药液不要触及新生儿皮肤，以免皮肤灼伤。

3. 注意新生儿保暖。

【思考题】

1. 用棉线结扎脐带时应注意哪些问题？

2. 脐带消毒要注意什么？

（李翠萍、江文娥）

第三章 产褥期护理

产妇全身各器官除乳腺外,从胎盘娩出至恢复或接近正常未孕状态的时期称为产褥期(puerperium),一般为 6w。

第一节 产后子宫复旧及恶露观察

【目标】

1. 了解产后子宫复旧及恶露变化的规律。
2. 掌握产后宫底高度的测量,恶露颜色、量、味变化情况的观察。

【相关知识】

1. 子宫的变化　产褥期子宫变化最大,子宫在胎盘娩出后逐渐恢复至未孕状态的过程称子宫复旧(uterine involution)。由于子宫肌纤维的收缩和缩复作用,子宫体逐渐缩小,宫底每天下降 1~2cm,产后 10d 左右在腹部扪不到子宫底,产后 6w 子宫恢复至非妊娠期大小。子宫内膜基底层逐渐再生新的功能层,产后 3w,除胎盘附着处外均已修复,全部修复约需 6w。
2. 恶露(lochia)的变化　产后随子宫蜕膜尤其是胎盘附着物处蜕膜的脱落,含有血液、坏死蜕膜等组织经阴道排出,称为恶露。恶露分为以下三种。
(1) 血性恶露(lochia rubra):含大量血液,色鲜红,量多,有时有小血块,持续 3~4d。
(2) 浆液恶露(lochia serosa):含多量浆液,色淡红,持续 10d 左右。
(3) 白色恶露(lochia alba):含大量白细胞,色泽较白,质黏稠,持续 3w 左右干净。

【准备】

1. 用物准备　皮尺、卫生纸、消毒会阴垫。
2. 产妇准备　排空膀胱,平卧位,双腿平放,充分暴露腹部。
3. 操作者准备　清洗双手(天冷时预热双手)。

【流程】

1. 操作者站在产妇右侧,向产妇说明检查目的,使产妇配合。
2. 测量宫底高度　先按摩子宫,使子宫收缩变硬。
(1) 皮尺测量法　用皮尺测量从耻骨联合上缘至子宫底之间的距离。
(2) 手测量法　操作者以左手置于子宫底部测量高度,以横指或厘米计算(以脐或耻骨联合上缘为标志）。

3. 检查子宫及附件　产妇双腿屈膝、腹部放松，操作者双手轻压子宫及两侧附件处，了解有无压痛。

4. 观察恶露　产妇双腿屈曲分开，暴露外阴部，观察外阴部及会阴垫上恶露情况。

5. 给产妇换上消毒会阴垫，整理产妇衣、裤、被，清洗双手。

6. 填写产后记录，向产妇宣教自身护理知识。

【注意事项】

1. 每天同一时间评估子宫复旧及恶露情况。

2. 若恶露异常，应配合做好血和组织培养标本收集及抗生素应用。

3. 操作时动作轻柔、稳健、正确，不增加产妇痛苦。

【思考题】

1. 影响子宫复旧的原因有哪些？

2. 怎样识别异常恶露？

3. 为什么要每天测量子宫底高度及观察恶露情况？

（李翠萍）

第二节　产褥期会阴护理（清洁与拆线）

【目标】

1. 熟悉会阴护理的目的及内容。

2. 掌握会阴擦（冲）洗及会阴拆线。

【相关知识】

分娩后，外阴轻度水肿，于产后 2～3d 逐渐消退。会阴部血液循环丰富，若轻度撕裂或会阴后一侧切开缝合后，均在产后 3～4d 内愈合。应保持局部清洁，避免感染。

【准备】

1. 用物准备　方盘、无菌持物钳、有盖敷料缸（分别盛干棉球及 0.1% 苯扎溴铵棉球）、小镊子（包括有钩 1 把，无钩 3 把）、治疗碗、拆线剪刀、消毒卫生巾等。

2. 产妇准备　排空膀胱，脱去一侧裤腿（天冷时注意保暖），仰卧位，双腿屈曲分开，暴露外阴部。

3. 操作者准备　戴口罩、帽子，查看产程记录了解产时会阴情况及会阴外缝针数。

【流程】

1. 操作者站在产妇右侧，向产妇说明护理目的，取得产妇的理解与配合。

2. 擦(冲)洗外阴部

(1) 产妇臀下垫清洁卫生纸(冲洗者垫便盆),将用物盛在方盘内移至床尾。

(2) 用无菌持物钳从消毒缸内夹出消毒棉球及干棉球若干个,置同一消毒碗内(冲洗者只夹干棉球),将消毒碗移至产妇臀部,冲洗者首先在阴道口堵一消毒干棉球。

(3) 用小镊子夹消毒棉球,按顺序擦洗外阴部,每个棉球只擦一个部位,有伤口者先擦洗伤口处(冲洗者用消毒液按冲洗顺序冲洗)。

(4) 用干棉球按擦洗顺序擦干外阴部,撤去卫生纸(或便盆),换上消毒卫生巾。

3. 会阴拆线

(1)～(4) 同擦(冲)洗外阴部。

(5) 用小镊子夹消毒棉球以缝线为中心向周围消毒,重复3～4次。

(6) 一手持有钩小镊提起线头,另一手持拆线剪于缝线提离皮肤处剪断,抽出线头。计数拆除外缝针数。

(7) 用消毒棉球消毒缝合处。

(8) 观察拆线后会阴愈合情况。换上消毒卫生巾。

4. 协助产妇穿好衣、裤。整理床铺,清洗双手。整理用物,归放原处。填写记录,向产妇交代拆线及拆线后注意事项,进行卫生宣教。

【注意事项】

注意会阴部伤口有无红肿、化脓等感染现象,如有感染,应提前拆线,扩创引流。

【思考题】

1. 会阴有伤口应取什么体位休息?

2. 会阴伤口感染应如何处理?

3. 会阴护理中须同时观察哪些内容?

(李翠萍)

第三节　指导母乳喂养

【目标】

1. 了解母乳喂养的优点及喂养中的注意事项。

2. 掌握母乳喂养的方法。

【相关知识】

产后乳房的主要变化是泌乳。乳汁分泌主要依赖哺乳时的吸吮刺激,哺乳还可以促使脑垂体后叶释放缩宫素,促进子宫复旧,减少产后出血的发生。同时母乳是新生儿最理想的食品,应大力提倡母乳喂养。

产后哺乳延迟或没有及时排空乳房,会导致乳腺管不通而形成硬结,产妇出现乳房胀痛,触摸乳房时有坚硬感,并有明显触痛,可继发感染导致乳腺炎。

初产妇因孕期乳房护理不良或哺乳方法不当,或过度在乳头上使用肥皂及干燥剂等,易发生乳头皲裂,表现为乳头红、裂开,有时出血,哺乳时疼痛,亦可导致乳腺炎。

【准备】

1. 用物准备　治疗碗、消毒纱布、温开水、消毒棉签、消毒植物油、10%复方安息香酸酊、玻璃乳罩、吸奶器。

2. 乳母准备　洗净双手,取合适姿势(坐式、半坐式或侧卧式)。

3. 新生儿准备　换好尿布,使之清醒。

【流程】

1. 协助乳母取合适姿势　以坐式为例,一脚放在小凳子上。

2. 乳房准备　暴露乳房(注意保暖),用湿纱布擦洗乳头、乳晕(初次哺乳者,乳头上有积垢,可用消毒植物油涂之,软化后,用温开水洗净;乳头涂有10%复方安息香酸酊的皲裂者,应用湿纱布擦净)。

3. 将新生儿抱送至乳母怀中,斜卧于乳母两腿上,儿头枕于母前臂上,面部接近乳房。

4. 送一侧乳头至婴儿口中,使新生儿口中含乳头和大部分乳晕吸吮(严重皲裂者,用玻璃乳罩间接哺乳)。乳母用手指轻按乳晕附近,避免乳房堵住新生儿鼻孔。

5. 一侧乳房吸空再吸另一侧,交替进行。每次哺乳 15~20min,每次哺乳间隔不定时(按需哺乳)。

6. 哺乳结束后应将新生儿抱起,头靠母肩,轻拍儿背,驱出胃内气体,以防溢乳。

7. 将婴儿放置小床上休息,盖好包被,头偏向一侧。

8. 每次哺乳后,在离乳头两横指处(约 3cm 处),围绕乳头,依次挤压乳晕,以排空乳房内乳汁(或用吸乳器吸尽乳汁)。

9. 乳头有皲裂者涂 10%复方安息香酸酊,两乳头上覆盖小毛巾(或纱布块),用宽松乳罩托起。

10. 整理用物,归放原处。填写哺乳记录,向乳母宣传母乳喂养的科学知识。

【注意事项】

喂奶时听见新生儿的吞咽声,喂奶前乳房丰满,胀感明显;喂奶后乳房较柔软,胀感消失,表示哺乳成功。

【思考题】

1. 母乳喂养的优点。

2. 如何预防乳头皲裂?

3. 导致乳汁不足的因素有哪些? 如何处理?

　　　　　　　　　　　　　　　　　　　　　　　　　　　(李翠萍、江文娥)

第四章　产科常用手术

产科常用手术主要有会阴切开和缝合术、胎头吸引术、产钳助产术、臀位助娩术及剖宫产术。

第一节　会阴切开和缝合术

【目标】

1. 了解会阴切开的目的、时机和缝合中的注意事项。
2. 熟悉会阴切开、缝合的方法。

【相关知识】

会阴切开术(episiotomy)是产科常用手术,其目的是克服因会阴过紧造成的分娩阻滞及避免分娩引起的严重会阴损伤,常用于初产妇早产、阴道手术助产前的准备、估计可引起会阴严重破裂及需缩短第二产程者。

【准备】

1. 用物准备　无菌会阴切开包1个,内有剪刀1把、20mL注射器1个、长穿刺针头1个、弯血管钳4把、巾钳4把、持针器1把、2号圆针1枚、治疗巾4张、纱布10块、1号丝线1团、0号肠线1根或2-0可吸收缝线1根、利多卡因5mL等。

2. 产妇准备　取膀胱截石位,外阴常规消毒、铺巾,必要时局部浸润或阻滞麻醉。

3. 操作者准备　同接产。

【流程】

1. 会阴左侧斜切开术

(1) 会阴切开:手术者左手示、中指伸入阴道,撑起左侧阴道壁,以保护其他组织,并指示切口位置。右手持会阴切开剪,自会阴后联合中线向左侧呈45°方向剪开会阴(图3-4-1)。如会阴高度膨隆时,角度应大,可为60°~70°。在宫缩时剪开皮肤及黏膜,一般长约4~5cm,切开后用纱布压迫止血,必要时钳夹血管,结扎止血。

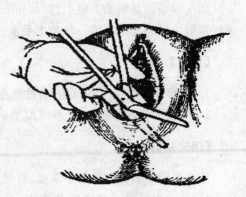

图3-4-1　会阴左侧后斜切开

(2) 会阴缝合：胎盘娩出后阴道内塞入一带尾纱布条至宫颈口，暂时阻止血液外流，以便看清手术野，利于缝合。用 0 号铬制肠线先缝合阴道黏膜，从切口顶端上 1cm 开始缝合，直到处女膜缘，再用 0 号铬制肠线缝合肌层及皮下脂肪，伤口要对称缝合，勿留死腔。最后以 1 号丝线间断缝合皮肤。缝线不可过紧，以免组织水肿，缝线嵌入组织内。

(3) 检查：缝合完毕，取出阴道内纱布条，常规做肛门检查，如有缝线穿过直肠黏膜，应立即拆除，重新缝合。

2. 会阴正中切开术

(1) 会阴切开：当胎头着冠时，沿会阴正中向下切开（图 3-4-2），长度根据产妇会阴后联合长短而定，通常剪开不超过 2～3cm，切开后立即保护会阴。

(2) 会阴缝合：用 1 号肠线对位缝合阴道黏膜至阴道外口，将两侧皮下组织对位缝合，常规丝线缝合皮肤。

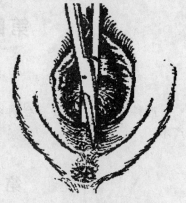

图 3-4-2　会阴正中切开

【注意事项】

1. 会阴切开应掌握好时机，过早切开出血多、暴露时间长，过迟则失去切开的意义。准备切开前应了解骨盆及胎先露、宫口、胎心情况，能够从阴道分娩者才可切开。

2. 产钳助产时应采用斜切口，切口大小估计充分。应做两侧阴部神经阻滞麻醉。

3. 会阴正中切开的切口小，出血少，易缝合，但应避免切口延长导致会阴Ⅲ度裂伤。

4. 缝合完毕检查阴道，以免遗留纱布，并观察软产道有无其他异常。

【思考题】

1. 比较两种会阴切开方式的优缺点。

2. 简述会阴切开的最佳时机。

（江文娥）

第二节　胎头吸引术

胎头吸引术是将胎头吸引器（vacuum extractor）置于胎头上，形成一定负压后吸住胎头，通过牵引协助胎儿娩出的一种助产手术。

【目标】

1. 了解胎头吸引术的目的、条件及注意事项。

2. 熟悉术前各项准备，了解模拟胎头吸引操作。

【相关知识】

胎头吸引术的优点是易于掌握，对母儿危害较小，可用以代替低位产钳。不足之处是若负压不足，吸引器滑脱可造成胎儿伤害；若负压过大、牵引时间长，易损伤头皮，甚至发生颅内出血。

　　胎头吸引必须具备以下条件：头盆相称；活胎、顶先露；胎头双顶径已达坐骨棘水平以下；宫口开全且胎膜已破。

　　胎头吸引术的适应证：因某种情况需缩短第二产程者，持续性枕后位或枕横位须做胎头旋转并牵引胎头助产者。

【准备】

　　1. 用物准备　胎头吸引器 1 个、50mL 注射器 1 个、血管钳 2 把、治疗巾 2 张、纱布 4 块。

　　2. 产妇准备　产妇取膀胱截石位，导尿。做阴道检查，了解子宫颈口是否开全，胎膜是否破裂，胎头高低及其方位。初产妇如会阴较紧或胎头较大可先做会阴切开术。

　　3. 操作者准备　同接产。

【流程】

　　1. 放置胎头吸引器　先在吸引器周围涂少许润滑油。术者左手示、中指下压阴道后壁，右手持吸引器沿阴道后壁放入，使吸引器边缘紧贴胎头顶骨后部。检查吸引器四周，确定吸引器与胎头之间无阴道壁或宫颈软组织被夹入其中(图 3 - 4 - 3)。

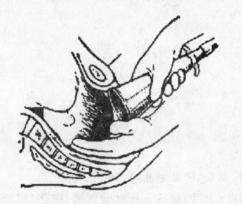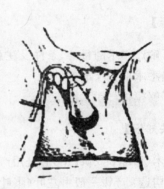

图 3 - 4 - 3　胎头吸引术

　　2. 抽吸空气形成负压　助手用 50mL 注射器或用电动吸引器抽出空气，形成负压并维持，一般用注射器抽出空气 150～180mL；也可用电动吸引器抽负压，使负压达 27～40kPa。

　　3. 牵引　应在宫缩时进行。牵引应按产轴方向及分娩机制进行，先向下向外牵引，枕部达耻骨联合下缘时再逐渐向上向外牵引，使胎头逐渐仰伸娩出。如为枕后位或枕横位，可边旋转边牵引。

　　4. 取下吸引器　当胎头娩出阴道口时即可解除负压，取下吸引器。然后按正常分娩助产，娩出胎肩及胎体。

　　5. 检查产道有无损伤，缝合会阴切口。

　　6. 整理用物，安置产妇休息。填写产时及手术记录。

【注意事项】

　　1. 吸引器在使用前半小时应洗净，并浸泡消毒，再用无菌液冲洗后方可使用。

2. 术前做好新生儿抢救的准备。

3. 牵引时间不超过 20min,若滑脱 2 次应改产钳术。

4. 新生儿护理

(1) 密切观察新生儿头皮产瘤大小、位置,有无头皮血肿及头皮损伤。

(2) 注意观察新生儿面色、反应、肌张力等,警惕发生颅内出血。

(3) 新生儿静卧 24h,避免搬动,出生后 3d 内禁止洗头。

(4) 给予新生儿肌肉注射 10mg 维生素 K_1,防止出血。

【思考题】

1. 简述胎头吸引术的注意事项。

2. 简述胎头吸引术的优缺点。

3. 在行胎头吸引术前为什么要行阴道检查?

（江文娥）

第三节　产 钳 术

【目标】

1. 了解产钳术的目的、条件及注意事项。

2. 熟悉术前各项准备。

3. 了解模拟产钳术操作。

【相关知识】

产钳术(forceps operation)是用产钳牵拉胎头,协助胎儿娩出的手术。

产钳构造:产钳一般由左叶(下叶)和右叶(上叶)组成。每叶分钳匙、钳茎、钳锁及钳柄 4 个部分。钳匙有 2 个弯度,一为头弯,一为盆弯,以减少对胎头和产妇产道的损伤。

目前常用的为低位产钳,即胎头双顶径达坐骨棘水平以下,亦用于胎头吸引术因阻力较大而失败者、臀先露胎头后娩出困难者和剖宫产娩出胎头困难者。

【准备】

1. 用物准备　会阴切开包 1 个、无菌产钳 1 副、吸氧面罩 1 个、坐凳、灯光、麻醉药、抢救药品等。

2. 产妇准备　同胎头吸引术。

3. 操作者准备　同胎头吸引术。

【流程】

1. 置器前准备　同胎头吸引术。

2. 放置产钳

（1）放左侧产钳：用石磋油涂左叶产钳外缘及右手套，右手四指伸入胎头与阴道左侧壁之间，左手以持笔式握住左叶钳柄，将产钳慢慢放入右手掌与胎头之间（钳叶由垂直逐渐转为水平位），助手固定产钳。

（2）同法放置右侧产钳。

3. 合拢锁扣　如两钳叶放置适当，则锁扣易吻合，钳柄自然对合，胎头矢状缝应位于两钳叶中间。钳叶与胎头之间无产道软组织或脐带夹入。合拢锁扣时要立即听胎心音。

4. 牵拉　先向外、向下缓慢牵拉，当先露部拨露较大时，逐渐将钳柄上提，使胎头仰伸娩出，注意保护会阴。一次宫缩不能娩出胎头时，可稍放松锁扣，待下次宫缩时再合拢锁扣牵拉。

5. 取下产钳　胎头额部牵出后松解产钳，先取下位于上方的右叶，再取下位于下方的左叶，取下时应顺胎头慢慢滑出（图3-4-4）。

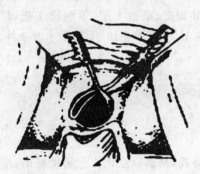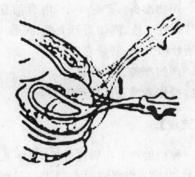

图3-4-4　产钳助产

【注意事项】

1. 阴道检查确认无头盆不对称，且胎头前后径须与骨盆前后径一致。

2. 扣合产钳时立即听胎心音，以防夹住脐带。两钳柄合拢困难需撤除产钳，重新放置扣合。

3. 牵引胎儿时不可左右摇摆钳柄，以防损伤产妇及胎儿。牵引速度不宜过快，胎头仰伸时加强会阴保护。

4. 胎儿、胎盘娩出后检查软产道是否撕裂，有裂伤时予以修补缝合。

5. 新生儿护理同胎头吸引术。

【思考题】

1. 哪些情况下需进行产钳接生？

2. 产钳术后处理应注意哪些事项？

（江文娥）

第四节　臀位助产术、臀位牵引术

【目标】

1. 了解臀位助产中的注意事项。

2. 熟悉术前各项准备,了解模拟臀位助产方法。

【相关知识】

臀位分娩由于胎儿最小部分最先娩出,软产道不能充分扩张,使未经变形的后出胎头娩出困难,有时又加上儿臂上举,加重后出胎头娩出的难度,使围产儿死亡率和母体软产道损伤的机会大大增加。且因先露部不规则使前羊膜囊受到的压力不均匀,容易发生胎膜破裂导致脐带脱垂,造成对胎儿的损害。故一般采用剖宫产分娩。臀位经阴道分娩有三种类型:即自然分娩、臀位助娩和臀位牵引术。

【准备】

1. 用物准备　产包1个,内有治疗碗2个、血管钳3把、巾钳4把、组织镊1把、持针器1把、缝合针2枚、侧切剪刀1把、线剪1把、双层大包皮1块、臀单1块、无菌手术衣2件、腿套2条、治疗巾6块、脐带卷1个。

2. 产妇准备　同产钳术。

3. 操作者准备　同产钳术。

【流程】

1. 臀位助产　指臀位分娩时,胎儿脐部以下自然分娩,脐部以上由人工帮助娩出。

(1)"堵":当宫缩时在阴道口见到胎臀或胎足时,立即消毒外阴,并用消毒巾铺于外阴处,每次宫缩时助产者用手掌隔着消毒巾堵住阴道口,使胎儿臀部和下肢不脱出阴道口,以利于扩张软产道,一直堵到有挡不住的感觉时。

(2)接生准备:

1)堵到挡不住时再次消毒外阴,铺巾;

2)阴道检查了解宫口是否开全,阴道、会阴扩张是否充分;

3)导尿;

4)双侧阴部神经阻滞麻醉,初产妇做会阴左斜侧切开。

(3)助娩胎儿:

1)胎臀和下肢自然娩出后,用消毒巾垫于胎儿臀部,牵引臀部至脐部露出,并将脐带往外拉出一段,避免脐带受压,牵引时保持胎背向上(图3-4-5)。如果是单臀位则采用扶着法助娩,即双手大拇指压住胎儿腿部,其余四指握住胎儿背部,随着胎儿娩出,双手不断地向产妇的会阴部移动,使胎儿保持单臀位姿势,下肢不能提前娩出,这样在胎儿肩水平有两上肢、两下肢、胸廓,使软产道能够充分扩张,而且儿臂不能上举,后出胎头,娩出不至于发生困难。

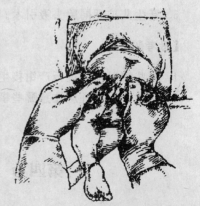

图3-4-5　臀位分娩

2)娩出胎肩及上肢:当前肩露出阴道口后,助产者将胎背转向原始方位,以示、中指伸入阴道,轻压胎儿前臂,使前臂及上肢紧贴胸前滑出阴道;同法处理后臂。然后再旋转胎儿背向上。

3）助娩胎头：让胎儿两腿骑跨在术者左前臂上，术者中指伸入胎儿口中，示指和无名指分别置于胎头上颌骨处。右手中指按胎头枕部，示指和无名指置胎头颈部两侧。手位放好后向下向外牵引，助手在耻骨联合上方按压胎头使其俯屈。当胎头枕部达耻骨弓下方时，双手将胎头向上提举，使胎头以枕骨为支点，下颌、口、鼻、眼、额部相继娩出。

2. 臀位牵引术　臀位分娩胎儿时全部用手法牵出者称臀位牵引术（breech extration），臀位牵引术是在软产道没有充分扩张的情况下进行的，围产儿死亡率和母体产道损伤的机会大大增加，现代产科中已极少采用。

（1）下肢及臀部娩出：

1）全臀先露时，术者用手伸入阴道取出双足或单足待胎臀娩出后，以治疗巾包裹胎臀。

2）单臀先露时，当臀部位置较低时，术者用双手示指钩住胎儿双侧腹股沟牵引，使胎臀下降，下肢随胎臀逐渐娩出。

（2）胎肩与上肢、胎头的娩出同臀位助娩术。

【注意事项】

1. 估计胎儿较大经阴道分娩困难者应尽早行剖宫产术。

2. 产程中尽量保持胎膜完整，出现胎膜破裂时应及时听胎心并做阴道检查，了解有无脐带脱垂。

3. 胎儿脐部娩出后一般应于 8min 内结束分娩，以免脐带受压时间过长而致新生儿缺氧。

4. 检查新生儿有无股骨、肱骨骨折及颅内出血。

【思考题】

1. 臀位分娩对母儿有哪些影响？

2. 臀位临产前发现哪些情况可考虑剖宫产？

（江文娥）

第五章 妇科检查

妇科检查(盆腔检查)为妇科特有的检查,其检查范围包括外阴、阴道、子宫颈、子宫体、子宫附件及宫旁组织。妇科常规检查主要借助于阴道窥器、双合诊、三合诊及直肠-腹部诊进行女性生殖器官的视诊、触诊检查。在妇科常规检查的同时往往要进行一些必要的辅助检查以明确某种疾病的诊断及排除恶变。

第一节 妇科常规检查

【目标】

1. 熟悉妇科检查的内容和方法。
2. 掌握阴道窥器的使用,双合诊的方法及目的。

【相关知识】

妇科检查(盆腔检查)要求检查室单独设置,光线充足,通风良好,要有取暖和空气消毒设备,并有检查床、站灯、屏风及妇科检查常用的器具和辅料等。

妇科检查的基本要求如下。

1. 检查者要关心患者,态度要严肃认真,语言亲切,动作要轻柔,检查仔细,并及时向患者做好解释工作。

2. 检查前应排空膀胱,排尿困难者应导尿,大便充盈者应排空或灌肠后检查。

3. 为避免感染或交叉感染,置于臀部下面的垫单或纸单应一人一换,一次性使用。

4. 经期应避免做盆腔检查。若阴道异常流血必须检查时,应给患者外阴消毒,并使用无菌手套进行检查。

5. 未婚者禁用阴道窥器检查及双合诊检查,应行直肠-腹部诊。如病情需要需行阴道检查时,须征得患者及家属同意后方可进行。

6. 男医生检查时须有另一名女性医护人员在场,以减轻患者紧张心理和避免发生不必要的误会。

【准备】

1. 用物准备
(1) 妇科检查床:妇科门诊置若干张检查床。
(2) 器械:于搪瓷盘上铺无菌巾,内放消毒窥阴器、长镊子或卵圆钳、消毒瓷缸、弯盘、宫颈刮片、玻片、试管、小标本瓶等。将宫颈钳、宫颈活切钳、子宫探针、小号刮匙、止血钳、剪刀、镊子等浸泡于消毒液内,另备消毒手套。

(3) 药品:75%酒精、2.5%碘酊、10%~20%硝酸银、1%龙胆紫、0.9%氯化钠、0.1%苯扎溴铵、10%福尔马林、无菌肥皂水、石蜡油和止血粉等。

(4) 消毒长棉签、纱布、大棉球、带线纱球、长纱条、消毒巾等。

2. 患者准备　排尿,脱去一侧裤腿,放好臀垫,上检查床,取妇科检查位,两足放支腿架上,臀部齐床边。

3. 操作者准备　衣帽着装整洁,对好照明灯光,戴清洁手套。

【流程】

1. 外阴部检查　观察外阴发育及阴毛多少和分布情况,有无畸形、皮炎、溃疡、赘生物或肿块,注意皮肤和黏膜色泽,有无色素减退及质地变化,如有无增厚、变薄或萎缩。分开小阴唇,暴露阴道前庭观察尿道口和阴道口。观察处女膜情况判断是未婚、已婚还是已产。让患者用力向下屏气,观察有无阴道前后壁脱垂、子宫脱垂或尿失禁等。

2. 阴道窥器检查　放置窥器时,先将其前后两叶前端并合,表面涂润滑剂,检查者用左手拇指、示指将两侧小阴唇分开,右手将窥器避开敏感的尿道周围区,斜行沿阴道侧后壁缓慢插入阴道内,边推进边将窥器两叶转正并逐渐张开两叶,暴露宫颈、阴道壁及穹隆部,然后旋转窥器,充分暴露阴道各壁。

(1) 检查阴道:观察阴道前后壁和侧壁及穹隆黏膜颜色、皱襞多少,有无阴道隔或双阴道等先天畸形,有无溃疡、赘生物或囊肿等。注意阴道内分泌物量、性质、色泽及有无臭味。

(2) 检查宫颈:观察宫颈大小、颜色、外口形状,有无出血、柱状上皮异位、撕裂、外翻、腺囊肿、息肉、赘生物,宫颈管内有无出血或分泌物。

3. 双合诊

(1) 检查者戴无菌手套,右手(或左手)示指、中指两指蘸润滑剂,顺阴道后壁轻轻插入,检查阴道通畅度、深度和弹性,有无畸形、疤痕、肿块及阴道穹隆情况。

(2) 扪触宫颈大小、形状、硬度及外口情况,有无接触性出血。

(3) 将阴道内两指放在宫颈后方,另一手掌心朝下,手指平放在患者腹部平脐处,当阴道内手指向上向前方抬举宫颈时,腹部手指往下往后按压腹壁,并逐渐向耻骨联合部位移动,通过内、外手指同时分别抬举和按压,相互协调,即能扪清子宫位置、大小、形状、软硬度、活动度及有无压痛(图3-5-1)。

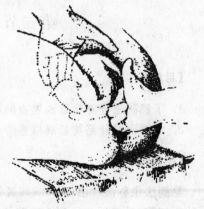

(4) 扪清子宫后,将阴道内两指由宫颈后方移至一侧穹隆部,尽可能向上向盆腔深部扪触;与此同时,另一手从同侧下腹壁髂嵴水平开始,由上向下按压腹壁,与阴道内手指相互对合,以触摸该侧子宫附件区有无肿块、增厚或压痛。若扪及肿块,应查清其位置、大小、形状、软硬度、活动度、与子宫的关系及有无压痛等。正常卵巢偶可扪及,输卵管不能扪及。

图3-5-1　双合诊检查

4. 三合诊　一手示指放入阴道,中指插入直肠,检查

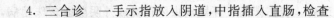

步骤与双合诊相同,主要是弥补双合诊检查不足,用于了解盆腔后半部的情况(图3-5-2)。

5. 直肠-腹部诊　检查者一手示指伸入直肠内,另一手在腹部配合检查,亦称肛腹诊(图3-5-3)。适于无性生活史、阴道闭锁或有其他原因不宜行双合诊的患者。检查目的同双合诊。

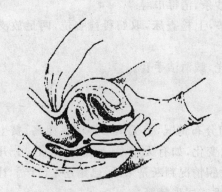

图3-5-2　三合诊检查

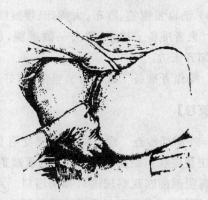

图3-5-3　直肠-腹部诊

【注意事项】

1. 当两手指放入阴道后,患者感疼痛不适时,可单用示指进行检查。

2. 三合诊时,中指伸入肛门,嘱患者像解大便一样用力向下屏气,使肛门括约肌自动放松,可减轻患者疼痛和不适感。

3. 若患者腹肌紧张,可边检查边与患者交谈,使其张口呼吸,腹肌放松。

【思考题】

1. 妇科常规检查时应注意哪些事项?

2. 双合诊检查的目的是什么?

3. 三合诊检查的目的是什么?

（李翠萍、江文娥）

第二节　阴道分泌物悬滴检查

【目标】

1. 了解阴道分泌物悬滴检查的临床意义。

2. 掌握阴道分泌物悬滴检查的步骤。

【相关知识】

悬滴法也称湿片法,有0.9%氯化钠悬滴法及10%氢氧化钾悬滴法。前者用于检测滴虫及线索细胞,后者用于检测念珠菌的芽孢及假菌丝。该检查主要用于诊断和鉴别诊断滴虫阴道炎、外阴阴道念珠菌病及细菌性阴道病。若临床高度怀疑滴虫阴道炎或外阴阴道念珠菌病,但悬滴法检测阴性,则还应进一步做阴道分泌物培养以明确诊断。

【准备】

1. 用物准备　妇科检查器械和用物、试管、0.9％氯化钠、10％氢氧化钠、10％氢氧化钾、玻片、显微镜及盛污染玻片的容器等。

2. 患者准备　排尿,脱去一侧裤腿,放好臀垫,上检查床,取妇科检查位,两足放支腿架上,臀部齐床边。

3. 操作者准备　衣帽着装整洁,对好照明灯光,戴清洁手套。

【流程】

将 1～2 滴 0.9％氯化钠及 10％氢氧化钾分别放在两张玻片上,取阴道上 1/3 处的分泌物(或阴道内典型分泌物)分别与玻片上的 0.9％氯化钠或 10％氢氧化钾混合,立即送化验室在显微镜下进行检查。

【注意事项】

1. 做悬滴法检查时,注意在取分泌物前 24～48h 应避免性交、阴道灌洗及局部用药。

2. 取分泌物时窥器不涂润滑剂。

3. 分泌物取出后应及时送检,若怀疑滴虫,应注意保暖,尤其冬日,否则滴虫活动力减弱,易造成辨认困难。

【思考题】

1. 试述阴道分泌物悬滴检查的目的。

2. 阴道分泌物检查为什么要立即送检?

(李翠萍、江文娥)

第三节　宫颈细胞学检查

【目标】

1. 了解宫颈脱落细胞检查的临床意义。

2. 掌握宫颈脱落细胞检查的方法。

【相关知识】

宫颈细胞学检查是筛选宫颈癌前期病变的主要方法之一。一般用阴道窥器,从宫颈的鳞-柱状上皮交界处刮取细胞,在显微镜下进行细胞学检查。检查目的是观察脱落细胞的形态,筛查宫颈感染、宫颈病变及宫颈癌。目前最先进的检测设备是液基细胞 DNA 定量计算机检测系统(TCT),能观察到细微改变,显著提高诊断的阳性率。

【准备】

1. 用物准备　阴道窥器、宫颈刮板、玻片、装有 95％乙醇固定液的玻璃小瓶、棉签、棉球等。

2. 患者准备　同妇科检查。

3. 操作者准备　同妇科检查。

【流程】

1. 用阴道窥器扩张患者的阴道,暴露子宫颈。

2. 用无菌干棉签轻轻拭去宫颈表面黏液。

3. 以宫颈外口为圆心,用刮板在宫颈外口鳞-柱状上皮交界处轻刮一周。若有子宫颈糜烂,应在糜烂区与正常上皮交界处刮取。

4. 将刮下细胞均匀涂在玻片上进行化学固定或迅速浸泡在固定液内固定,然后送至病理科进行细胞学检查。

【注意事项】

1. 标本采集前 24h 应避免性交、阴道检查、阴道冲洗及局部用药。

2. 检查时间的选择,应避免在经期内做检查,阴道出血时避免采集标本。

【思考题】

1. 为什么说宫颈细胞学检查是筛选宫颈癌前期病变的主要方法?

2. 简述阴道脱落细胞检查的注意事项。

(李翠萍、江文娥)

第四节　宫颈活组织检查

【目标】

1. 了解宫颈活检的临床意义。

2. 熟悉宫颈活检的操作方法。

【相关知识】

宫颈活体组织检查是取部分宫颈组织做病理学检查,以确定病变性质,是确诊宫颈癌及其他宫颈病变常用的诊断方法。临床上分为钳取法、宫颈管搔刮术及宫颈锥切术,其中常用钳取法和宫颈管搔刮术。宫颈活组织检查的适应证如下。

1. 宫颈细胞学涂片巴氏Ⅲ级或Ⅲ级以上者,或计算机辅助细胞检测(cellular computer tomography, CCT)提示子宫颈上皮内瘤变(cervical intraepithelial neoplasis, CIN)Ⅰ～Ⅲ级者。

2. 宫颈细胞涂片巴氏Ⅱ级或 CCT 示不典型鳞状细胞或不典型腺细胞,经抗感染治疗后仍为Ⅱ级或不典型鳞状细胞或不典型腺细胞者。

3. 宫颈炎症反复治疗无效者,宫颈溃疡或生长赘生物者。

4. 临床可疑为宫颈恶性病变、宫颈特异性感染(如宫颈结核、阿米巴、尖锐湿疣等),需明确诊断者。

【准备】

1. 用物准备　阴道窥器、活检钳、宫颈钳、刮匙、无齿长镊、95％乙醇的标本瓶、棉签、棉球、纱布、臀垫(卫生纸或布)、污物浸泡桶、污物桶、照明灯。

2. 患者准备　同妇科检查。

3. 操作者准备　衣帽着装整洁,戴口罩;对好照明灯;标本瓶外标明患者姓名、检查日期、标本号、取材部位;戴消毒手套,坐检查台前。

【流程】

1. 阴道窥器暴露子宫颈后,常规消毒。

2. 用宫颈活检钳在宫颈鳞-柱状上皮交界处的 3、6、9、12 四点处取材,或在阴道镜指导下可疑部位或在复方碘试验不着色区取材,提高诊断的阳性率。

3. 疑有宫颈管病变时,用小刮匙刮取宫颈管组织。

4. 将取下的组织分装于标本瓶中,贴上姓名和取材部位的标签。

5. 宫颈局部用带尾纱布压迫止血,嘱患者 12～24h 内取出。

6. 术后注意阴道流血情况,保持外阴清洁,一个月内禁止盆浴和性生活。

【注意事项】

1. 患有阴道炎症时,应治愈后再取活检。

2. 妊娠期原则上不做活检,避免流产、早产,但若临床高度怀疑宫颈恶性病变仍应检查。

【思考题】

1. 钳取宫颈活组织的部位如何确定?

2. 活检后如出血甚多,压迫止血无效时可采用哪些方法止血?

3. 宫颈活检术后患者应注意什么?

(李翠萍、江文娥)

第六章 计划生育手术

计划生育工作是采取科学的方法实施生育调节,控制人口数量,提高人口素质。本实训的主要内容为宫内节育器放置和取出术及避孕失败后的补救措施负压吸引术。

第一节 宫内节育器放置和取出术

【目标】

1. 熟悉宫内节育器的放置和取出术的技能操作。
2. 了解宫内节育器放置和取出术的注意事项。

【相关知识】

宫内节育器(intrauterine device,IUD)是一种安全、有效、简便、经济的可逆性避孕方法。节育器分为两大类,一类是由金属、硅胶或尼龙等制成的惰性宫内节育器,另一类是带铜或含药物的活性宫内节育器(图3-6-1)。目前一般采用后者。

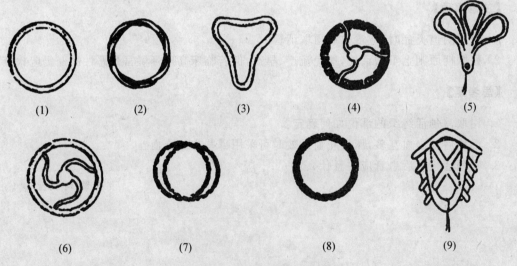

(1)　　　　(2)　　　　(3)　　　　(4)　　　　(5)

(6)　　　　(7)　　　　(8)　　　　(9)

图3-6-1 宫内节育器种类

(1)不锈钢单环　(2)麻花环　(3)宫腔形IUD　(4)太田氏塑料环　(5)节育花
(6)金塑混合环　(7)双环　(8)金塑环　(9)硅橡胶盾环

【准备】

1. 用物准备　阴道窥器 1 个、宫颈钳 1 把、子宫探针 1 个、纱布钳 1 把、消毒钳 2 把、放环器 1 个、取环钩 1 个、剪刀 1 把、弯盘 1 个、长方包布 1 块、洞巾 1 块、方纱布 3 块、手套 1 副、长棉签 2 支、棉球若干、节育器 1 个。

2. 受术者准备　体检,查阴道清洁度,测体温,排空膀胱,脱去一侧裤腿,取膀胱截石位。

3. 操作者准备　衣帽着装整洁,戴口罩,洗手消毒;对好照明灯;询问病史,向受术者介绍手术过程,解除受术者顾虑以取得配合。

【流程】

1. 宫内节育器放置术　外阴部常规消毒铺巾,双合诊复查子宫大小、位置及附件情况。阴道窥器暴露宫颈后,再次消毒。以宫颈钳夹持宫颈前唇,用子宫探针顺子宫屈向探测宫腔深度。用放环器将节育器推送入宫腔,其上缘必须抵达宫底部(图 3-6-2,图 3-6-3);有尾丝者在距宫口 2cm 处剪断。观察无出血即可取出宫颈钳和阴道窥器。

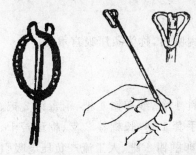
图 3-6-2　环钗放置法

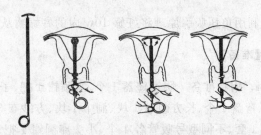
图 3-6-3　套管放置法

2. 宫内节育器取出术　取器前的操作同节育器放置术。有尾丝者,用血管钳夹住后轻轻牵引取出。无尾丝者,先用子宫探针查清节育器位置,再用取环钩钩住环下缘缓缓牵引取出。取器发生困难时应分析原因,如宫颈过紧,应扩张宫颈;子宫屈度过大者,应矫正成水平后再取;也可暂停手术待下次月经干净后在 B 超监护下操作。

【注意事项】

1. 宫内节育器放置术

(1) 术中注意观察受术者有无腹痛及其他不适。

(2) 术后健康指导:术后休息 3d;1w 内避免重体力劳动,2w 内禁止性交及盆浴,3 个月内每次行经或大便时注意有无节育器脱落。术后 1 个月、3 个月、半年及 1 年各复查一次,以后每年复查一次。告知受术者保持外阴清洁;术后可能有少量阴道流血或下腹不适,如出现腹痛、发热、出血多应随时就诊。

2. 宫内节育器取出术

(1) 取器前应做 B 型超声检查确定节育器在宫腔内,同时了解 IUD 类型。

(2) 使用取环钩取 IUD 时应十分小心,不能盲目钩取,更应避免向宫壁钩取,以免损伤子宫壁。

（3）嘱受术者术后休息 1d,禁性交、盆浴 2w,保持外阴清洁。

3. 操作中严格执行无菌操作,凡进宫腔的器械不能碰到阴道壁。

【思考题】

1. 简述宫内节育器放置术的术后注意事项。

2. 放置宫内节育器有哪些禁忌证?

（江文娥、李翠萍）

第二节　负压吸宫术

【目标】

熟悉负压吸宫术的手术步骤。

【相关知识】

利用负压吸引原理将妊娠 10w 内的妊娠物从宫腔内吸出,称为负压吸宫术。

【准备】

1. 用物准备　阴道窥器 1 个、宫颈钳 1 把、子宫探针 1 个、纱布钳 1 把、消毒钳 2 把、剪刀 1 把、弯盘 1 个、长方包布 1 块、洞巾 1 块、方纱布 3 块、手套 1 副、长棉签 2 支、棉球若干、阴道窥器 1 套、不同型号吸管各 1 个、小头卵圆钳 1 把、有齿卵圆钳 1 把、人工流产负压电吸引器。

2. 受术者准备　同宫内节育器放置和取出术。

3. 操作者准备　同宫内节育器放置和取出术。

【流程】

1. 受术者取膀胱截石位。

2. 常规消毒外阴和阴道,铺消毒巾。

3. 做双合诊复查子宫位置、大小及附件等情况。

4. 阴道窥器扩张阴道,消毒阴道及宫颈管,用宫颈钳夹持宫颈前唇。

5. 用探针探测宫腔方向及深度,根据宫腔大小选择吸管。

6. 用宫颈窥器扩张宫颈管,由小号到大号,循序渐进。使宫颈扩张到比所选用的吸管大半号或 1 号。

7. 将吸管连接到负压吸引器上,将吸管缓慢送入宫底部,遇到阻力时略向后退。

8. 按孕周及宫腔大小给予负压,一般控制在 400～500mmHg,按顺时针方向吸宫腔1～2 圈。

9. 感到宫壁粗糙,提示妊娠物已吸净。必要时重新放入吸管,再次用低负压吸宫腔 1 圈。

10. 吸净宫腔内容物后再用探针探测术后宫腔深度,取下宫颈钳,用棉球拭净宫颈及阴道血迹,术毕。

11. 将吸出物过滤,测量血液及组织容量,检查有无绒毛。若未见绒毛组织,应送病理检查。

【注意事项】

1. 正确判别子宫大小及方向,动作轻柔,减少损伤。
2. 扩宫颈管时用力均匀,以防宫颈内口撕裂。
3. 严格遵守常规无菌操作,进宫腔器械不能碰到阴道壁。
4. 目前,静脉麻醉应用广泛,应有麻醉医师监护,以防麻醉意外。

【思考题】

1. 负压吸引术的适应证是什么?
2. 负压吸引术的禁忌证是什么?
3. 人工流产术后应注意什么?

(江文娥、李翠萍)

第七章　妇科护理技术

妇科护理技术常用于妇科疾病的局部治疗及妇科手术前的准备。

第一节　坐　浴

【目标】

掌握坐浴溶液的配置。

【相关知识】

坐浴是借助水温与药物的作用,促进局部组织的血液循环,增强抵抗力,减轻外阴局部的炎症及疼痛,使创面清洁,利于组织的恢复,是妇产科临床常用的局部治疗方法。其可用于治疗各种外阴炎、外阴瘙痒、尿道炎及子宫脱垂等,也可用于外阴和阴道手术的术前准备。

坐浴根据水温不同可分为 3 种。

1. 热浴　水温在 41～43℃,适用于渗出性病变及急性炎性浸润,可先熏后坐,持续 20min 左右。

2. 温浴　水温在 35～37℃,适用于慢性盆腔炎及手术前准备。

3. 冷浴　水温在 14～15℃,刺激肌肉神经,使其张力增加,改善血液循环,适用于膀胱阴道松弛、性无能及功能性无月经等,持续 2～5min 即可。

【准备】

1. 用物准备　坐浴盆 1 个,41～43℃的温热溶液 2000mL,30cm 高的坐浴架 1 个,无菌纱布 1 块。

2. 溶液的配置

(1) 滴虫性阴道炎:备 0.5％醋酸溶液、1％乳酸溶液或 1∶5000 高锰酸钾溶液。

(2) 阴道假丝酵母菌病:备 2％～4％碳酸氢钠溶液。

(3) 老年性阴道炎:备 0.5％～1％乳酸溶液。

(4) 外阴炎及其他非特异性阴道炎、外阴阴道手术前准备:1∶5000 高锰酸钾溶液;1∶2000苯扎溴铵(新洁尔灭)溶液;0.025％碘伏溶液;中成药液如洁尔阴、肤阴洁等。

3. 患者准备　排空膀胱。

4. 操作者准备　衣帽着装整洁;向患者解释坐浴的目的,取得患者的配合。

【流程】

根据患者病情按比例配制好溶液 2000mL,将坐浴盆置于坐浴架上,嘱患者排空膀胱,坐浴时必须将整个臀部和外阴部浸泡于药液中,一般浸泡 20～30min,并随时调节水温。结束后用无菌纱布擦干外阴部。

【注意事项】

1. 月经期妇女、阴道流血者、孕妇及产后 7d 内的产妇禁止坐浴。
2. 坐浴溶液应严格按比例配制,待药物完全溶解后才可进行坐浴。
3. 水温适中,不能过高,以免烫伤皮肤。
4. 坐浴前先将外阴及肛门周围擦洗干净。
5. 冬季应注意保暖,以防受凉。

【思考题】

1. 阐述滴虫性阴道炎、阴道假丝酵母菌病、老年性阴道炎患者的坐浴溶液。
2. 坐浴的注意事项有哪些?

(李翠萍、江文娥)

第二节　会阴湿热敷

【目标】

掌握会阴湿热敷的操作流程。

【相关知识】

会阴湿热敷利用热源和药物直接接触患区,促进局部血液循环,改善组织营养,增强局部白细胞的吞噬作用,加速组织再生和消炎、止痛,利于伤口愈合,多用于外阴水肿、陈旧性血肿及炎症。

【准备】

1. 用物准备　准备热源袋(如热水袋或电热包等)或红外线灯、煮沸的 50% 硫酸镁、95% 乙醇或沸水,内有纱布若干。会阴擦洗盘 1 只,内有消毒弯盘 2 个、镊子或消毒止血钳 2 把、纱布数块、医用凡士林、棉垫 1 块、橡皮布 1 块、治疗巾 1 块等。
2. 患者准备　排尿,脱去一侧裤腿,取膀胱截石位。
3. 操作者准备　衣帽着装整洁,向患者解释会阴湿热敷的目的,以取得患者的配合。

【流程】

1. 向患者介绍外阴湿热敷的原因、方法、效果及预后,鼓励患者积极配合。

2. 进行会阴擦洗，清洁外阴局部伤口的污垢。

3. 热敷部位先涂一薄层凡士林，盖上纱布，再轻轻敷上热敷溶液中的温纱布，外面盖上棉布垫保温。

4. 一般每 3～5min 更换热敷垫 1 次，也可用热源袋放在棉垫外或用红外线灯照射，延长敷料更换的时间，1 次热敷约需 15～30min。

5. 热敷完毕，更换清洁会阴垫，整理好床单位。

【注意事项】

1. 湿热敷的温度一般为 41～48℃。

2. 湿热敷的面积应是病损范围的 2 倍。

3. 定期检查热源袋的完好性，防止烫伤，对休克、虚脱、昏迷及术后感觉不灵敏的患者应特别注意。

4. 热敷过程中，操作者应随时评价热敷效果，并为患者提供生活护理。

【思考题】

1. 哪些情况需要进行会阴湿热敷？

2. 给患者进行会阴湿热敷应注意哪些问题？

（李翠萍、江文娥）

第三节 阴 道 灌 洗

【目标】

1. 熟悉常用阴道灌洗液的配制。

2. 掌握正确的阴道灌洗。

【相关知识】

用药液灌洗阴道可促进阴道血液循环，减少阴道分泌物，缓解局部充血，具有清洁、收敛和热疗作用。阴道灌洗常用于慢性子宫颈炎、阴道炎的局部治疗，经腹全子宫切除术或阴道手术的术前准备，腔内放疗后常规清洁冲洗等。滴虫性阴道炎的患者应用酸性溶液灌洗；假丝酵母菌病患者用碱性溶液灌洗；非特异性阴道炎者，用一般消毒液或 0.9% 氯化钠溶液灌洗。

【准备】

1. 用物准备　灌洗溶液(同坐浴溶液)、消毒灌洗筒 1 个、橡皮管 1 根、灌洗头 1 个(头上有控制冲洗压力和流量的调节开关)、输液架 1 个、弯盘 1 只、橡皮垫 1 块、一次性塑料垫巾 1 块、便盆 1 个、一次性手套 1 副、窥阴器 1 个、卵圆钳 1 个、消毒大棉球 1～2 个。

2. 患者准备　排空膀胱，取膀胱截石位。

3. 操作者准备　衣帽着装整洁；向患者解释阴道灌洗的目的，取得患者的配合。

【流程】

1. 向患者解释操作方法、目的及可能的感受,使患者能积极配合。

2. 嘱患者排空膀胱,取膀胱截石位,臀部垫橡皮垫和一次性塑料垫巾,放好便盆。

3. 根据患者的病情配制灌洗液 500～1000mL,将装有灌洗液的灌洗筒挂于床旁输液架上,其高度距床沿 60～70cm 处,排去管内空气,试水温(41～43℃)适宜后备用。

4. 操作者右手持冲洗头,先用灌洗液冲洗外阴部,然后用左手将小阴唇分开,将灌洗头沿阴道纵侧壁的方向缓慢插入至阴道后穹隆部。边冲洗边将灌洗头围绕子宫颈轻轻地上、下、左、右移动;或用窥阴器暴露宫颈后再冲洗,冲洗时不停地转动窥阴器,使整个阴道穹隆及阴道侧壁冲洗干净后,再将窥阴器按下,以使阴道内的残留液体完全流出。

5. 当灌洗液剩约 100mL 时,夹住皮管,拔出灌洗头和窥阴器,再冲洗一次外阴部,然后扶患者坐于便盆上,使阴道内残留液体流出。

6. 撤离便盆,用干纱布擦干外阴并整理床铺,换掉一次性塑料垫巾,协助患者采取舒适体位。

【注意事项】

1. 灌洗筒与床沿的距离不超过 70cm,以免压力过大,水流过速,使液体、污物进入宫腔,或灌洗液与局部作用的时间不足。

2. 灌洗液温度以 41～43℃为宜,温度不能过高或过低。温度过低,患者不舒适,温度过高则可能烫伤患者的阴道黏膜。

3. 灌洗头插入不宜过深,灌洗的弯头应向上,避免刺激后穹隆引起不适,或损伤局部组织引起出血。

4. 在灌洗过程中,动作要轻柔,勿损伤阴道壁和宫颈组织。

5. 必要时可用窥阴器将阴道张开,灌洗时,应轻轻旋转窥阴器,使灌洗液能达到阴道各部。

6. 产后 10d 或妇产科手术 2w 后的患者,若合并阴道分泌物混浊、有臭味、阴道伤口愈合不良、黏膜感染坏死等,可行低压阴道灌洗,灌洗筒的高度一般不超过床沿 30cm,避免污物进入宫腔或损伤阴道残端伤口。

7. 未婚妇女可用导尿管进行阴道灌洗;月经期、产后及人工流产术后子宫颈口未闭或有阴道出血者,不宜行阴道灌洗,以防引起上行感染;宫颈癌患者有活动性出时,为预防大出血,禁止灌洗,可行外阴擦洗。

【思考题】

1. 如何治疗滴虫性阴道炎?

2. 如何治疗假丝酵母菌病?

(李翠萍、江文娥)

第四节　阴道或宫颈上药

【目标】

熟悉不同剂型的宫颈用药。

【相关知识】

阴道和宫颈上药在妇产科护理操作技术中应用十分广泛,常用于各种阴道炎、急慢性子宫颈炎及术后阴道残端炎症的治疗。

【准备】

1. 用物准备　阴道灌洗用品、窥阴器、消毒干棉球、长镊子、药品、一次性手套、消毒长棉签等。

2. 患者准备　同阴道灌洗。

3. 操作者准备　同阴道灌洗。

【流程】

行阴道灌洗或擦洗时,用窥阴器暴露阴道、宫颈后,用消毒干棉球拭去阴道壁、后穹隆及子宫颈的黏液或炎性分泌物,使药物直接接触炎性组织而提高疗效。根据所选用药物的剂型不同,可采用以下不同的方法。

1. 阴道后穹隆塞药　用于治疗阴道炎、慢性宫颈炎等,常用的药物剂型有片剂、丸剂或栓剂。指导患者于临睡前洗净双手或戴无菌手套,用一手示指将药物向阴道后壁推进至示指完全伸入为止。

2. 局部用药　常用于治疗宫颈炎、阴道炎,用窥阴器充分暴露阴道及子宫颈,将蘸有药物的棉球或长棉签涂擦阴道壁或子宫颈。

3. 宫颈棉球上药　适用于子宫颈亚急性或急性炎症伴有出血者。常用药物有止血药、消炎止血粉和抗生素等。用窥阴器充分暴露子宫颈,用长镊子夹持带有尾线的宫颈棉球浸蘸药液后塞压至子宫颈处,同时将窥阴器轻轻退出阴道,然后取出镊子,将线尾露于阴道口外,嘱患者于12～24h后,牵引棉球尾线自行取出。

4. 喷雾器上药　适用于非特异性阴道炎及老年性阴道炎患者。应用喷雾器喷射,使药物粉末均匀散布于炎性组织表面。

【注意事项】

1. 上非腐蚀性药物时,应转动窥阴器,使阴道四壁均能涂布药物。

2. 应用腐蚀性药物时,要注意将纱布或干棉球垫于阴道后壁及后穹隆保护阴道壁,以免药液下流灼伤正常组织。

3. 棉签上棉花必须捻紧,涂药时应按同一方向转动,防止棉花落入阴道难以取出。

4. 给未婚妇女上药时不用窥阴器,应用长棉签涂抹或用手指将药片推入阴道。

【思考题】

1. 阴道、宫颈局部上药有哪几种方法?
2. 试述阴道、宫颈局部上药的注意事项。

　　　　　　　　　　　　　　　　　　　　　　　　（李翠萍、江文娥）

第四篇 儿科护理学基本技能

  儿科护理学基本技能是儿科护理学课程中的主要实践教学环节,其目的是通过实训使医学生理解并掌握最基础的儿科临床护理技术操作的准备、步骤和注意事项。儿科护理学基本技能的主要内容有:更换尿布法、婴儿沐浴法、体格测量法、头皮静脉输液法、温箱使用法和光照疗法。通过这些项目的不断实训以提高医学生操作能力,为其进入临床实习做好充分准备。

第一节　更换尿布法

更换尿布是为了保持臀部皮肤的清洁、干燥、舒适,预防尿布皮炎的发生或使原有的尿布皮炎逐步痊愈。

【目标】

1. 熟悉更换尿布法的物品准备。
2. 掌握更换尿布法的操作步骤。
3. 掌握更换尿布法的注意事项。

【相关知识】

在我国,传统的办法就是用布做尿布,因为布尿布透气、吸水,一般湿了就能及时更换,从而保持宝宝臀部皮肤的干爽,减少尿布皮炎的发生,防止粪便中的细菌经过尿道而引起尿路感染,从而有利于健康。而近十几年,纸尿布在国内逐渐时兴,深受年轻家长的欢迎,纸尿布方便又简单,不用洗涤,不必担心大小便会弄脏衣裤,不影响乳母晚上休息。布尿布和纸尿布各有所长,那么如何选择才能让两者取长补短呢？一般建议白天用布尿布,晚上用纸尿布;白天外出时也用纸尿布。两种尿布搭配使用,不但照顾了宝宝的健康,又兼顾到家长的休息,减轻了经济负担。

【准备】

1. 护士准备　评估患儿,操作前洗手。
2. 用物准备　新生儿护理模型、尿布、尿布桶、软毛巾、盆,必要时备治疗药物,如油类、软膏等。
3. 环境准备　温、湿度适宜,避免穿堂风。

【流程】

（一）组织教学

教师介绍实训步骤并示范,学生讨论,分组练习。教师巡视、纠错并指导,及时回答学生所提问题,必要时抽查考核,结束时小结。

（二）实训步骤

1. 携用物至床旁,拉下一侧床栏,将尿布折成合适的长条形,放床旁备用。
2. 揭开小儿盖被,解开尿布带,将污湿的尿布打开。
3. 一手握住患儿的两脚轻轻提起,露出臀部;另一手用尿布洁净的上端将会阴部及臀部擦净,并以此角盖上污湿部分。
4. 取出污湿尿布,观察大便性状(必要时留标本送检)后,卷折污湿部分于内面,放入尿布桶内。
5. 用温水清洗臀部,用毛巾将臀部水分吸净。

6. 握住并提起患儿双脚,使臀部略抬高,将清洁尿布的一端垫于小儿腰骶部,放下双脚,由两腿间拉出尿布另一端并覆盖于下腹部,系上尿布带。

7. 整理衣服,盖好被子,拉好床栏。

8. 洗手、记录。

【注意事项】

1. 选择质地柔软、透气性好、吸水性强的棉织品做尿布,或采用一次性尿布,以减少对臀部的刺激。

2. 更换尿布时的动作应轻快,避免暴露患儿上半身。

3. 尿布包扎应松紧合适。

4. 若患儿较胖或尿量较多,可在尿布上再垫一长方形尿布增加厚度,女婴将加厚层垫于其臀下,男婴则将加厚层放于其会阴部。

【思考题】

1. 尿布包扎松紧不合适会出现哪些情况?

2. 更换尿布前应做哪些准备?

3. 更换尿布的注意事项有哪些?

(林君红)

第二节　婴儿沐浴法

婴儿沐浴使小儿皮肤清洁、舒适,帮助小儿皮肤排泄和散热,促进血液循环。

【目标】

1. 熟悉婴儿盆浴法的目的、物品准备。

2. 掌握婴儿盆浴法的操作步骤。

3. 掌握婴儿盆浴法的注意事项。

【相关知识】

婴儿淋浴既可以保持皮肤清洁,避免细菌侵入,又可通过水对皮肤的刺激加速血液循环,促进新陈代谢,增强机体的抵抗力,还可通过水浴过程,使小儿全身皮肤触觉、温度觉、压觉等感知觉能力得以训练,使婴儿得到满足,建立起快乐情绪,有利于心理、行为的健康发展。婴儿的皮肤在幼小时期尚未发育完全,皮肤厚度只有成人的 1/10,抵抗力较弱,仅靠皮肤表面的一层天然酸性保护膜来保护皮肤及抵御细菌感染,并维持皮肤滋润光滑,因此皮肤的护理工作尤为重要。要求选择不含皂质、酒精和刺激性成分的弱酸性洗护品清洗,以免破坏保护膜。

【准备】

1. 护士准备　了解婴儿意识状态,测量体温,检查全身皮肤情况,估计常见的护理问题;

操作前洗手。

2. 用物准备

(1) 棉布类：婴儿尿布、衣服、大毛巾、毛巾被、包布、系带、面巾、浴巾。

(2) 护理盘：内备梳子、指甲刀、棉签、液体石蜡、50％酒精、红汞鱼肝油、滑石粉、肥皂。

(3) 浴盆：内备温热水(2/3 满)，在冬季洗时水温为 38～39℃，夏季为 37～38℃，备水时温度稍高 2～3℃，另外，可在一水壶内放 50～60℃热水备用。

(4) 其他：必要时准备床单、被套、枕套、磅秤等。

3. 婴儿准备：于喂奶前或喂奶后 1h 进行沐浴，以免呕吐和溢奶。

4. 环境准备：关闭门窗，调节室温在 27℃左右。

【流程】

(一) 组织教学

教师介绍实训步骤并示范，学生讨论，分组练习。教师巡视、纠错并指导，及时回答学生所提问题，必要时抽查考核，结束时小结。

(二) 实训步骤

1. 携用物至床旁并按顺序摆好，将浴盆置于床旁凳上(有条件时放操作台上)。

2. 折盖被三折至床尾，脱去衣服(此时可根据需要测量体重)，保留尿布，用大毛巾包裹患儿全身。

3. 擦洗面部。用单层面巾由内眦向外眦擦拭眼睛，更换面巾部位以同法擦另一眼，然后擦耳，最后擦面部，擦时禁用肥皂。用棉签清洁鼻孔。

4. 擦洗头部。抱起婴儿，以左手托住婴儿头颈部，腋下夹住婴儿躯干，左手拇指和中指分别向前折婴儿双耳廓以堵住外耳道口，防止水流入耳内；右手将肥皂涂于手上，洗头、颈、耳后，然后用清水冲洗吸干。对较大婴儿，可用前臂托住婴儿上身，将下半身托于护士腿上。

5. 于浴盆底部铺垫一块浴巾，以免婴儿在盆内滑跌。移开大毛巾及尿布，以左手握住婴儿左臂靠近肩处，使其颈枕于护士手腕处，再以右前臂托住婴儿双腿，用右手握住婴儿左腿靠近腹股沟处，使其臀部位于护士手掌上，轻放婴儿于水中。

6. 松开右手，用另一浴巾淋湿婴儿全身，按顺序抹肥皂洗颈下、臂、手、胸、腰、腿、脚、会阴、臀部。在清洗过程中，护士左手始终将婴儿握牢(只在洗后颈及背部时，左右手交接婴儿，使婴儿头靠在护士手臂上)，洗净皮肤皱折处，如颈部、腋下、腹股沟、手指及足趾缝等。同时，观察皮肤有无异常情况。

7. 洗毕，迅速将婴儿依照放入水中的方法抱出，用大毛巾包裹全身并将水分吸干，对全身各部位从上到下按顺序检查，需要时给予相应处理。必要时用液体石蜡棉签擦净女婴大阴唇及男婴包皮处污垢。

8. 更衣垫尿布，必要时修剪指甲，更换床单等。

9. 整理床单位，物归原处，洗手，记录。

【注意事项】

1. 减少暴露，注意保暖，动作轻快。

2. 耳、眼内不得有水或肥皂沫进入。

3. 对婴儿头顶部的皮脂结痂不可用力清洗,可涂液体石蜡浸润,待次日轻轻梳去结痂后再予以洗净。

【思考题】

1. 简述婴儿沐浴的目的。
2. 婴儿沐浴时发现头顶部皮脂结痂应如何处理?
3. 简述婴儿沐浴的合适时间选择。

（林君红）

第三节　体格测量法

体格测量用来评价小儿体格发育和营养情况,了解病情变化,协助临床诊疗。

【目标】

1. 熟悉体格测量的物品准备。
2. 掌握体格测量的操作方法和数据记录。

【相关知识】

一次的测量可以了解该儿童已达到的水平,连续的监测则可了解该儿童的体格发育"轨道",并预示未来的生长趋势,故必须定期随访、比较,才能了解儿童的生长是否沿着正常的"轨道"发展,并及时发现儿童生长障碍性疾病,如某些身材矮小、性发育异常,以及某些神经系统方面的疾病如脑积水、小头畸形等。

【准备】

1. 护士准备　了解体格检查的目的,选择适宜的体检方法,洗手。
2. 用物准备　体重秤、皮尺、身长测量仪、记录本等。
3. 小儿准备　根据体检项目做哺乳时间、更换尿布、衣物增减等准备。
4. 环境准备　清洁、安静,温、湿度适宜。

【流程】

（一）组织教学

教师介绍实训步骤并示范,学生讨论,分组练习。教师巡视、纠错并指导,及时回答学生所提问题,必要时抽查考核,结束时小结。

（二）实训步骤

1. 测量体重

（1）将婴儿体重秤放稳并将读数归零。

（2）认真查对婴儿床号、姓名。

（3）向家长或护士询问婴儿是否排尿或进食（应在晨起空腹排尿后或进食 2h 后称量）。

（4）在操作台上打开婴儿包被，脱去外衣裤。

（5）将婴儿抱起平稳放于秤中央。

（6）看盘秤读数并说出体重读数（衣裤不能脱去时应除去其重量）。

（7）记录体重数。

（8）将婴儿包好抱回操作台上。

2. 测量身长

（1）检查身长测量板，检查足底板的活动度。

（2）查对婴儿床号、姓名。

（3）在操作台上打开婴儿包被，脱去外衣裤、帽、鞋、袜。

（4）将婴儿抱起平稳放于身长测量板内中线上（仰卧）。

（5）使小儿头顶接触测量板的头板。

（6）测量者一手按直小儿膝部，使两下肢伸直，一手匀速移动足底板使其紧贴小儿两侧足底，足底与足底板相垂直。

（7）当量板两侧数字相等时读数。

（8）记录身长读数。

（9）将婴儿抱回操作台上包好包被。

3. 测量头围

（1）小儿取立位或坐位。

（2）测量者用一手拇指将软尺 0 点固定于小儿头部一侧眉弓上缘，此手中、示指固定软尺于枕骨粗隆，手掌稳定小儿头部，另一手使软尺紧贴头皮，绕枕骨结节最高点及对侧眉弓上缘与软尺 0 点会合。

（3）读数、记录数值。

4. 测量胸围

（1）小儿取卧位或立位（3 岁以上不可取卧位），两手自然平放或下垂。

（2）测量者一手将软尺 0 点固定于小儿一侧乳头下缘（乳腺已经发育的女孩固定于胸骨中线第 4 肋间），另一手将软尺紧贴皮肤，经背部两侧肩胛骨下缘与软尺 0 点会合，小儿呼气和吸气时各测一次，取其平均值。

（3）读数，记录数值。

【注意事项】

1. 熟悉体格检查的目的、正常值。

2. 遵循查对制度。

3. 规范操作，熟练有序。

4. 合理有效沟通。

【思考题】

1. 如何测量婴儿的体重和身长？

2. 经测量得一小儿身长 90cm,体重 14kg,胸围 50.5cm,头围 48.5cm,问该小儿应该属于哪个年龄阶段?

3. 正常足月儿的身长、体重、头围、胸围分别是多少?

(林君红)

第四节　头皮静脉输液法

头皮静脉输液使药物快速进入婴幼儿体内以增加液体、营养,排出毒素,维持体内电解质平衡,纠正血容量不足。

【目标】

1. 掌握头皮静脉输液法的护士准备、物品准备。
2. 掌握头皮静脉输液法的操作方法和步骤。
3. 熟悉头皮静脉输液法的注意事项。

【相关知识】

婴幼儿头皮静脉极其丰富,分支甚多,互相沟通交错成网且静脉表浅,易于固定,方便小儿肢体活动。故婴幼儿静脉输液多采用头皮静脉,常选用颞浅静脉、额上静脉等(图 4-1-1)。

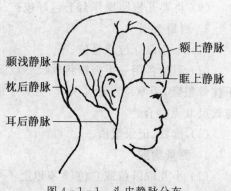

图 4-1-1　头皮静脉分布

【准备】

1. 护士准备　了解患儿病情、年龄、意识状态、对输液的认识程度、心理状态,观察穿刺部位的皮肤及血管状况;估计常见的护理问题;根据患儿的年龄,做好说服、解释工作;操作前洗手、戴口罩。

2. 用物准备

(1) 输液架、液体及药物。

(2) 治疗盘:内置皮肤消毒液、棉签、弯盘、胶布,无菌巾内放已吸入生理盐水或 1% 葡萄糖 10mL 的注射器、棉球、硅胶管头皮针。

(3) 其他物品:污物杯、剃刀、毛刷、肥皂、纱布、油布及治疗巾,必要时备沙袋或约束带。

3. 患儿准备　剃去局部毛发,为其更换尿布,协助其排尿。

4. 环境准备　清洁、宽敞,操作前半小时停止扫地及更换床单。

【流程】

(一)组织教学

教师介绍实训步骤并示范,学生讨论,分组练习。教师巡视、纠错并指导,及时回答学生所提问题,必要时抽查考核,结束时小结。

（二）实训步骤

1. 将输液架带至患儿床旁。

2. 在治疗室内核对、检查药液、输液器，按医嘱加入药物，并将输液器针头插入输液瓶塞内，关闭调节器。

3. 携用物置患儿床旁，核对患儿，再次查对药液，无误后将输液瓶挂于输液架上，排尽空气。

4. 将枕头放在床沿，使患儿横卧于床中央。必要时用全身约束法约束患儿。

5. 如两人操作，则一人固定患儿头部，另一人穿刺。穿刺者立于患儿头端，消毒皮肤后，用注射器接头皮针，驱除气体后，一手绷紧血管两端皮肤，另一手持针在距静脉最清晰点向后移 0.3cm 处将针头沿静脉向心方向平行刺入皮肤，然后将针头少挑起，沿静脉走向徐徐刺入，见回血后推液少许，如无异常，用胶布固定。

6. 取下注射器，将头皮针与输液器相连接，调节滴速，并将输液皮条弯绕于患儿头上适当位置，用胶布固定。

7. 将患儿抱回原处，必要时头部两旁用沙袋固定。

8. 整理用物，记录输液时间、输液量及药物。

【注意事项】

1. 严格执行查对制度和无菌技术操作原则，合理分配加入的药物并注意配伍禁忌。

2. 针头刺入皮肤，如未见回血，可用注射器轻轻抽吸以确定回血；因血管细小或充盈不全而无回血者，可试推入极少量液体，如畅通无阻，皮肤无隆起及变色现象，且点滴顺利，证明穿刺成功。

3. 穿刺过程中注意患儿的面色和一般情况，且不可只顾操作而忽视病情观察。

4. 根据患儿病情、年龄及药物性质调节输液速度，经常观察输液情况，如速度是否合适，局部有无肿胀，针头有无移动、脱出，瓶内溶液是否滴完，各连接处有无漏液等以及有无输液反应发生。

【思考题】

1. 简述头皮静脉输液的目的。

2. 头皮静脉输液前应进行哪些准备？

3. 头皮静脉输液的注意事项有哪些？

（林君红）

第五节　温箱使用法

使用温箱能提供合适的环境，维持正常体温，有利于危重患儿的病情观察。

【目标】

1. 掌握温箱使用的护士准备、物品准备、患儿准备、环境准备。

2. 掌握温箱使用法的步骤和患儿出温箱的条件。

3. 熟悉温箱使用法的注意事项。

【相关知识】

新生儿体温调节功能差,尤其早产儿的体温中枢发育不完善,不能维持稳定的体温,容易随环境温度而变化,低温会造成缺氧、酸中毒、低血糖、硬肿、高胆红素血症、生长迟缓等一系列不良后果。使用温箱是以科学的方法创造一个温度和湿度相适宜的环境,使患儿体温保持稳定,用以提高早产儿的成活率。

出温箱的条件有以下几项。

1. 婴儿体重达 2kg 左右或以上,体温正常。

2. 在不加热的温箱内,室温维持在 24～26℃时,患儿能保持正常体温。

3. 患儿在温箱中生活了 1 个月以上,体重虽不到 2000g,但一般情况良好。

【准备】

1. 护士准备　了解患儿的孕周、出生体重、日龄,测量生命体征,检查一般情况,注意有无并发症等;估计常见的护理问题;操作前洗手。

2. 用物准备　婴儿辐射保暖台、婴儿培养箱。

3. 患儿准备　穿单衣或裹尿布。

4. 环境准备　调节室温(高于 23℃)以减少辐射热的损失。温箱避免放置在阳光直射、有对流风或取暖设备附近,以免影响箱内温度的控制。

【流程】

(一)组织教学

教师介绍实训步骤并示范,学生讨论,分组练习。教师巡视、纠错并指导,及时回答学生所提问题。必要时抽查考核。结束时小结。

(二)实训步骤

1. 将蒸馏水加入温箱水槽中至水位指示线,并加蒸馏水于湿化气水槽中。

2. 接通电源,打开温箱电源开关预热,使其达到所需温度和湿度。温箱要达到的温度和湿度由新生儿的体重和出生日龄而定(表 4-1-1)。

表 4-1-1　不同出生体重早产儿温箱温、湿度参考数

出生体重(kg)	温　　　度				相对湿度
	35℃	34℃	33℃	32℃	
1	出生 10d 内	10d	3 周	5 周	
1.5	—	出生 10d 内	10d	4 周	55%～65%
2	—	出生 2d 内	2d	3 周	
>2.5	—	—	出生 2d 内	2d 以上	

3. 给患儿穿单衣或裹尿布后放置温箱内,根据患儿体重及出生日龄调节适中温度。若保温不好,可加盖被,但勿堵住气孔。

4. 定时测量体温，根据体温调节箱温，并做好记录。在患儿体温未升至正常之前应每小时监测 1 次，升至正常后可每 4 小时测 1 次，注意保持体温在 36～37℃，并维持相对湿度。

5. 一切护理操作应尽量在箱内进行，如喂奶、更换尿布、清洁皮肤、观察病情及检查等，尽量少打开箱门，以免箱内温度波动，若确因需要暂出箱治疗检查，也应注意在保暖措施下进行，避免患儿受凉。

【注意事项】

1. 严格执行操作规程，定期检查温箱有无故障，保证绝对安全。
2. 使用中随时观察使用效果，如温箱发出报警信号，应及时查找原因，妥善处理。
3. 严禁骤然提高温箱温度，以免患儿体温上升造成不良后果。
4. 工作人员入箱操作、检查、接触患儿前，必须洗手，防止交叉感染。
5. 保持温箱的清洁。① 使用期间每天用消毒液擦拭温箱内外，然后用清水再擦拭一遍，每周更换温箱 1 次，用过的温箱除用消毒液擦拭外，再用紫外线照射，定期进行细菌培养，以检查清洁消毒的质量，如培养出致病菌应将温箱搬出病房彻底消毒，防止交叉感染；② 湿化器水箱用水每天更换 1 次，以免细菌滋生，机箱下面的空气净化垫每月清洗 1 次，若已破损则应更换。

【思考题】

1. 简述新生儿出温箱的条件。
2. 如何保持温箱的清洁？
3. 简述设定温箱特定温度的依据。

（林君红）

第六节　光 照 疗 法

通过荧光照射患儿皮肤，使体内间接胆红素转化为水溶性胆红素异构体，随胆汁和尿液排出，以减轻黄疸。

【目标】

1. 熟悉光照疗法的目的。
2. 掌握光照疗法的护士准备、物品准备、患儿准备、环境准备。
3. 掌握光照疗法的操作步骤和注意事项。

【相关知识】

新生儿黄疸是指新生儿体内胆红素过高而引起的一组疾病，严重时可导致新生儿神经系统受损引发胆红素脑病，影响新生儿智力发育，是严重威胁新生儿健康的"隐形杀手"。任何原因引起的血清胆红素过高均可给予光照疗法，但肝大、血清结合胆红素值＞4mg/dL、皮肤呈青铜色的患儿禁用。光源选择：蓝光最好（主峰波长为 425～475nm），也可选择白光（波长 550～

600nm)或绿光(波长 510～530nm)。

【准备】

1. 护士准备　了解患儿的诊断、日龄、体重、黄疸的程度和范围、胆红素检查结果等,测量生命体征;估计光疗过程中患儿常见的护理问题;操作前戴墨镜、洗手。

2. 用物准备　婴儿辐射保暖台、患儿护眼罩、长条尿布、尿布带、胶布、工作人员用墨镜。

3. 患儿准备　入箱前清洁皮肤,禁忌在皮肤上涂粉和油类;剪短指甲;双眼佩戴护眼罩;除会阴、肛门部用长条尿布遮盖外,其余均裸露,男婴注意保护阴囊。

4. 环境准备　光疗最好在空调病室内进行。冬天要特别注意保暖,夏天则要注意防止过热。

【流程】

(一)组织教学

教师介绍实训步骤并示范,学生讨论,分组练习。教师巡视、纠错并指导,及时回答学生所提问题,必要时抽查考核,结束时小结。

(二)实训步骤

1. 先打开位于辐射箱背部的总电源开关,再将辐射箱两旁的黄疸治疗灯电源开关打开。

2. 测量患儿体温,必要时测体重,取血检测血清胆红素水平。

3. 将患儿全身裸露,用尿布遮盖会阴部,佩戴护眼罩,将患儿抱入已预热好的保暖台上,记录入箱时间。

4. 使患儿均匀受光,并尽量使身体受广泛照射。单面光疗时一般每 2h 更换体位一次,可以仰卧、侧卧、俯卧交替更换。俯卧照射时要有专人巡视,以免口鼻受压影响呼吸。

5. 检测体温,光疗时应每小时测体温 1 次或根据病情、体温情况随时测量,使体温保持在 36～37℃,根据体温调节保暖台的温度。如体温超过 37.8℃或低于 35℃,要暂停光疗,经处理使体温恢复正常后再继续治疗。

6. 光疗过程中,应按医嘱静脉输液,按需喂奶,保证水分及营养供给。

7. 严密观察病情,注意患儿精神、反应、呼吸、脉搏及黄疸程度的变化;观察大小便颜色与形状;检查皮肤有无发红、干燥、皮疹,有无呼吸暂停、烦躁、嗜睡、发热、腹胀、呕吐、惊厥等;监测血清胆红素。若有异常情况须及时与医生联系,以便检查原因,及时进行处理。

8. 一般光照 12～24h 才能使血清胆红素下降,光疗总时间按医嘱执行。一般情况下,血清胆红素＜171μmol/L(10mg/dL)时可停止光疗。给患儿穿衣,切断电源,除去护眼罩,抱回病床,并做好各项记录。

【注意事项】

1. 保持灯管及反射板清洁,并及时更换灯管。灯管使用 300h 后其灯光能量输出减弱 20%,900h 后减弱 35%。累计时间过长,应更换灯管。

2. 照射中勤巡视,及时清除患儿的呕吐物、汗水、大小便,保持玻璃的透明度,工作人员为患儿检查、治疗、护理时可戴墨镜,并严格执行交接班。

3. 光疗结束后,倒尽湿化器水箱内的水,做好整机的清洗、消毒工作,有机玻璃制品忌用乙醇擦洗。

【思考题】

1. 光照疗法时为何要戴护眼罩?
2. 光照疗法时为何不能涂油或爽身粉?
3. 光照疗法的适应证有哪些?

（林君红）

第五篇　眼科学基本技能

　　眼科学是临床医学中较独立的学科，由于视器的特点及其功能的复杂，眼病的检查和诊治方法与其他临床学科有很大差别，眼科基本技能实训是从眼科理论到眼科实践的重要桥梁，是眼科教学的重要环节。其主要内容包括视功能检查、内外眼检查和眼科常用治疗技术操作。眼科基本技能训练的根本目的在于临床应用，因此在实训中要联系临床实际，以提高学生分析问题和解决问题的能力，培养医学生实事求是的科学态度和理论联系实际的能力。

第一章 视功能检查

视功能检查包括视觉心理物理学检查（如视力、视野、色觉、暗适应、立体视觉、对比敏感度）及视觉电生理检查两大类。

第一节 视 力 检 查

【目标】

1. 掌握远、近视力检查目的和结果记录。
2. 掌握远、近视力检查操作方法。

【相关知识】

（一）视力

视力（vision），即视敏度（visual acuity），是眼分辨最小目标物的能力，代表视网膜黄斑中心凹的视觉敏锐度。视力是衡量眼功能是否正常的尺度，也是分析病情的重要依据，有助于眼科疾病的诊断。正常眼视力用标准视力表检查一般在 5.0 或以上。

（二）视角原理

视力测量以视力表上的字形为标准，每个字形的构造都是根据视角来计算的。视角是指由目标物两端发出的两条光线射向内节点（此节点位于晶体后部，射入眼内的光线通过节点不发生屈折）时相交所夹的角。视网膜能辨认某一物体（或更具体地说区分两个点）时，必须在眼内形成一定的视角。正常眼能辨别最小物体（或区分最近的两个点）的视角叫最小视角，大多数正常眼的最小视角为一分视角。

实验证明，正常人在 0.5～1 分视角下看清物体时，其在视网膜上的物像约等于 0.002～0.004mm，大致相当于锥体的直径。由此推知，分辨两个点在视网膜上单独存在的主要条件是两个感光单位（锥体）的兴奋，而在这两个锥体间至少要被一个不兴奋的锥体所隔开。如果点的像落在邻近两个锥体时，这个像就会重合而不能分辨了（图 5-1-1）。

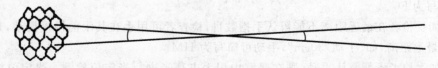

图 5-1-1 一分视角

根据上述原理，各种视力表的标记都是以一分视角的五倍（五分视角）作为面积而制成的，规定线条的宽度、缺口与大小都是一分视角。如国际标准视力表及标准对数视力表上"E"形字的线条宽度和线条间距,Landolt 氏视力表上"C"形字的线条与缺口大小都为一分视角。视力表上的大小标记是在五分视角下,依据距离眼的远近分别制定的。如国际标准视力表上端最大标记(0.1 行)是在五分视角下,50m 距离制定的;第 10 行标记(1.0 行)是在五分视角下,5m 距离制定的;其他各行也都是在五分视角下依不同距离而制定的(图 5 - 1 - 2)。

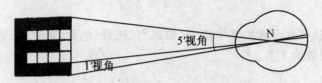

图 5 - 1 - 2　视力表"E"字与五分视角的关系

【准备】

标准对数视力表(包括近视力表)、遮眼器、视标指示棒、平面反射镜(当检查空间小于 5m 时,用于扩大检查距离)。

【流程】

(一)组织教学

教师介绍视力检查意义,讲解和示范视力检查操作方法。学生分组(2 人/组)练习,教师巡视、纠错并指导。

(二)实训步骤

1. 远视力检查

(1)受检者距离视力表 5m,如空间小于 5m,可使用平面反射镜,距离 2.5m。

(2)先查右眼后查左眼,由上向下指示视标,让受检者在 5s 内说出或指出缺口方向。

(3)如受检者在 5m 处不能辨认最大视标,则让其慢慢走近视力表直至看清,标准对数视力表视力和检查距离的关系如表 5 - 1 - 1,或按实际检查距离换算后记录。换算方法为:$d/5 \times 0.1$,d 为看清最大视标的距离。如在 3m 处能看清最大视标,则视力为 $3/5 \times 0.1 = 0.06$。

表 5 - 1 - 1　标准对数视力表和检查距离的关系

距离(m)	5	4	3	2.5	2	1.5	1.2	1.0	0.8	0.6	0.5
视　力	4.0	3.9	3.8	3.7	3.6	3.5	3.4	3.3	3.2	3.1	3.0

(4)如受检者在 0.5m 处不能辨认最大视标,则让其背光而坐,检查者在暗背景前伸出手指,指距等于指宽,让受检者辨认手指数目,并记录能辨认指数的最远距离,如"指数/30cm",指数可简写为 FC。

(5)如受检者在最近距离不能辨认手指数目,检查者可用手在其眼前慢慢摆动,并记录辨认手动的最远距离,如"手动/30cm",手动可简写为 HM。

(6)如受检者不能辨认手动,则在暗室内用手电亮光进行光定位检测。光定位检查通常测 9 个方位,呈"米"字形,用"+"和"-"表示光源定位的阳性和阴性。其记录法为 $\begin{matrix} + & + & + \\ + & + & + \\ + & + & + \end{matrix}$,

并注明眼别和鼻侧、颞侧。如各方位光感均消失,记为"无光感"。

2. 近视力检查 在充足照明下,根据所使用的近视力表上要求的检查距离放置近视力表(通常检查距离为 30cm 或 40cm),如在该处不能看见最大字符也可移近或移远检查,记录时需标明实际距离。

【注意事项】

1. 视力表应有充足的光线照明。

2. 远视力检查时受检者眼应与 5.0 视标在同一高度。

3. 戴镜者应先测裸眼视力,然后再测戴镜视力并记录矫正眼镜度数。

4. 检查视力时应使用遮眼器,用后应消毒。遮眼时避免压迫眼球,防止被检眼斜看、眯眼或偷看。

【思考题】

1. 何谓视力?远、近视力检查有什么区别?

2. 如何进行视力检测?如何记录视力检查结果?

(赵春娟)

第二节 视 野 检 查

【目标】

1. 掌握视野检查的目的和意义。

2. 熟悉视野检查分类和方法。

【相关知识】

视野(visual field)是指眼向正前方注视时所见的空间范围,相对于视力的中心视敏锐度而言,它反映了周边视力。距注视点 30°以内范围的视野称为中心视野,30°以外范围的视野为周边视野。如同视力,视野对人的工作及生活有很大影响,视野狭小者不能驾车或从事较大范围活动的工作。世界卫生组织规定视野小于 10°者,即使视力正常也属于盲症。

视野检查的目的主要是协助诊断眼病和判断疾病发展情况,常用于诊断青光眼、黄斑病变、视神经病变和神经系统疾病等。

【准备】

平面视野计、弧形视野计、Amsler 方格表、视标、遮眼消毒纱布等。

【流程】

(一)组织教学

1. 教师介绍视野检查的意义和概况。

（1）根据检查方法的不同，视野检查可分为动态和静态视野检查。动态视野检查是用不同大小的视标，从周边不同方位向中心移动，记录受检者刚能感受到视标出现或消失的点，这些光敏感度相同的点构成了某一视标检测的等视线，由几种不同视标检测的等视线绘成了类似等高线描绘的"视野岛"。动态视野的优点是检查速度快，适用于周边视野检查；缺点是小的、旁中心相对暗点发现率低。静态视野检查是在视屏的各个设定点上，由弱至强增加视标亮度，患者刚能感受到的亮度即为该点的视网膜敏感度域值。

（2）根据检查部位的不同，视野检查分为中心视野检查和周边视野检查，距注视点 30°以内的范围称为中心视野，30°以外的范围称为周边视野。

2. 讲解和示范视野检查操作方法。学生分组（2 人/组）练习，教师巡视、纠错并指导。

（二）实训步骤

常用的视野检查法有以下几种。

1. 对比法　　此法以检查者的正常视野与受检者的视野作比较，以确定受检者的视野是否正常。检查者与受检者相对而坐，相距约 50cm，两眼分别检查。检查右眼时，受检者用眼罩遮盖左眼，检查者闭合右眼，两眼相互注视，眼球不能转动。然后检查者伸出示食、中指，在受检者与检查者的中间同等距离处，分别在上、下、内、外、左上、左下、右上、右下等八个方向，由周边向中心缓慢移动，如果两人同时见到手指，说明受检者的视野是正常的；如果受检者比检查者发现手指迟，则说明受检者视野小于检查者。由此检查者根据自己的视野（必须是正常的）对比出受检者视野的大概情况。此法简单易行，不需仪器，但准确性较差且无法记录供以后对比。

2. 平面视野计法　　此法用来检查 30°以内视野有无异常，主要检查有无病理性暗点。受检者坐在用黑色呢绒制成的平面视野屏前 1m 处，将下颏固定于颏架上，被检眼注视平面视野计中心的白色固视点，另一眼用眼罩遮盖，用适宜的视标（常用直径为 2mm），先查出生理盲点的位置和大小；然后在各子午线上由中心到周边，或由周边向中心缓慢移动视标，并在移动中均匀地与进行方向做垂直的轻微摆动，让受检者说出在何处看到视标变形、变色或消失，用黑色大头针在视野屏上做出记号；发现暗点后，要围绕此处反复检查，标出其界限，最后把结果描记于平面视野表上。检查时，如查不出生理盲点，则表示检查方法不正确或病员对检查方法还不了解。

3. 弧形视野计检查法　　有简易型与投射型两种。主要用于检查周边视野，属动态检查。方法：在自然光线或人工照明下进行，受检者坐于视野计前，下颏固定于颏架上，被检眼正对视野计中心，注视视野计弧上零度处的白色固视点，另一眼用眼罩遮盖。视野计为 180°的弧形，半径为 330mm，选用适宜的视标（常用直径为 3mm 或 5mm），从圆弧周边向中心缓慢移动。嘱受检者一发现视标或辨出颜色，立即告知。将此时视标在弧上的位置记录在周边视野表上。将圆弧转动 30°后再查，如此每隔 30°检查一次，直到圆弧转动一圈，最后把各点连接起来，就是该眼的视野范围。一般常检查白色、红色两种颜色视标的视野。

4. Goldmann 视野计　　背景为半径 330mm 的半球，用六个可随意选用的不同大小光点作视标，光点的亮度可以调节，可用来做动态与静态检查。动态检查基本上同弧形视野计法。静态检查是指在经动态检查法查得的可疑或缺损部位所在子午线上，每隔 2°～10°检查一点，将视野计上的光点视标调到正常人看不见的弱亮度，显示 1s，若被检眼也看不到，则间隔 3s 后再用强一级的亮度显示，依次逐步增加，直到被检眼看见，记录此时所用的光强度，然后用坐标记录或将各点连成曲线。由此对视野缺损得出一深度概念,亦即视野的立体检查。不少学者报告,静态视野检查比动态检查有一定的优越性,其能查出用一般方法所不能查出的视野改变。

5. Amsler 方格 用以检查中心视野,特别是检查黄斑部早期病变的一种精确方法。它是由一个 10cm×10cm 的黑纸板用白色线条(也可在白纸上用黑线)划成 5mm×5mm 的小方格,中央划一小点作注视固定点。检查距离为 30cm,使得每一小格的视角为 1°,而整个表在眼底的形象占据整个黄斑部及其周围的小部分。检查前不应扩瞳或做眼底检查。检查时应询问受检者能否看清整个表,有些小方格是否感到似有纱幕遮盖,线条是否变色、变形(弯曲或粗细不匀),小方格是否正方形,是变大或变小。并让受检者直接在小格上用铅笔描出弯曲变形的形态,借以判断视网膜黄斑部有无病变及其病变的大致范围。

6. 自动视野计 电脑控制的静态定量视野计,如 Octopus、Humphery 视野计,有针对青光眼、黄斑疾病、神经系统疾病的特殊检查程序,能自动监控受检者固视的情况,能对多次随诊的视野进行统计分析,提示视野缺损是改善还是恶化。

【注意事项】

1. 检查前告知患者检查的目的及具体操作方法,能得到患者的理解和配合。
2. 告诉患者在检查过程中要始终保持眼盯住注视点不动,若转动眼球检查结果会不准确。

【思考题】

1. 何谓视野? 检查视野的意义是什么?
2. 中心视野检查与周边视野检查有什么区别?

(赵春娟)

第三节 色觉检查

【目标】

1. 掌握色觉检查的意义。
2. 熟悉色觉检查的方法。

【相关知识】

色觉为人眼的辨色能力,凡不能准确辨别各种颜色为色觉障碍。临床上按色觉障碍的程度不同,可分为色盲与色弱。色盲中以红绿色盲较为多见,蓝色盲及全色盲较少见。色弱者主要表现辨色能力差或易于疲劳,是一种轻度色觉障碍。色盲有先天性及后天性两种,先天性者由遗传而来,后天性者大多为视网膜或视神经等疾病所致。

色觉检查目的为判断人眼辨色能力是否正常;另外白内障患者术前检查,可以测定黄斑视锥细胞功能以估计术后效果。

【准备】

色盲检查图。

【流程】

（一）组织教学

教师介绍色觉检查的意义、色盲的特点，示范和讲解色觉检查方法。学生分组练习（2人/组），教师巡视、纠错并指导。

（二）实训步骤

色盲检查图放置在明亮的自然光线下，检查距离为 40～50cm，先用示教图，教以正确方法，再依次检查，一般双眼同时检查，要求受检者在 5s 内读出色盲本上的数字或图形。按色盲本所附的说明，判定检查是否正确，是哪一种色盲或色弱。

色觉检查的其他方法有彩色绒线团挑选法、FM-100 色彩试验、D-15 色盘试验以及色觉镜等。

【注意事项】

1. 检查应在自然光线下进行，避免阳光直射，不用人工光源。
2. 每图辨认时间不超过 5s。
3. 检查图应保持清洁、完好，污染或褪色不能使用。

【思考题】

1. 色觉检查的临床意义是什么？
2. 色觉检查时要注意什么？

（赵春娟）

第四节　暗适应检查

当眼从强光下进入暗处时，起初一无所见，之后由于杆体细胞内视紫红质的再合成，视网膜对弱光的敏感度逐渐增强，才能看到一些东西，这个过程叫暗适应（dark adaptation）。临床上维生素 A 缺乏、青光眼、某些视网膜及视神经疾患，均可使视网膜感光的敏感度下降。精确的暗适应检查，应用特制的仪器——暗适应计。简易的检查方法是让受检者与检查者一起进入暗室，在微弱的光亮下，同时观察一个视力表或一块夜光表，比较受检者与检查者（正常暗适应）所看到的视力表上字标或夜光表上钟点的时间，以推断受检者的暗适应是否正常。

（赵春娟）

第二章　眼部检查

眼部检查一般要求按一定顺序进行，先右眼后左眼，由外向内，由前到后，可避免遗漏某些病变，另外也应具体情况具体对待。对有眼球穿通伤或深层角膜溃疡的，切忌压迫眼球（如翻眼睑等），以免加重损伤；对疼痛较重或刺激症状较明显而主要诊断已经明确者，可先做处理，待症状缓解后再做进一步检查；如果诊断尚未明确，可滴用表面麻醉剂后进行检查；对小儿患者，一般不要强调系统检查，一些必要的但又会有不适感的检查或操作（如翻眼睑等）应放在最后。检查可在自然光线下进行，也可在手电筒照明下进行，临床上更常用的是裂隙灯显微镜，可以观察眼部细微病变。在患有传染性眼病时，应先检查健眼，后检查患眼，以避免交叉感染。

第一节　眼附属器检查

【目标】

掌握眼附属器检查方法。

【相关知识】

眼附属器包括眼睑、泪器、结膜、眼外肌和眼眶。这些附属器官的功能主要是保护眼球和协调眼球产生良好的视觉。

【准备】

聚光手电筒、裂隙灯显微镜、Hertel 突眼计等。

【流程】

（一）组织教学

教师介绍眼附属器检查意义和检查方法，示范和讲解手电筒、裂隙灯显微镜下的检查操作步骤。学生分组（2 人/组）练习，教师巡视、纠错并指导。

（二）实训步骤

1. 眼睑　观察有无红肿、瘀血、水肿、瘢痕或肿物；有无内翻或外翻；两侧睑裂是否对称，上睑提起及睑裂闭合是否正常；有无倒睫，睑缘有无充血、鳞屑或溃疡。

2. 泪器　泪小点位置是否正常、有无闭塞；泪囊部有无红肿、压痛，挤压泪囊部有无分泌物排出，其性质如何；泪腺区有无红肿、硬块、压痛。

3. 结膜　有无充血，特别注意区分睫状充血与结膜性充血；有无水肿、干燥、血管异常、结膜下出血或色素斑,结膜囊内有无异物或分泌物,属何性质,睑结膜血管是否清晰,有无乳头肥大、滤泡增生、瘢痕形成或睑球黏连。

4. 眼球位置及运动　注意两眼直视时角膜位置是否位于睑裂中央,高低位置是否相同,有无眼球震颤、斜视。眼球大小有无异常、突出或内陷。检查眼球突出度用 Hertel 突眼计,将突眼计的两端卡在受检者两侧眶外缘,嘱其向前平视,从反光镜中读出两眼角膜顶点投影在标尺上的读数。中国人眼球突出度正常平均值为 12~14mm,两眼差不超过 2mm。检查眼球运动时,嘱患者向左、右、上、下及右上、右下、左上、左下八个方向注视,以了解眼球向各方向转动有无障碍。

5. 眼眶　观察两侧眼眶是否对称,眶缘触诊有无缺损、压痛或肿物。

【注意事项】

1. 检查时注意按照一定的顺序进行,避免遗漏。
2. 注意双眼比较,但对传染性眼病则应先检查健眼再检查患眼。

【思考题】

1. 眼附属器检查包括哪些部位的检查?
2. 如何区别结膜性充血和睫状充血?

　　　　　　　　　　　　　　　　　　　　　　　　　　　　　　(赵春娟)

第二节　眼球检查

【目标】

掌握眼球检查方法。

【相关知识】

视觉器官包括眼球、视路及视中枢、眼附属器官。其中眼球是产生视觉的最重要器官。

眼球包括眼球壁和眼球内容物。眼球壁由外层的纤维膜层、中层的血管膜层和内层的视网膜层所组成,眼球内容物包括房水、晶状体和玻璃体。

【准备】

聚光手电筒、裂隙灯显微镜等。

【流程】

(一) 组织教学

教师介绍眼球检查意义和检查方法,示范和讲解手电筒、裂隙灯显微镜下的检查操作步骤和优、缺点。学生分组(2 人/组)练习,教师巡视、纠错并指导。

（二）实训步骤

1. 眼前段检查

检查的顺序一般为巩膜、角膜、前房、虹膜、瞳孔、晶状体。

（1）巩膜：观察有无黄染、充血、结节、隆起及压痛。

（2）角膜：注意其大小、形状及弯曲度，是否透明、光滑，如有混浊应观察其厚薄、颜色、部位、大小、形态、深浅，有无浅、深层新生血管，感觉是否正常，有无角膜后沉着物。

角膜荧光素染色：检查角膜上皮有无缺损及角膜混浊处有无溃疡，可将无菌的 1％～2％荧光素钠溶液滴于下穹隆部结膜上，或将灭菌的荧光素钠滤纸置于结膜囊内进行染色。在裂隙灯显微镜下通过钴蓝色滤光片观察，正常角膜不着色，上皮缺损或溃疡的部位呈黄绿色。

角膜知觉检查：从消毒棉签拧出一条纤维，其尖端从受检者侧面移近并触及角膜，如不引起瞬目反射或两眼所需触力有明显差别，则表明角膜感觉减退，这多见于疱疹病毒感染所致的角膜炎或三叉神经受损者。

（3）前房：注意观察前房深浅，房水有无混浊，有无积脓或积血。若用手电筒观察前房深浅度，可由外眦侧照向内眦。如鼻侧虹膜全被照亮，为深前房；如鼻侧虹膜仅被照亮 1mm 或更少，则为浅前房，有发生闭角型青光眼的潜在危险。

（4）虹膜：纹理是否清楚，颜色是否正常，有无新生血管、结节、震颤，有无撕裂、穿孔或异物，与角膜或晶体有无黏连。

（5）瞳孔：注意大小、形状、位置，两侧是否对称，对光反射是否灵敏，有无闭锁、膜闭或残存的瞳孔膜。

（6）晶状体：是否透明，位置是否正常，如有混浊要注意部位、形状、颜色、范围及程度。

2. 眼后段检查

眼后段检查包括对玻璃体、视网膜、脉络膜和视乳头进行检查，常用检查设备有直接检眼镜和间接检眼镜。观察玻璃体有无出血、混浊，视网膜、脉络膜有无出血、水肿、脱离等，视乳头有无水肿、萎缩等。

【注意事项】

1. 检查时注意按照一定的顺序进行，避免遗漏。

2. 注意双眼比较，但对传染性眼病则应先检查健眼再检查患眼。

3. 如有眼球穿通伤或角膜溃疡者应避免不必要的检查，检查时应避免对眼球施加压力。

【思考题】

1. 眼球前、后段检查的顺序如何？

2. 眼球检查时要注意什么？

（赵春娟）

第三节　直接检眼镜检查法

【目标】

熟悉直接检眼镜检查法。

【相关知识】

直接检眼镜为眼科最常用的检查工具之一,检查所见眼底为正像,放大约 16 倍。其主要用于检查玻璃体和视网膜病变。

【准备】

直接检眼镜、电源。

【流程】

（一）组织教学

教师介绍直接检眼镜检查的临床意义,示范和讲解直接检眼镜检查的方法。学生分组（2 人/组）练习,教师巡视、纠错并指导。

（二）实训步骤

1. 在暗室中,受检者取坐位,向正前方注视。

2. 检查双眼时一般先检查右眼,后检查左眼。检查右眼时,检查者站在受检者的右侧,右手持检眼镜,右眼观察,检查左眼时则相反（图 5-2-1 和图 5-2-2）。

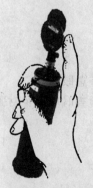 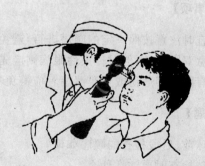

图 5-2-1　拿检眼镜的方法　　　　　图 5-2-2　直接检眼镜检查法

3. 彻照法观察眼屈光间质有无混浊。将镜片拨到 +8～+10D,距被检眼 10～20cm,将检眼镜灯光射入瞳孔,正常时瞳孔区呈橘红色反光。若屈光间质有混浊,红色反光中出现黑影,则嘱患者转动眼球,如黑影移动方向与眼动方向一致,表明其混浊位于晶状体前方;反之,则位于晶状体后方;如不动则在晶状体。

4. 眼底检查时,将转盘拨到"0"处,尽量将检眼镜靠近被检眼前,如有屈光不正则调拨镜片至看清眼底为止。让受检者双眼平视前方,检眼镜光源经瞳孔偏鼻侧约 15°可检查视乳头,再沿血管走向观察视网膜周边部,最后嘱受检者注视检眼镜灯光,以检查黄斑部。检查完毕,关闭电源。

5. 眼底检查记录,应记录视乳头大小形状(有无先天发育异常)、颜色(有无视神经萎缩)、边界(有无视乳头水肿、炎症)和病理性凹陷(如青光眼);观察视网膜血管管径大小、是否均匀一致、颜色、动静脉比例、形态、有无搏动及交叉压迫征;黄斑部及中心凹反光情况;视网膜有无出血、渗出、色素增生或脱失,其大小、形状、数量如何等。对有明显异常的可在视网膜图上绘出。

【注意事项】

1. 按一定顺序检查眼底,以防遗漏。
2. 对瞳孔较小不能看清眼底或需要检查周边视网膜者,可先散大瞳孔后检查。
3. 定期清洁和消毒检眼镜。

【思考题】

1. 患者坐位进行直接检眼镜检查时操作方法上应注意什么?
2. 眼底检查记录包括哪些内容?

(赵春娟)

第三章　眼特殊检查

第一节　裂隙灯显微镜检查法

【目标】

1. 熟悉裂隙灯显微镜的基本结构。
2. 熟悉裂隙灯显微镜的基本应用方法。
3. 掌握应用裂隙灯显微镜检查眼前段的方法。

【相关知识】

裂隙灯显微镜是眼科最常用的检查工具之一,由投射照明与光学放大系统两部分组成。其对检查部位可放大 10～16 倍,主要用于检查眼前节改变,如结膜、巩膜、角膜、前房、虹膜、晶状体和前部玻璃体;附加前房角镜、前置镜、三面镜时,可检查前房角、玻璃体和眼底;它也是进行眼内激光治疗的重要辅助设备。

【准备】

裂隙灯显微镜、电源,各种辅助镜,如前房角镜、前置镜、三面镜等。

【流程】

（一）组织教学

教师介绍裂隙灯显微镜的基本构造和临床应用意义,示范和讲解裂隙灯显微镜检查的方法,特别是对眼前节的检查。学生分组(2 人/组)练习,教师巡视、纠错并指导。

（二）实训步骤

1. 调整好裂隙灯显微镜高度,使受检者头部舒适地固定于颌架上,眼部正好位于观察平面。

2. 打开光源,检查者左手撑开受检者眼睑进行检查,常用的是直接照明法,即将灯光焦点与显微镜焦点联合对在一起;将光线投射在结膜、巩膜、角膜或虹膜上,可细微地观察该部位的病变。根据观察的需要可调节裂隙的宽度、光线强度和投射角度,一般光源投射角度与眼球成 30°～60°,光线越窄,切面越细,组织层面越分明。根据检查需要还有弥散光线照明法、后部照明法、间接照明法等。

3. 检查完毕,关闭电源,罩上防尘罩。

【注意事项】

1. 要求在暗室内使用。
2. 避免长时间用强光照射患眼而引起受检者不适。
3. 检查完毕应随时关闭电源开关,避免长时间持续使用导致裂隙灯灯泡过热烧坏。
4. 注意保持仪器清洁,定期清洁和消毒,下巴托垫尽量使用一次性的,防止交叉感染。

【思考题】

1. 如何应用裂隙灯显微镜进行眼前段检查?
2. 裂隙灯检查时光源如何使用?

（赵春娟）

第二节　眼压测量

【目标】

1. 掌握眼内压定义和检查眼内压的临床意义。
2. 熟悉各种眼内压测量方法在临床中的使用范围和意义。
3. 了解各种眼内压测量操作方法。

【相关知识】

　　眼内压是眼球内容物作用于眼球内壁的压力,简称眼压。眼压测量是青光眼诊治的重要项目之一,也是一些眼病鉴别诊断的重要依据和某些内眼手术前后的必查项目。眼压的正常范围为 10~21mmHg。

　　眼压测量方法包括指测法和眼压计法,眼压计法包括 Schiotz 压陷式、压平式和非接触式三类。

【准备】

　　Schiotz 眼压计、非接触式眼压计、Goldmann 压平眼压计、裂隙灯显微镜、1‰丁卡因溶液、75％酒精、干棉球、抗生素滴眼液等。

【流程】

（一）组织教学

　　教师介绍眼压的概述、临床眼压测量的意义、眼压测量的种类。示范和讲解各种眼压测量的操作方法。学生分组(2 人/组)练习,教师巡视、纠错并指导。但有些测量方法需要在临床实习时由临床带教老师给予指导。

（二）实训步骤

1. 指测法　让受检者两眼向下注视,检查者用两手示指在其上睑上部外面交替轻压眼

球,根据手指感到的眼球波动力的大小,来判断眼
压的高低(图 5-3-1)。眼压高者触之较硬,眼压
低者触之柔软,也可与正常的眼压相比较。此法可
大概估计眼压的高低,所得结果可记录:正常,轻
度、中度和重度增高,轻度、中度和重度降低(T_n、
T_{+1}、T_{+2}、T_{+3}、T_{-1}、T_{-2}、T_{-3})。

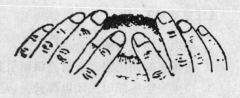

图 5-3-1　指测眼压法

指测法的注意事项包括如下几项。

(1)指测法只能粗略估计眼压,且需要以临床经验为基础。

(2)初学者可触压自己的前额、鼻尖和嘴唇,体会眼压高、中、低的三种手感。

2. Schiotz 眼压计测量法　测量前先向受检者作适当说明,取得受检者的配合。然后让
受检者仰卧,两眼滴 0.5% 丁卡因溶液 2～3 次表面麻醉。用
75% 酒精消毒眼压计足板,等酒精干后即可使用。检查时受检
者两眼自然睁开,向正上方注视自己手指,使角膜恰在正中央。
检查者用左手指轻轻分开上、下眼睑并固定在上、下眶缘,切勿
压迫眼球,右手持眼压计的把手,将眼压计垂直下放,将足板轻
轻放在角膜正中央(使眼压计自身重量完全压在角膜上,但注意
切不可施加任何其他压力),迅速记录眼压计指针所指刻度,将
此刻度对照眼压计换算表,查出眼压值,即眼压＝砝码重量/指
针读数,如左眼眼压为 5.5/4＝20.55mmHg。此种眼压计一般
有四种不同重量的砝码(5.5g、7.5g、10g 及 15g)。通常先用
5.5g 检查,如指针刻度小于 3,则应加重砝码重测,一般先后
测 5.5g 及 10g 两个砝码,以便相互核对及校正眼压(图 5-3-
2)。测完后滴抗生素眼药水,拭净眼压计足板。

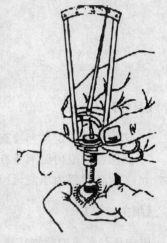

图 5-3-2　Schiotz 眼压计测量法

Schiotz 眼压计测量法的注意事项包括以下几项。

(1)测量前应校正眼压计(把眼压计竖立在小圆试板上,指针指向零度时方为准确)。

(2)眼部有急性炎症(如结膜炎、角膜炎等)和穿孔伤者禁忌测量眼压。

(3)测量时切勿加压于眼球,以免影响准确性。

3. 非接触式眼压计(NCT)测量法　本法是一种不直接接触眼球的测量方法,利用可控的
空气脉冲,使角膜压平到一定的面积,通过监测系统感受角膜表面反射的光线,并记录角膜压
平到某种程度的时间,将其换算为眼压值,避免了直接接触角膜可能引起的交叉感染及对角膜
可能造成的损伤,且操作简便、快捷。

受检者取坐位,头置于头架上,前额紧靠头架。嘱受检者睁大睑裂注视仪器内的红色指示
点。检查者调整仪器操纵杆,聚焦清晰后按动操纵杆的气体触发器,显示屏上即出现眼压读
数。连续测量 3 次,取平均值,即为眼压测量值。对于自动非接触式眼压计,只需对焦即能自
动进行眼压测量,最新的仪器还可自动对焦测量。

非接触式眼压计测量法的注意事项包括以下几项。

(1)检查前要先告知受检者检查过程中有气流冲击眼球,略有不适,但无疼痛,使受检者
放松并配合检查。

(2)如果显示屏不显示数字,可能是注视不准、泪液过多或瞬目等原因引起的,可调整后

重新测量。

（3）对固视不良者不适合用此方法测量眼压。

4. 压平式眼压计测量法　受检者取坐位，滴 1‰丁卡因溶液表面麻醉后，下巴放在裂隙灯显微镜颌托上，结膜囊内放入荧光素纸片或滴入少许荧光素钠滴眼液，通过裂隙灯显微镜上的钴蓝色滤光片观察，在眼压计测压头刚好接触角膜正中部位及上、下两个半环内缘正好发生接触时，记录下读数，乘以 10 即为眼内压的毫米汞柱值。

压平式眼压计测法的注意事项包括以下几项。

（1）检查前先告知患者检查过程中的注意事项，使患者配合检查。

（2）眼部有急性炎症（如结膜炎、角膜炎等）和穿孔伤者禁忌测量眼压。

（3）测量前应使用酒精棉球消毒测压头，防止交叉感染。消毒后，应用干棉球擦拭干净或待充分干燥后再使用，以免残留酒精损伤角膜上皮。

【思考题】

1. 何谓眼内压？

2. 正常眼压是多少，影响眼内压高低的因素有哪些？

3. 眼压测量方法有哪些，各有什么优缺点？

（赵春娟）

第四章　眼科常用治疗技术操作

第一节　滴眼药水法

【目的】

掌握滴眼药水的操作方法。

【相关知识】

滴眼药水是眼科最常用的眼局部用药方法,用于预防、治疗眼部疾病、散瞳、缩瞳及表面麻醉等。

【准备】

治疗盘内放置滴眼液、消毒棉签。

【流程】

(一)组织教学

教师介绍眼药水滴用的临床应用意义,示范和讲解滴眼药水的操作方法。学生分组(2 人/组)练习,教师巡视、纠错并指导。

(二)实训步骤

1. 操作前洗手,并核对患者的姓名、眼别、药物的名称、浓度,观察水制剂有无变色或沉淀。

2. 患者取坐位或仰卧位,头稍后仰并向患侧倾斜,用棉签擦去患眼分泌物,用左手示指或棉签拉开患者下睑,右手持滴管或眼药水瓶将药液滴入下穹隆的结膜囊内。用手指将上睑轻轻提起,使药液在结膜囊内弥散(图 5-4-1)。用棉签擦去流出的药液,嘱患者闭眼 1~2min。

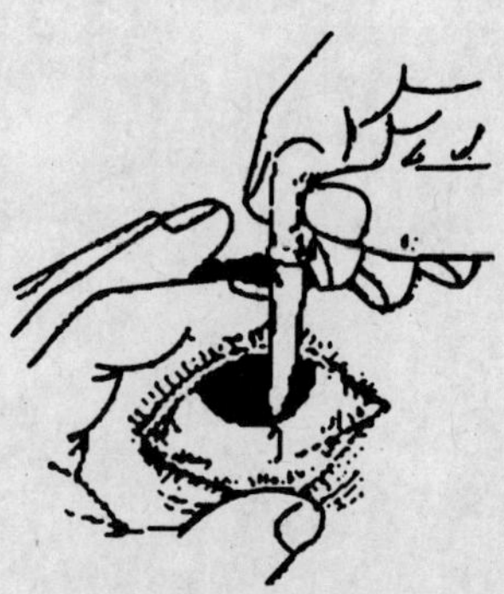

图 5-4-1　滴眼药水法

【注意事项】

1. 滴药时药液不可直接滴在角膜上,滴管口距离眼部 1~2cm,勿触及睑缘、睫毛和手指,以免污染药液。

2. 滴眼时动作轻柔,勿压迫眼球,尤其是角膜溃疡和手术后患者。

3. 滴用阿托品、毒扁豆碱等毒性较大的药物时,应于滴药后即刻按压泪囊部 2～3min,以免鼻腔黏膜吸收引起中毒。

4. 同时滴数种滴眼液时,先滴刺激性弱的,再滴刺激性强的药物,每次每种药需间隔 5min 左右。

5. 同时使用眼药水和眼药膏时,应先滴眼药水后涂眼药膏。

【思考题】

1. 滴眼药水前要做哪些准备?
2. 在给患者滴眼药水时应注意什么?

　　　　　　　　　　　　　　　　　　　　　　　　　　　　　　（赵春娟）

第二节　涂眼药膏法

【目标】

掌握涂眼药膏的操作方法。

【相关知识】

涂眼药膏是眼科最常用的眼局部用药方法,可使药物在结膜囊内停留时间较长,药物作用较持久。一般用于手术后、眼睑闭合不全、眼前段疾病及绷带包扎前需保护角膜者。

【准备】

眼药膏、消毒圆头玻璃棒、消毒棉签。

【流程】

（一）组织教学

教师介绍眼药膏涂用的临床应用意义,示范和讲解涂眼药膏的操作方法。学生分组（2 人/组）练习,教师巡视、纠错并指导。

（二）实训步骤

1. 准备　操作前洗手,并核对患者的姓名、眼别、药物的名称、浓度。

2. 玻璃棒法　患者体位同滴眼药法。操作者右手持玻璃棒蘸黄豆般大的药膏,左手分开上、下眼睑,将玻璃棒连同眼药膏平放于下穹隆部,嘱患者轻闭眼睑,同时转动玻璃棒依水平方向抽出。

3. 软管法　患者体位同前。操作者左手分开上、下眼睑,嘱患者向上方注视,右手将眼药膏先挤去一小段,将眼药膏挤入下穹隆（图 5 - 4 - 2）。

4. 涂眼膏后按摩眼睑使眼药膏均匀分布于结膜囊内,

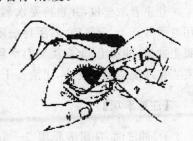

图 5 - 4 - 2　涂眼药膏法

并用棉签擦去溢出眼外的药膏。

【注意事项】

1. 涂药前应检查玻璃棒圆头是否光滑完整,以免损伤结膜和角膜。
2. 玻璃棒用后及时消毒以备用。
3. 涂眼药膏时不要将睫毛随同玻璃棒卷入结膜囊内,以免刺激角膜引起不适。

【思考题】

1. 涂眼药膏的方法有哪几种?
2. 在给患者涂眼药膏时应注意什么?

（赵春娟）

第三节　结膜囊冲洗法

【目标】

掌握结膜囊冲洗的操作方法。

【相关知识】

结膜囊冲洗是眼科常用的眼局部清洁方法,用于清除结膜囊内异物及脓性分泌物,眼部酸碱烧伤及手术前结膜囊清洁。

【准备】

洗眼壶或冲洗用吊瓶、受水器、消毒棉球、洗眼液。

【流程】

（一）组织教学

教师介绍结膜囊冲洗的临床应用意义,示范和讲解结膜囊冲洗的操作方法。学生分组（2人/组）练习,教师巡视、纠错并指导。

（二）实训步骤

让患者取坐位,并自持受水器紧贴面颊部;若患者取仰卧位,则受水器置于颞侧。操作者用左手分开上、下眼睑,右手持洗眼壶或吊瓶冲洗头,先以少量冲洗液冲洗颊部皮肤,再移到患眼上冲洗,冲洗上、下穹隆部时必须翻转眼睑,并嘱患者转动眼球,以便充分冲洗结膜各部,不要直接冲洗角膜。洗毕,用消毒干棉球拭净眼睑及颊部,取下受水器。

【注意事项】

1. 冲洗时,洗眼壶距眼 3～5cm,不可接触眼睑及眼球;冬天,冲洗液应适当加温,冷热适中。

2. 如患眼有传染性疾病,冲洗时应注意避免冲洗液流到健眼,用过的冲洗用具应严格消毒。

3. 小儿洗眼时应取仰卧位,头部仰放在操作者两腿之间固定,协助人员用开睑钩拉开眼睑后冲洗。

【思考题】

1. 眼化学伤患者进行结膜囊冲洗时应注意什么?

2. 试述结膜囊冲洗的基本步骤。

(赵春娟)

第四节　泪道冲洗法

【目标】

熟悉泪道冲洗的操作方法。

【相关知识】

泪道冲洗是眼科常用的诊断治疗技术,用于泪道疾病的诊断、治疗及内眼手术前的泪道清洁。

【准备】

注射器、泪道冲洗针头、泪点扩张器、表面麻醉剂、消毒棉签和冲洗用液体,必要时准备泪道探针。

【流程】

(一) 组织教学

教师介绍泪道冲洗的临床应用意义,示范和讲解泪道冲洗的操作方法。学生分组(2 人/组)练习,教师巡视、纠错并指导。根据情况泪道冲洗,亦可在临床实习时由临床带教老师进行指导教学。

(二) 实训步骤

患者取坐位或仰卧位,用 0.5％丁卡因等表面麻醉棉签置于上、下泪点之间,闭眼 3min。操作者用左手轻拉下睑并嘱患者向上方注视露出下泪小点,右手持装有冲洗液的注射器将针头垂直插入下泪小点约 1~1.5mm,再转为水平向内伸入 5~6mm,注入冲洗液(图 5-4-3)。若冲洗液顺利进入鼻腔或咽部表示泪道通畅;如注入液体通而不畅,觉鼻腔或咽部有少量液体,提示有鼻泪管狭窄;如进针时阻力大,冲洗液体由原泪点或上泪点溢出,说明泪总管阻塞;如针头可触及骨壁,但冲洗液体逆流,鼻腔内无水,提示鼻泪管阻塞;冲洗后泪小点有脓性分泌物溢出,为慢性泪囊炎。

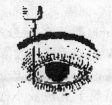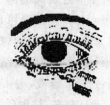

图 5-4-3　泪道冲洗法

【注意事项】

1. 泪点狭小者,先用泪点扩张器扩大泪点,再进行冲洗。
2. 如进针遇有阻力,不可强行推进,以免刺伤泪道或将冲洗液误注入皮下。
3. 注入冲洗液时,如出现皮下肿胀,为误入皮下,应停止冲洗,酌情给予抗感染药物。
4. 急性炎症时不宜进行泪道冲洗。

【思考题】

1. 泪道冲洗时如何判断患者泪道阻塞情况?
2. 泪道冲洗时要注意什么?

（赵春娟）

第五节　球结膜下注射法

【目标】

熟悉球结膜下注射的操作方法。

【相关知识】

球结膜下注射是眼科常用的治疗技术,将药物注射到结膜下,提高药物在眼内的浓度,增强并延长药物作用时间,常用于治疗眼球前段疾病。

【准备】

1mL 注射器、4~5 号注射针头、注射药物、0.5%～1%丁卡因溶液、消毒棉签、纱布眼垫、胶布、抗生素眼膏。

【流程】

(一) 组织教学

教师介绍球结膜下注射的临床应用意义,示范和讲解球结膜下注射的操作方法。学生分组(2 人/组)在兔子眼球上进行练习(或在临床实习时由临床带教老师给予指导),教师巡视、纠错并指导。

(二) 实训步骤

固定实验用的兔子(患者取坐位或仰卧位),实验眼滴 0.5%～1%丁卡因表面麻醉 2 次,间隔 3~5min。操作者左手分开眼睑(患者如不能配合可用开睑器开睑,让患者注视某一方向不动),以暴露注射部位的球结膜;右手持注射器,针头与角膜切线方向平行避开血管刺入结膜下。见针进入球结膜下约 3~4mm 后即缓慢注入药液,并见结膜下有药液小泡隆起,注射量一般为 0.5mL 左右,注射后涂抗生素眼膏,眼垫包扎(图 5-4-4)。

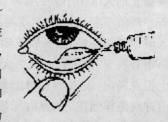

图 5-4-4　球结膜下注射法

【注意事项】

1. 注射时针头勿指向角膜。
2. 多次注射应更换部位。
3. 角膜溃疡患者注射时勿对眼球加压。
4. 注射针尖斜面应朝向巩膜，与眼球呈 10°～15°角进针，以防刺破表层巩膜血管。

（赵春娟）

第六节　球后注射法

【目的】

了解球后注射的操作方法。

【相关知识】

球后注射是通过眼睑皮肤或下穹隆，经眼球下方进入眼眶的给药方式，用于眼底病给药、内眼手术时的球后麻醉。

【准备】

注射器、球后注射针头、注射药物、3％碘酊、75％酒精、消毒棉签、纱布和绷带。

【流程】

（一）组织教学

教师介绍眼球后注射的临床应用意义，讲解球后注射的操作方法。学生在以后临床实习时由临床带教老师给予操作指导。

（二）实训步骤

患者取坐位或仰卧位，常规消毒眼睑周围皮肤。嘱患者向鼻上方注视，在眶下缘中、外1/3交界处将注射器针头垂直刺入皮肤约 1～1.5cm，沿眶壁走行，向内上方倾斜 30°，在外直肌与视神经之间向眶尖方向推进，进针 3～3.5cm，抽吸无回血，缓慢注入药液。拔针后，嘱患者闭眼并盖消毒纱布眼垫，轻压眼球片刻，使药液迅速扩散，并防止出血。

【注意事项】

1. 严格执行无菌操作。
2. 进针时如有阻力或碰及骨壁，不可强行进针，以防刺伤眼球。
3. 注射后如出现眼球突出、运动受限为球后出血，应加压包扎。
4. 眼前部有化脓性感染的患者禁忌球后注射。

（赵春娟）

第七节　剪眼睫毛法

【目标】

掌握剪眼睫毛方法。

【相关知识】

内眼手术前一天剪去睫毛,使术野清洁,便于术中操作,并防止睫毛落入眼内。

【准备】

钝头小剪刀、眼药膏或凡士林、消毒棉球和眼垫。

【流程】

(一)组织教学

教师介绍剪睫毛的临床应用意义,示范和讲解剪睫毛的操作方法。学生分组(2 人/组)在兔眼上进行练习(或在临床实习时由临床带教老师指导教学),教师巡视、纠错并指导。

(二)实训步骤

先在剪刀两叶的一面涂眼药膏或凡士林,以便粘住剪下的睫毛。剪上睑睫毛时嘱患者向下看,用手指压住上睑皮肤,使上睑缘稍外翻,从睑缘一侧贴近睫毛根部剪去睫毛;剪下睑睫毛时嘱患者向上看,用手指压下睑皮肤,使下睑轻度外翻,同剪上睑的方法剪去下睑睫毛,将剪下的睫毛用纱布清拭干净,以防落入结膜囊内。

【注意事项】

1. 剪睫毛时应特别注意不要伤及角膜和睑缘皮肤。
2. 如发现睫毛落入睑缘或结膜囊内,应立即用湿棉签拭出或冲洗干净。

【思考题】

1. 上、下睫毛剪除时,患者与术者如何配合?
2. 睫毛剪除后会影响眼的功能吗?

(赵春娟)

第八节　眼保护法

眼保护法有眼垫法、湿房法、眼部绷带包扎法、眼罩法。

【目标】

1. 掌握眼垫法的操作方法。

2. 熟悉眼部绷带包扎法的操作方法。

3. 了解湿房法和眼罩法的操作方法。

【相关知识】

1. 眼垫法为眼科常规包扎法。其使用的目的：眼部手术后或外伤包扎患眼以保护伤口，防止感染，有利于创口愈合；角膜溃疡者用以避免光线及有害因素刺激，使眼球少运动多休息；眼睑闭合不全者，用以防治暴露性角膜炎，可暂时用眼垫包扎等。

2. 湿房法主要用于眼睑闭合不全，以防治暴露性角膜炎。

3. 眼部绷带包扎法的目的：使包扎敷料固定牢固；局部加压，起到止血作用；对于术后浅前房者，局部加压包扎，促进前房形成；预防角膜溃疡穿孔；部分眼部手术以后，减少术眼活动，减轻局部反应。

4. 眼罩法可防止眼球受压，一般多用于内眼术后或近视眼 LISIK 手术后。

【准备】

眼垫、绷带、抗生素眼药水、眼膏、酒精棉球、胶布、透明胶片、眼罩等。

【流程】

(一)组织教学

教师介绍眼保护法的种类和临床应用，示范和讲解各种眼保护法的操作方法。学生分组(2 人/组)练习眼垫法和眼部绷带包扎法，教师巡视、纠错并指导。

(二)实训步骤

1. 眼垫法　眼垫包扎前，先涂眼药膏于结膜囊内，消毒眼睑皮肤，覆盖眼垫，用胶布在眼垫上、下缘从鼻侧向颞侧固定两条，必要时可斜行再加一条。

2. 湿房法　患眼滴抗生素眼药水及眼药膏时，将透明胶片制成半球状或漏斗状房罩，用胶布将其密闭固定在患眼正前方。

3. 眼部绷带包扎法

(1) 单眼包扎法：患眼涂眼膏，盖眼垫，先在健眼眉中心部置一条长约20cm 的绷带纱条。绷带头端向健眼，经耳上方由枕骨粗隆下方绕向前额，绕头两周后再经患眼由上而下斜向患侧耳下，绕过枕骨至额部。再如上述绕眼数圈，最后将绷带绕头 1～2 周后用胶布固定，结扎眉中心部的绷带纱布(图 5-4-5)。

(2) 双眼包扎法：双眼涂眼膏，用眼垫包扎。如以右侧为起点(左侧也可)，经前额耳上绕头 1～2 周后，经前额向下包左眼，由左耳下方向后经枕骨粗隆绕至右耳上方，经前额至左耳上方，向后经枕骨粗隆下方至右耳下方，向上包右眼，成"八"字形状。如此连续缠绕数周后再绕头两圈，用两根胶布上下平行固定(图 5-4-5)。

4. 眼罩法　眼罩为椭圆形、蚌壳状，用铝或塑料制成，其中有多个小圆孔，可防止眼球受压，

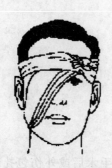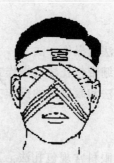

图 5-4-5　单眼和双眼绷带包扎法

一般多用于内眼手术后,如角膜移植术、眼球穿通伤等。覆盖眼垫后,再用胶布将眼罩固定在眼眶上。

【注意事项】

1. 眼垫法在操作时需注意在盖眼垫前应检查睫毛是否全部整齐排列在睑裂外面,睑裂是否完全闭合;对眼睑闭合不全者,应涂大量眼药膏以完全封闭不能闭合的睑裂。

2. 湿房法如发现湿房内水蒸气消失,则可能为湿房漏气,应及时修补密闭。

3. 绷带包扎时,注意缠绕松紧度适中,绷带切勿压迫耳廓及鼻孔;固定点必须在前额部,如在后头部形成结节,则患者仰卧时易引起头部不适,亦容易因摩擦而松脱。

(赵春娟)

第九节　结膜囊细菌培养法

【目的】

了解结膜囊细菌培养的操作方法。

【相关知识】

结膜囊细菌培养主要为查出结膜囊内的细菌,便于临床诊断和治疗。

【准备】

含无菌棉签的培养管、酒精灯、无菌棉签。

【流程】

(一)组织教学

教师介绍结膜囊细菌培养的临床意义,讲解结膜囊细菌培养的操作方法,并指导学生操作。

(二)实训步骤

操作前洗手,并核对患者的姓名和眼别。患者取卧位或坐位,操作者左手持棉签牵拉患者下睑皮肤,右手用无菌试管内棉签在患者的下穹隆部擦拭,然后将试管口在酒精灯火焰上消毒,将棉签放在试管内送检。

【注意事项】

1. 严格执行无菌操作技术。
2. 采集的标本及时送检。

(赵春娟)

第六篇　耳鼻咽喉科基本技能

　　耳、鼻、咽、喉等诸器官结构复杂,部位深在、隐蔽,检查和示教困难,成为实践教学中的难点。传统的课间见习受病例等多种因素限制,学生动手操作机会少且效果有限。耳鼻咽喉科基本技能项目实训采用多种教学方法,将耳鼻咽喉各器官解剖、生理及典型病例通过 CT、MRI、纤维镜、内腔镜、鼻内镜等手段展示出来,结合互教互学(教师、学生相互检查),能有较多的操作练习,加强了实践教学效果。耳鼻咽喉科基本技能的主要内容有耳鼻咽喉科各种检查方法和常用治疗操作。实训要求医学生掌握以下技能。

　　1. 掌握耳鼻咽喉科检查方法　额镜的使用是掌握耳鼻咽喉科检查方法和治疗操作技术的基础途径。常用的耳鼻咽喉科检查方法包括鼻和鼻窦的检查法、咽部检查法、喉部检查法、耳部检查法等。掌握基本检查方法需要经过不断的训练。

　　2. 掌握耳鼻咽喉科常用的治疗操作　医学生通过反复训练,熟练掌握各种诊疗和护理技能操作,如各种滴鼻法、剪鼻毛、上颌窦穿刺冲洗法、鼻腔冲洗法、外耳道冲洗法、外耳道滴药法、鼓膜穿刺抽液法、耳部加压包扎法等,为将来在临床实践工作打下良好基础。

第六篇　耳鼻咽喉科基本技能

第一章 检查设备和额镜的使用

【目标】

1. 熟悉耳鼻咽喉的检查设备。
2. 熟悉额镜的使用方法和注意事项。

【相关知识】

耳鼻咽喉各个器官在解剖学上都具有孔小洞深、不易直视的特点,临床上需要使用专门的检查器械和良好的照明才能进行检查,以下是常见的简单检查器械(图6-1-1)。

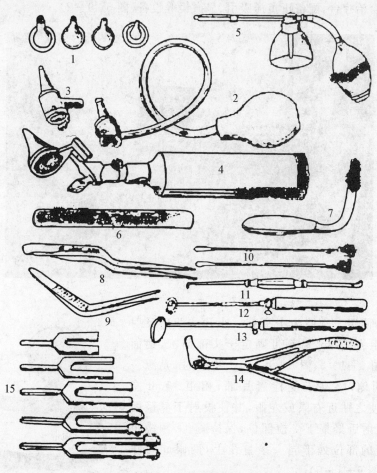

图 6-1-1 各种常见的耳鼻咽喉科检查器械

1. 耳镜;2. 鼓气耳镜;3. 电鼓气耳镜镜头;4. 电耳镜;5. 喷雾器;6. 直压舌板;7. 角形压舌板;
8. 枪状镊;9. 膝状镊;10. 卷棉子;11. 盯聍钩;12. 后鼻孔镜;13. 间接喉镜;14. 前鼻镜;15. 音叉

随着各种内镜如鼻内镜、耳内镜、纤维喉镜等的广泛应用,耳鼻咽喉临床可检查的范围及精确程度有了质的改变。

【准备】

常用的检查设备。

【流程】

(一)组织教学

1. 教师示范教学或播放录像光盘。

2. 每班分成若干实验小组(2 人/组)进行练习,教师巡回并指导。

(二)实训步骤

1. 检查室的设置和设备　室内宜稍暗,应备有光源(多为 100W 的白炽灯)、检查椅、转凳、检查器械、消毒器械,以及敷料、药品,如纱布、棉球、棉签、1％麻黄素液、1％丁卡因等。现临床多采用综合治疗台,配备正负压吸引、显微镜等设备(图 6-1-2)。

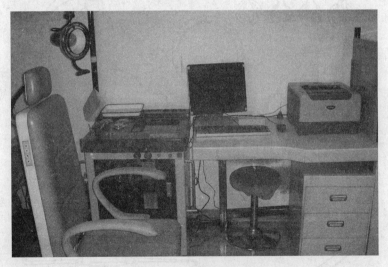

图 6-1-2　综合治疗台

2. 额镜的使用　额镜为中央有一小孔的凹面反射聚光镜,其焦距为 25cm,借额带固定于头部前额,镜面可灵活转动(图 6-1-3、图 6-1-4)。检查时,光源一般置于额镜同侧,略高于受检者耳部,相距 15cm 左右,调整镜面使之贴近右眼或左眼,并使投射于额镜面上的光线经反射后聚集于受检部位,保持瞳孔、额镜中央孔和受检查的部位处于同一条直线上,两眼同时睁开进行检查(图 6-1-5)。

3. 检查体位　一般受检者与检查者相对而坐,上身略前倾。为不能配合的儿童检查时,需由家长或医

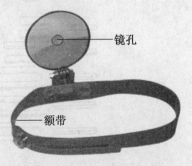

图 6-1-3　额镜的结构

镜孔

额带

务人员抱持,用双腿夹着其下肢,用右手将头固定于前胸,左手环抱两臂,以防止其乱动(图 6 - 1 - 6)。

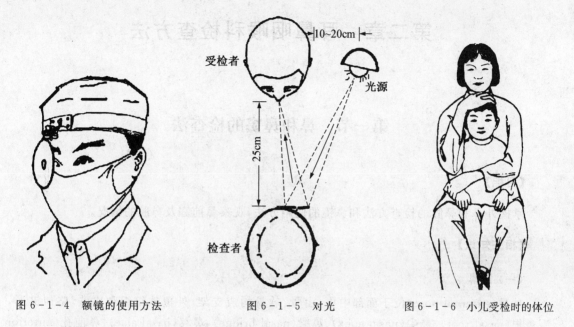

图 6 - 1 - 4　额镜的使用方法　　　图 6 - 1 - 5　对光　　　图 6 - 1 - 6　小儿受检时的体位

【注意事项】

1. 注意三点一线,即瞳孔、额镜中央孔和受检查的部位三点一线。
2. 养成双眼单视的习惯,单眼具有立体感。
3. 检查姿势端正。

【思考题】

1. 额镜的间距是多少?
2. 如何正确使用额镜?

（金彩云）

第二章　耳鼻咽喉科检查方法

第一节　鼻和鼻窦的检查法

【目标】

掌握外鼻和鼻腔的检查方法和鼻镜的使用方法，观察鼻前庭及鼻腔的情况。

【相关知识】

(一) 外鼻

外鼻（external nose）位于面部中央，由骨、软骨构成支架，外覆软组织和皮肤，略似锥形，有鼻根（nasal root）、鼻尖（nasal apex）、鼻梁（nasal bridge）、鼻翼（nasal alae）、鼻前孔（anterior nares，nostril）、鼻小柱（nasal columella）等几个部分（图6-2-1和图6-2-2）。

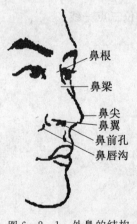

图6-2-1　外鼻的结构

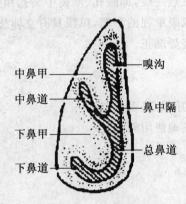

图6-2-2　鼻腔的结构

(二) 鼻腔

鼻腔（nasal cavity）为一顶窄底宽的狭长腔隙，前起鼻前孔，后止于鼻后孔，与鼻咽部相通。由鼻中隔分隔为左右两腔，每侧鼻腔包括鼻前庭及固有鼻腔两部分。

1. 鼻前庭（nasal vestibule）　位于鼻腔最前部，由皮肤覆盖，富有皮脂腺和汗腺，并长有鼻毛，鼻前庭皮肤与固有鼻腔黏膜交界处称为鼻阈。

2. 固有鼻腔　通称鼻腔，有内、外、顶、底四壁。

（1）内壁：即鼻中隔（nasal septum），由鼻中隔软骨（septal cartilage）、筛骨正中板[又称筛骨垂直板（perpendicular plate of ethmoid bone)]及犁骨（vomer）组成。

（2）外壁：鼻腔外壁表现极不规则，有突出于鼻腔的三个骨质鼻甲（conchae turbinate），分别称上、中、下鼻甲。

（3）顶壁：呈狭小的拱形，前部由额骨鼻突及鼻骨构成。

（三）鼻窦

鼻窦（nasal sinuses）为鼻腔周围颅骨含气空腔，按其所在颅骨命名为额窦、筛窦、上颌窦及蝶窦，共四对。临床上按其解剖部位及窦口所在位置，将鼻窦分为前、后两组：前组鼻窦包括上颌窦、前组筛窦和额窦，其窦口均在中鼻道；后组鼻窦包括后组筛窦和蝶窦，前者窦口在上鼻道，后者窦口在蝶筛隐窝。

【准备】

前鼻镜、卷棉子、1%麻黄素生理盐水、额镜。

【流程】

（一）组织教学

1. 教师示范教学或播放录像光盘。

2. 每班分成若干实验小组（2 人/组），分组进行练习，教师巡回并指导。

（二）实训步骤

1. 外鼻检查　观察外鼻有无畸形、缺损、肿胀、新生物，皮肤有无异常改变。再以示指和拇指触诊，检查鼻部皮肤有无触痛、增厚、变硬，鼻骨有无塌陷或骨擦感等。

2. 鼻腔检查　分鼻前庭检查、前鼻镜检查、后鼻孔镜检查。

（1）鼻前庭检查：嘱受检者头稍后仰，用拇指将其鼻尖抬起，观察鼻前庭皮肤有无红肿、糜烂、溃疡、皲裂、结痂、肿块和鼻毛脱落等。

（2）前鼻镜检查：通常以左手持鼻镜，右手扶持受检者面颊部，以调整头位，将鼻镜两叶合拢，使之与鼻底平行，缓慢地置入鼻前庭，但不能超越鼻阈，以免引起疼痛或鼻腔黏膜损伤。然后将鼻镜两叶上下张开以扩张鼻孔（图 6-2-3）。注意检查的三个位置（图 6-2-4）。第一位置：受检者头略低，观察鼻腔底部、下鼻甲、下鼻道及鼻中隔前下部；第二位置：受检者头后仰至 30°，检查鼻中隔中段、中鼻甲、中鼻道和嗅裂中后部；第三位置：受检者头继续后仰到 60°，检查鼻中隔上部、中鼻甲前段、鼻丘、嗅裂与中鼻道的前部。

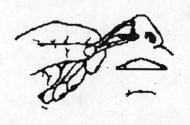 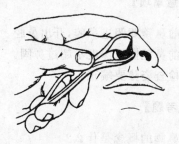

图 6-2-3　鼻镜检查法

（3）后鼻孔镜检查　见鼻咽部检查。

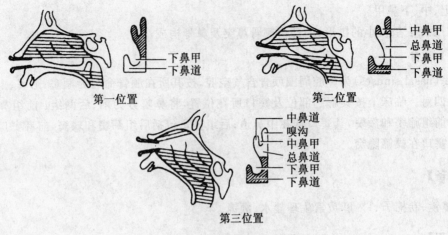

图 6 - 2 - 4　鼻镜检查的三种位置

3. 鼻窦检查

(1) 一般检查：先检查尖牙窝、内眦及眶内上角皮肤有无红肿、压痛，局部有无弹性或硬性肿块，有无眼球移位或运动障碍，有无视力障碍。

(2) 前鼻镜检查：主要观察中鼻道、嗅裂或后鼻孔处有无脓涕存留，中鼻甲黏膜有无红肿、息肉样变，中鼻道有无息肉及其他新生物。

(3) 体位引流：用于鼻道内未发现脓性分泌物但又怀疑为鼻窦炎者，用1‰麻黄素生理盐水充分收缩鼻腔黏膜，使鼻窦口通畅；怀疑为上颌窦炎症者，取侧卧低头位，患侧居上；怀疑为额窦或筛窦炎者，取正坐位，保持原位 10min 后检查鼻腔，观察有无分泌物排出。也可取坐位，下肢自然分开，屈身，头垂抵膝，10min 后坐正检查，观察中鼻道、嗅裂处有无脓性分泌物出现。

(4) 上颌窦穿刺冲洗术：见本篇第三章第三节"上颌窦穿刺冲洗法"。

(5) 嗅功能检查：常选用定性法。一般用醋、香油、煤油、香水等作嗅觉检查剂，以水作对照剂，分别装入颜色、大小、式样完全相同的有色小瓶内备用。检查时令受检者闭目，以手指堵塞一侧鼻孔，将上述小瓶盖子分别置于另一侧鼻孔下令其嗅之，再以同法施于对侧。全部嗅出者嗅觉良好，仅能嗅出数种者为嗅觉减退，全部不能嗅出者为嗅觉丧失。

【注意事项】

1. 前鼻镜要闭进鼻腔，开出鼻腔。
2. 前鼻镜插入深度不超过鼻阈。
3. 检查姿势要端正。

【思考题】

1. 鼻阈的概念是什么？
2. 鼻镜检查时应注意的事项有哪些？

（金彩云）

第二节 咽部检查法

【目标】

掌握咽部的检查方法和压舌板的使用,观察咽部的情况。

【相关知识】

咽分为鼻咽、口咽和喉咽三部。

鼻咽部(上咽部)(nasopharynx,epipharynx)在鼻腔的后方,颅底至软腭游离缘水平面以上的咽部称鼻咽,顶部略呈拱顶状,向后下呈斜面,由蝶骨体、枕骨底构成。

口咽部(oropharynx)为软腭游离缘平面至会厌上缘部分,后壁相当于第 3 颈椎的前面,黏膜上有散在的淋巴滤泡(lymphoid follicles),前方借咽峡(faucial isthmus)与口腔相通,向下连通喉咽部。咽峡系悬雍垂和软腭的游离缘,两侧由舌腭弓及咽腭弓,下由舌背构成。

喉咽部(下咽部)(hypopharynx)自会厌软骨上缘以下部分起,下止于环状软骨下缘平面,连通食管。该处有环咽肌环绕,前方为喉,两侧杓会厌皱襞的外下方各有一深窝为梨状窝(pyriform sinus),此窝前壁黏膜下有喉上神经内支经此入喉。两梨状窝之间,环状软骨板后方有环后隙(postcricoid space)与食管入口相通,当吞咽时梨状窝呈漏斗形张开,食物经环后隙入食管。在舌根与会厌软骨之间的正中有舌会厌韧带相连系。韧带两侧为会厌谷(vallecula epiglottica),常为异物存留的部位。

【准备】

压舌板、间接鼻咽镜、额镜。

【流程】

(一)组织教学

1. 教师示范教学或播放录像光盘。

2. 每班分成若干实验小组(2 人/组),分组进行练习,教师巡回并指导。

(二)实训步骤

1. 口咽部检查　受检者端坐,张口平静呼吸。检查者用压舌板置于其舌前 2/3 处,将舌压向口底,观察腭舌弓、腭咽弓、腭扁桃体及咽侧索、咽后壁等。嘱受检者发"啊"音,观察软腭活动;观察口腔黏膜有无充血水肿、溃疡或新生物;软腭有无下塌或裂开,双侧运动是否对称;悬雍垂是否过长、分叉;注意双侧扁桃体、腭咽弓及腭舌弓有无充血、水肿、溃疡;除观察的扁桃体形态外,还必须注意表面有无疤痕,隐窝口是否有脓或干酪样物;观察咽后壁有无淋巴滤泡增生、肿胀和隆起等。

2. 鼻咽部　常用间接鼻咽镜检查。受检者端坐,张口用鼻平静呼吸。检查者左手持压舌板压舌,右手持鼻咽镜伸到软腭与咽后壁之间,避免触及咽后壁或舌根,借助额镜照明,转动镜面,通过镜面观察软腭背面、鼻中隔后缘、后鼻孔、咽鼓管咽口、圆枕、鼻咽顶后壁及腺样体(图

6-2-5)。现临床上使用更多的是纤维鼻咽镜检查,经鼻腔黏膜表面麻醉,窥镜下完成鼻咽部的检查。其优点是检查全面、仔细,且不需要患者配合。

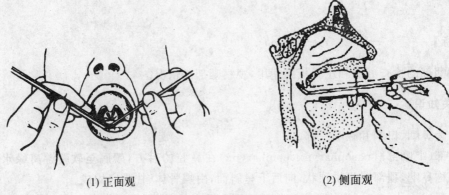

(1) 正面观　　　　　　　　　　　　　　(2) 侧面观

图 6-2-5　鼻咽部检查

3. 喉咽部检查　见本章第三节"喉部检查法"。

【注意事项】

1. 咽部检查时压舌板不宜伸入过深,否则容易致患者恶心。
2. 鼻咽部检查时,间接鼻咽镜在伸入鼻咽部前应先试探温度,避免烧伤患者咽部。
3. 检查姿势端正。

【思考题】

1. 简述咽峡的概念。
2. 简述鼻咽部检查时应注意的事项。

(金彩云)

第三节　喉部检查法

【目标】

掌握喉部的检查方法和间接喉镜的使用,观察喉部的情况。

【相关知识】

喉的支架由三个单一软骨——甲状软骨、环状软骨和会厌软骨,三对成对软骨——杓状软骨、小角软骨和楔状软骨构成。喉腔上起自喉入口(laryngeal inlet),下达环状软骨下缘并接气管。

喉由室带与声带分隔为声门上区、声门区和声门下区三区。声门上区(supraglottic portion)位于室带之上,其上口通喉咽部,呈三角形,称喉入口。声门上区前壁为会厌软骨,两旁为杓会厌皱襞,后为杓状软骨,介于喉入口与室带之间又称喉前庭(vestibule)。声门区

(glottic portion)位于室带与声带之间,包括室带(ventricular band)、声带(vocal cord)、喉室(laryngeal ventricle)三部分。声门下区(infraglottic portion)位于声带下缘至环状软骨缘以上的喉腔,上部较扁窄,向下逐渐扩大为圆锥形并移行至气管,幼儿期此区黏膜下组织结构疏松,炎症时容易发生水肿引起喉阻塞。

【准备】

间接喉镜、额镜、酒精灯、纱布等。

【流程】

(一)组织教学

1. 教师示范教学或播放录像光盘。

2. 每班分成若干实验小组(2 人/组)进行练习,教师巡回并指导。

(二)实训步骤

1. 喉的外部检查法　包括视诊和触诊,观察局部皮肤有无损伤、瘀血及喉结的大小、位置是否居中等。外喉的触诊注意甲状软骨、环状软骨、舌骨、环甲膜等标志,有无皮下气肿、触痛、畸形,有无正常的喉软骨摩擦音等。考虑恶性肿瘤时,尚需要注意颈部淋巴结的肿大情况。

2. 间接喉镜检查法　本法是最常用且最简单的喉部检查方法。受检者张口伸舌,全身放松,检查者以消毒纱布包裹受检者舌体前部,左手拇指、中指夹持并向前牵拉舌体,右手持间接喉镜,镜面稍微加热,在检查者手背试温后,将间接喉镜经左侧口角放入咽部(图 6 - 2 - 6)。镜面朝前下方,镜背将悬雍垂和软腭推向后上方,嘱患者发"衣"音,使会厌上举,依次检查舌根、会厌谷、舌面、双侧室带、声带、梨状窝、环后区等部位,也可大致观察声门下区和上段气管软骨环,正常发"衣"音时双侧声带内收,吸气时双侧声带外展。对于咽反射敏感者,可使用1‰丁卡因黏膜表面麻醉后再进行检查。

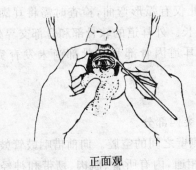
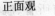
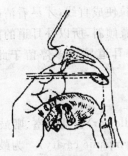

正面观　　　　　　　　　　　　　　　　　　侧面观

图 6 - 2 - 6　间接喉镜检查法

3. 纤维喉镜检查法　近年已在临床上广泛使用,均为软性内镜,可经鼻或口进行检查,受检者取坐位或仰卧位,经鼻腔及口腔黏膜表面麻醉后,将喉镜经鼻腔或口腔导入,对鼻、鼻咽、口腔及咽喉、喉等解剖部位进行检查,并可进行活检、息肉摘除及个别异物取出等。

【注意事项】

1. 喉部检查时,间接鼻咽镜在伸入喉部前应先试探温度,避免烧伤患者咽喉部。

2. 检查姿势端正。

【思考题】

1. 简述声门裂的概念。
2. 如何进行喉部检查？

（金彩云）

第四节　耳部检查法

【目标】

掌握耳部的检查方法和耳镜的使用，观察耳部的情况。

【相关知识】

耳分外耳、中耳和内耳三部分。

（一）外耳

外耳（external ear）包括耳廓、外耳道。

1. 耳廓（auricle）　耳廓除耳垂由脂肪和结缔组织构成外，其余由弹性软骨组成，外覆软骨膜和皮肤。耳廓藉韧带和肌肉附于头颅和颞骨。

2. 外耳道（external auditory meatus）　在成人平均长度约 2.5～3.5cm，分软骨部和骨部。软骨部居于外，占全长的 1/3。软骨部的前下壁有裂隙，为外耳道和腮腺之间提供互相感染的途径。下颌关节位于外耳道的前方，关节运动时可使外耳道软骨部变形。骨部居于外耳道内侧 2/3。外耳道的方向：在软骨部向内向后上方，至骨部则转向前下方。故检查时应将耳廓向后上方牵拉使成直线，才易看清鼓膜，但在小儿仅有弧形弯曲，检查时需将耳廓向后下牵引。因鼓膜位置倾斜，所以外耳道的前壁和下壁较长。外耳道的软骨部和骨部交界处较窄，称外耳道峡部，外耳道异物多停留于此。婴儿的外耳道因骨部和软骨部尚未发育完全，故较狭窄。

（二）中耳

中耳（middle ear）包括鼓室、咽鼓管、鼓窦和乳突四部分。

1. 鼓室（tympanic cavity）　为鼓膜和内耳外侧壁之间的空腔。向前借咽鼓管鼓口与鼻咽部相通，向后借鼓窦入口（aditus）与鼓窦（antrum）相通，内有听骨、肌肉、韧带和神经。鼓室黏膜和咽鼓管、鼓窦黏膜相连续。

（1）鼓室有上、下、内、外、前、后六个壁（图 6-2-7）。

1）上壁：亦称鼓室盖（tympanic tegmen），属颞骨岩部（petrous）部分，是一层薄骨板，将鼓室与颅中窝分隔。

2）下壁：为一层薄骨，将鼓室与颈静脉球（glomus jugular）分隔，向前与颈内动脉管的后壁相连。

3）内壁：即内耳的外壁，在中部有一隆起名鼓岬（promontory），为耳蜗的基底膜所在处。

4）外壁：大部为鼓膜，小部由鼓膜连接的颞鳞部及鼓部组成，即上、下鼓室的外侧壁。

鼓膜为 8mm×9mm 的椭圆形灰白色半透明薄膜，厚 0.1mm，呈浅漏斗状，凹面向外，自外上斜向内下，与外耳道底约成 45°角，婴儿鼓膜的倾斜度更为明显，几成水平位，所以轻拭婴儿外耳道时，应避免向上损伤鼓膜。

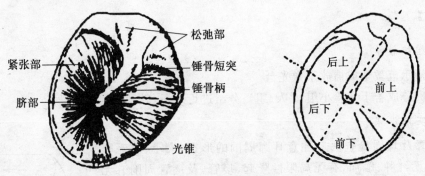

图 6-2-7　正常鼓膜

正常鼓膜有以下标志：① 锤骨短突（short process of malleus），为鼓膜前上部灰白色的小突起，系锤骨短突自鼓膜深面的凸起；② 鼓膜前后皱襞（anterior and posterior malleolar folds），为自锤骨短突向前、后引伸的鼓膜皱襞，皱襞上面为鼓膜松弛部，下面为鼓膜紧张部。鼓膜内陷者，其前后皱襞尤为明显；③ 锤骨柄（manubrium of malleus），透过鼓膜表面的浅粉红色条纹状影，自短突向下微向后止于鼓脐（umbo）；④ 光锥（light cone），鼓脐向前下方达鼓膜边缘的三角形的反光区。

5）前壁：前壁的上部为鼓膜张肌骨管，其下为咽鼓管鼓室口。前壁的下部借一薄骨壁将鼓室与颈内动脉分隔。

6）后壁：后壁的上部有鼓窦入口，自上鼓室通入鼓窦，为中耳炎症向乳突气房扩散感染的通道。鼓窦入口的下方，前庭窗的后面和面神经垂直段的前面有一隆起，称锥隆起（phyramidal emimence）。

2. 咽鼓管（pharyngo-tympanic tube）　亦称耳咽管（auditory tube），是沟通鼻咽腔和鼓室的管道，是中耳通气引流的唯一通道，也是中耳感染的主要途径。它的鼓室开口位于鼓室前壁，然后向前下、内通入鼻咽部侧壁，其开口的前上缘有隆起，称咽鼓管隆突（咽鼓管圆枕）。成人的咽鼓管全长约 35mm，内 1/3 为骨部，外 2/3 为软骨部，咽鼓管黏膜为纤毛柱状上皮，与鼻咽部及鼓室黏膜连续，纤毛向鼻咽部运动，使鼓室内的分泌物得以排除。骨段与软骨段交界处狭窄，两端呈喇叭状。咽鼓管的鼻咽端开口在静止状态时是闭合的，当张口、吞咽、歌唱或呵欠等动作时开放，空气趁机进入鼓室，以保持鼓室内外的气压平衡。

3. 鼓窦（tympanic antrum）　是上鼓室后上方的一个小腔，实际为一较大气房，是鼓室和乳突气房间的通道。

4. 乳突（mastoid process）　位于鼓室的后下方，含有许多大小不等的气房，各气房彼此相通，与鼓室之间的鼓窦相通。

（三）内耳

内耳（internal ear）又称迷路，位于颞骨岩部内，外有骨壳（名为骨迷路），内有膜迷路，膜迷路内含内淋巴液。膜迷路与骨迷路间含外淋巴液。外淋巴液经耳蜗导水管与脑脊液相通，内淋巴液由耳蜗螺丝旋韧带的血管纹所分泌。

【准备】

耳镜、额镜、耵聍勾、棉球等。

【流程】

（一）组织教学

1. 教师示范教学或播放录像光盘。

2. 每班分成若干实验小组（2 人/组），分组进行练习，教师巡回并指导。

（二）实训步骤

1. **耳廓及耳周检查法**　注意耳廓周围的形态、大小、有无畸形，皮肤有无红肿、触痛，有无局限性隆起、瘘管，及瘘管周围有无红肿、赘生物等。检查乳突有无压痛，耳周淋巴结是否肿大，有无耳廓牵拉痛等。

2. **外耳道及鼓膜检查法**　可通过多种方法进行检查，如徒手检查法（图 6-2-8），依次检查外耳道。外耳道堵塞者，需先将耵聍或外耳道分泌物清理干净后进行检查。要观察鼓膜的全貌，必要时借助器械进行检查。检查过程中要注意外耳道是否通畅、有无充血，并注意分泌物性质；鼓膜有无充血、穿孔、穿孔的部位、大小、活动度，经穿孔部位鼓室内有无肉芽及胆脂瘤样物，有无鼓膜内陷及鼓室积液，局部有无新生物，鼓膜是否呈"蓝鼓膜"等。检查过程中要注意识别鼓膜的各个标志。

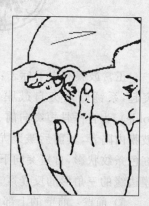

图 6-2-8　徒手检查法

3. **耳镜检查法**（otoscopy）　受检者侧坐，受检耳朝向检查者。检查者将额镜反光焦点对准外耳道口，一手将耳廓向外后上方牵拉（婴幼儿向后下方牵拉），一手示指向前推压耳屏，以使外耳道变直（图 6-2-9）。若有耳毛阻挡看不清楚时，可选用大小适宜的耳镜轻轻旋转置入，并向上、下、左、右各方向转动，以观察外耳道并看清整个鼓膜形态。置入的耳镜不宜超过软骨部，以免骨部受压迫引起疼痛。亦可利用鼓气耳镜（Siegle's penumatic otoscope）观察鼓膜细微病变，如微小穿孔、黏连、液面等，并可挤压橡皮球向外耳道加压、减压，观察鼓膜活动度，吸出鼓室分泌物或试验有无迷路瘘管。

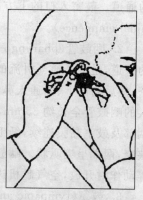

图 6-2-9　耳镜检查法

4. **咽鼓管检查法**　咽鼓管检查法（examination of eustachian tube）是将空气经咽鼓管吹入中耳，以检查咽鼓管的通畅度、有无狭窄和阻塞、鼓室外有无液体存留，并进行治疗的方法。

5. **听力检查法**　听力检查（hearing test）的目的是为了了解听力损失的程度、性质及病变的部位。听力检查方法甚多，一类是观察患者主观判断后做出的反应，称主观测听法（subjective audiometry），如耳语检查、秒表检查、音叉检查、听力计检查等，但此法常可因患者年龄、

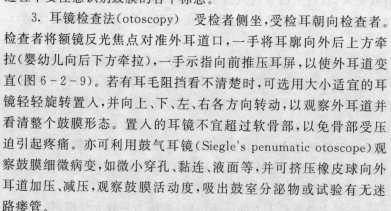

精神心理状态等多方面因素而影响正确的测听结论。另一类是不需要患者对声刺激做出主观判断反应的检查法,可以客观地测定听力功能情况,称客观测听法(objective audiometry),其结果较精确可靠,常用的有以下几种:① 通过观察声刺激引起的非条件反射来了解听力(如瞬目、转头、肢体活动等);② 通过建立条件反射或习惯反应来检查听力(如皮肤电阻测听);③ 利用生物物理学方法检查听力(如声阻抗-导纳测听);④ 利用神经生物学方法检查听力(如耳蜗电图、听性脑干反应)。

(1) 语音试验(whispered voice test):简易实用,可测试一般听力情况,但不能鉴别耳聋性质,适用于集体检查。在长 6m 以上的安静环境中,地面划出距离标志,受检者立于距检查者 6m 处,但身体不能距墙壁太近,以免产生声音干扰。受检者耳朝向检查者,另一耳用干棉球或手指堵塞并闭眼,以免看到检查者的口唇动作影响检查的准确性。检查者利用气道内残留空气先发出 1~2 个音节的词汇,嘱受检者重复说出听到的词汇,应注意每次发音力量应一致,词汇通俗易懂,高低音相互并用,发音准确、清晰。正常者可在 6m 距离处听到耳语;如能听到耳语的距离缩短至 4m,表示轻度耳聋;1m 为中度耳聋;短于 1m 者则为严重的以至完全性耳聋。记录时以 6m 为分母,测得结果为分子,如记录为 6/6、4/6、1/6。

(2) 表试验(watch test):简单易行。一般以不大于 1m 距离能听到秒表声为佳。预先测定好正常耳刚能听到此表声的平均距离。

受检者坐位、闭目,用手指塞紧非检查侧耳道口,检查者立于受检者身后,先使受检者熟悉检查的表声后,将秒表置于外耳道平面线上,由远而近反复测验其刚能听到表声离耳的距离。记录方法以受检耳听距(cm)/该表标准听距(cm)表示,如 100/100cm、50/100cm。

(3) 音叉检查(tuning-fork test):是鉴别耳聋性质最常用的方法(图 6 - 2 - 10)。常用 C 调倍频程五支一组音叉,其振动频率分别为 128、256、512、1024 和 2048Hz。检查时注意:① 应击动音叉臂的上 1/3 处;② 敲击力量应一致,不可用力过猛或敲击台桌硬物,以免产生泛音;③ 检查气导时应使振动的音叉上 1/3 的双臂平面与外耳道纵轴一致,并同外耳道口同高,距外耳道口约 1cm 左右;④ 检查骨导时则把柄底置于颅面;⑤ 振动的音叉不可触及周围任何物体。

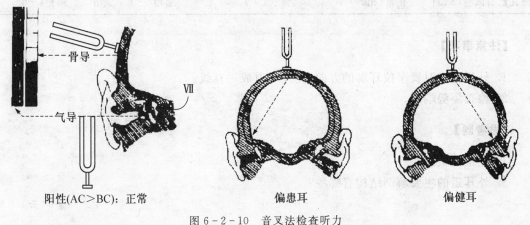

阳性(AC>BC):正常　　　偏患耳　　　偏健耳

图 6 - 2 - 10　音叉法检查听力

常用的音叉检查方法如下。

1) 林纳试验(Rinne test,RT):又称气骨导对比试验,是比较同侧气导和骨导的一种检查方法。取 C256 的音叉,振动后置于乳突鼓窦区测其骨导听力,待听不到声音时记录其时间,并立即将音叉移置于外耳道口外侧 1cm 外,测其气导听力。若仍能听到声音,则表示气导(air conduction,AC)比骨导(bone conduction,BC)时间长(AC>BC),称林纳试验阳性(RT"+")。反之,则骨导比气导时间长(BC>AC),则称林纳试验阴性(RT"-")。正常人气导比骨导时间长 1～2 倍,为林纳试验阳性;传导性聋因气导障碍,则骨导比气导长,为阴性;感音神经性聋因气导及骨导时间均较正常短,且听到声音亦弱故为短阳性;气导与骨导时间相等者(AC=BC,RT"±")亦属传导性聋。

2)韦伯试验(Weber test,WT):又称骨导偏向试验,系比较两耳骨导听力的强弱。取 C256 或 C512 振动的音叉柄底置于前额或头顶正中,让受检者比较哪一侧耳听到的声音较响。若两耳听力正常或两耳听力损害性质、程度相同,则感声音在正中,是为骨导无偏向;由于气导有抵消骨导的作用,当传导性聋时患耳气导有障碍,不能抵消骨导,以致患耳骨导要比健耳强,而出现声音偏向患耳;感音神经性聋时则因患耳感音器官有病变,故健耳听到的声音较强,而出现声音偏向健耳。记录时除文字说明外,可用"→""←"表示偏向侧,用"="表示无偏向。

3)施瓦巴赫试验(Schwabach test,ST):又称骨导对比试验,为比较正常人与患者骨导的时间,将振动的 C256 音叉柄底交替置于受检者和检查者的乳突部鼓窦区加以比较。正常者两者相等;若受检者骨导时间较正常者延长,为施瓦巴赫试验延长(ST"+"),为传导性聋;若较正常者短,则为骨导对比试验缩短(ST"-"),为感音神经性聋。

用以上方法测定听力,应将其结果结合临床进行全面分析,才能判断耳聋的性质(表6-2-1)。

表 6-2-1　音叉检查结果的判断

试验方法	听力正常	传导性聋	感音神经性聋	混合性聋
林纳试验(RT)	气导>骨导（+）	气导<骨导(一) 气导=骨导(±)	气导>骨导 (均短于正常)(短+)	(+)、(一)或(±)
韦伯试验(WT)	正中(＝)	偏向患耳或较重耳	偏向健耳或较轻耳	不定
施瓦巴赫试验(ST)	正常(相等)	延长(+)	缩短(一)	缩短(一)

【注意事项】

1.外耳检查时要牵拉耳廓的方向,使外耳道成一直线。
2.检查姿势端正。

【思考题】

1.光锥的概念。
2.外耳道的主要解剖结构有哪些?

（金彩云）

第三章　耳鼻咽喉科常用的治疗操作

第一节　滴　鼻　法

【目标】

掌握鼻腔给药方法。

【相关知识】

鼻腔给药的目的有以下几方面。
(1) 保持鼻腔引流通畅,达到治疗的目的。
(2) 保持鼻腔润滑,防止干燥结痂。
(3) 保持鼻腔内纱条润滑,以便抽取。

【准备】

滴鼻药、清洁棉球或少许纸巾。

【流程】

（一）组织教学

1. 教师示范教学或播放录像光盘。

2. 每班分成若干实验小组(2 人/组),分组进行练习,教师巡回并指导。

（二）实训步骤

1. 嘱患者轻轻擤出鼻涕。

2. 患者取仰卧位,肩下垫枕头或将头悬于床头,头尽量后仰,使头部与身体成直角,头低肩高。

3. 每侧鼻腔滴 3～4 滴药水,用棉球轻轻按压鼻翼,使药液均匀分布在鼻黏膜上。

4. 保持原位 2～3min 后坐起。

5. 用棉球或纸巾擦去外流的药液。

【注意事项】

1. 滴药时,滴管口或瓶口勿触及鼻孔,以免污染药液。

2. 体位要正确,滴药时勿吞咽,以免药液进入咽部引起不适。

【思考题】

1. 滴鼻给药有什么优点？
2. 鼻腔滴药时取何体位,为什么?

（金彩云）

第二节　剪　鼻　毛

【目标】

掌握剪鼻毛方法。

【相关知识】

剪鼻毛的目的有以下几方面。
(1) 鼻部手术前常规准备。
(2) 清洁手术野,预防感染。

【准备】

消毒弯盘、弯头剪刀、棉签、金霉素软膏、纱布、额镜等。

【流程】

(一) 组织教学

1. 教师示范教学或播放录像光盘。
2. 每班分成若干实验小组(2 人/组),分组进行练习,教师巡回并指导。

(二) 实训步骤

1. 向患者解释操作目的和方法,以取得配合。
2. 患者取坐位,擤净鼻涕,清洁鼻腔,头稍后仰,固定。
3. 检查者戴额镜检查鼻前庭及鼻腔情况,进一步清洁鼻腔。
4. 将金霉素软膏用棉签均匀涂在剪刀两叶上。
5. 右手持剪刀,左手持纱布固定鼻部。
6. 剪刀弯头朝向鼻腔,剪刀贴住鼻毛根部,将鼻前庭四周鼻毛剪下。
7. 检查有无鼻毛残留,用棉签或纱布清洁落在鼻前庭上的鼻毛。

【注意事项】

1. 剪鼻毛时,动作要轻,勿伤及鼻黏膜引起出血。
2. 年幼患者或不能配合者,不剪鼻毛。

【思考题】

1. 术前剪鼻毛的目的是什么?

2. 剪鼻毛时的注意事项有哪些？

（全彩云）

第三节　上颌窦穿刺冲洗法

【目标】

掌握上颌窦穿刺冲洗方法。

【相关知识】

上颌窦穿刺冲洗的目的有以下几方面。

（1）明确上颌窦病变的诊断。

（2）治疗上颌窦炎症。

【准备】

鼻镜、棉片、棉签、上颌窦穿刺针、橡皮管接头、20mL 注射器、治疗碗、深弯盘、1%丁卡因、1：1000 肾上腺素、额镜。

【流程】

（一）组织教学

1. 教师示范教学或播放录像光盘。

2. 每班分成若干实验小组（2 人/组），分组进行练习，教师巡回并指导。

（二）实训步骤

1. 患者取正坐位，擤净鼻涕。检查者向患者解释操作目的、方法，以取得患者的配合。

2. 将浸有 1%丁卡因及 1：1000 肾上腺素的卷棉子置入下鼻道穿刺部位进行表面麻醉5～10min。

3. 若穿刺右侧上颌窦，操作者右手拇指、示指紧握穿刺针中段，掌心顶住针柄，针头斜面朝向鼻中隔，经前鼻孔深入下鼻道顶端，置于距下鼻甲前端约 1～1.5cm 下鼻甲附着处（图 6-3-1）。

4. 左手固定患者头部，右手持针向外眦方向稍用力，即能穿入鼻窦，并有落空感。若穿刺左侧，则用左手持针，右手固定头部。

5. 抽出针芯，嘱患者头向健侧倾斜，观察针管内有无黄褐色液体流出，如有，则可能为上颌窦囊肿，不可再冲洗。

6. 嘱患者用手托住弯盘与下颌，用 20mL 注射器回抽是否有空气，证实针头在窦腔内，抽吸生理盐水，连接橡皮管与穿刺针，然后缓缓推注生理盐水进行冲洗，观察有无脓液流出。反复冲洗，直到冲洗干净。根据医嘱注入抗生

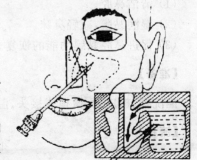

图 6-3-1　上颌窦穿刺冲洗

素药液,并嘱患者头侧向患侧 3min,防止药液漏出。

7. 插入针芯,拔出针头,将消毒棉片置于下鼻道穿刺处压迫止血,嘱患者 2h 后自行取出。

8. 穿刺完毕,将脓液的质和量记录于病史卡上。

【注意事项】

1. 穿刺部位和方向一定要正确,用力不可过大,穿刺不可过深,防止穿入眶内或面颊部软组织,引起眶内或面颊部气肿或感染,在未确定刺入上颌窦之前不可进行冲洗。

2. 窦腔内不可注入空气,以免针头误入血管而发生空气栓塞。

3. 如果患者在穿刺过程中发生晕厥等意外情况,应立即拔出穿刺针,使患者平卧休息,测量生命体征,必要时采取给氧等急救措施,密切观察。

4. 如注入液体时遇到阻力,可能是穿刺针头不在窦腔内或穿入窦腔内软组织,也可能是窦口阻塞,此时应改变穿刺针头方向,或者以麻黄素或肾上腺素棉片收敛中鼻道,如仍有阻力,应停止操作,不可强行冲洗。

5. 拔针后如有出血,应妥善止血后,再让患者离开。出血较多者,可用 0.1% 肾上腺素棉片紧填下鼻道止血,并告知患者 3～5d 内排鼻涕时少量带血是正常现象,出血较多则应及时到医院处理。

6. 儿童穿刺应慎重。高血压、血液病、急性炎症期患者禁忌穿刺。

【思考题】

1. 什么情况下需进行上颌窦穿刺冲洗?

2. 窦腔内为什么不可注入空气?

(金彩云)

第四节　鼻腔冲洗法

【目标】

掌握鼻腔冲洗方法。

【相关知识】

鼻腔冲洗的目的有以下几方面。

(1) 清洁鼻腔。

(2) 湿润黏膜,减轻臭味。

(3) 促进鼻腔黏膜功能的恢复。

【准备】

灌洗桶、橡皮管、橄榄式接头、温生理盐水、输液架、脸盆、纱布。

【流程】

(一)组织教学

1. 教师示范教学或播放录像光盘。

2. 每班分成若干实验小组（2人/组），分组进行练习，教师巡回并指导。

（二）实训步骤

1. 患者取坐位，头向前倾。

2. 将装有温生理盐水的灌洗桶挂在距患者头部高约50cm处，关闭输液夹。

3. 橄榄头与橡皮管连接，嘱患者一手将橄榄头固定于一侧鼻孔，张口呼吸，头侧向另一侧，打开输液夹，使桶内温生理盐水缓缓流入鼻腔，生理盐水经前鼻孔流向后鼻孔，再经另一侧鼻腔和口腔流出，即可将鼻腔内分泌物、痂皮冲出。

4. 一侧鼻腔冲洗后，将接头换到对侧鼻孔按同样的方法进行冲洗，然后用纱布擦干面部。

【注意事项】

1. 鼻腔有急性炎症及出血时禁止冲洗，以免炎症扩散。

2. 灌洗桶不宜太高，以免压力太大引起并发症。

3. 水温以接近体温为宜，不能过冷或过热。

4. 冲洗时勿与患者谈话，以免发生呛咳。

5. 冲洗时发生鼻腔出血，应立即停止冲洗。

6. 患者自行冲洗时，在特制的鼻腔冲洗瓶盛入生理盐水，用手挤压冲洗瓶将冲洗液注入鼻腔，注意不可用力过猛。

【思考题】

1. 如何进行鼻腔冲洗？

2. 冲洗液为什么不能过冷或过热？

（金彩云）

第五节　外耳道冲洗法

【目标】

掌握外耳道冲洗方法。

【相关知识】

外耳道冲洗的目的有以下几方面。

（1）冲出外耳道的耵聍和表皮栓，保持外耳道清洁。

（2）冲出外耳道小异物，如小珠、小虫等。

【准备】

弯盘、治疗碗、装有细塑料管的橡皮球、温生理盐水、纱布、额镜、铁棉签。

【流程】

(一) 组织教学

1. 教师示范教学或播放录像光盘。

2. 每班分成若干实验小组(2 人/组)进行练习,教师巡回并指导。

(二) 实训步骤

1. 患者取坐位,向患者解释操作目的和方法,以取得患者配合。

2. 嘱患者将弯盘置于患耳垂下方,紧贴皮肤,头稍向患侧倾斜。

3. 左手向后上方牵拉耳廓(小儿向后下方牵拉),右手将吸满温生理盐水并接有塑料管的橡皮球对准外耳道后上壁冲洗,使水沿外耳道后上壁进入耳道深部,借回流力量冲出耵聍和异物。

4. 用纱布擦干耳廓,用铁棉签擦净耳道内残留的水,额镜检查外耳道内是否清洁,如有残留耵聍,可再次冲洗到彻底冲净为止。

【注意事项】

1. 对坚硬而大的耵聍、尖锐的异物、中耳炎鼓膜穿孔、急性中耳炎、急性外耳道炎,不宜做外耳道冲洗。

2. 冲洗液温度应接近体温,不应过热或过冷,以免引起迷路刺激症状。

3. 冲洗时不可对准鼓膜,用力不宜过大,以免损伤鼓膜;也不可对准耵聍或异物,以免将其冲到外耳道的深部,更不利于取出。

4. 若耵聍未软化,可用耵聍钩钩出。

5. 若冲洗过程中,患者出现头晕、恶心、呕吐或者突然耳部疼痛,应立即停止冲洗并检查外耳道。

【思考题】

1. 什么情况下需进行外耳道冲洗?

2. 冲洗时出现什么情况时需停止冲洗?

(金彩云)

第六节　外耳道滴药法

【目标】

掌握外耳道滴药方法。

【相关知识】

外耳道滴药的目的有以下几方面。

（1）软化耵聍。

（2）治疗耳道及中耳疾病。

【准备】

弯盘、治疗碗、装有细塑料管的橡皮球、温生理盐水、纱布、额镜、铁棉签。

【流程】

（一）组织教学

1. 教师示范教学或播放录像光盘。

2. 每班分成若干实验小组（2 人/组）进行练习，教师巡回并指导。

（二）实训步骤

1. 患者取坐位，头侧向健侧，患耳朝上。

2. 成人耳廓向后上方牵拉（小儿向后下方牵拉），将外耳道拉直。

3. 将滴耳液顺耳道后壁滴入 2～3 滴。

4. 用手指反复轻按耳屏几下，使药液流入耳道四壁及中耳腔内。

5. 保持体位 3～4min。

6. 外耳道口塞入干棉球，以免药液流出。

【注意事项】

1. 滴药前，必须将外耳道脓液洗干净。

2. 药液的温度以接近体温为宜，不宜太热或太凉，以免刺激迷路，引起眩晕、恶心和呕吐等不适反应。

3. 如滴耵聍软化液，应事先告诉患者滴入药液的量，以免引起患者不安，因为滴药后可能有耳塞、闷胀感。

【思考题】

1. 外耳道给药的主要步骤有哪些？

2. 外耳道给药可能会有哪些不适？

（金彩云）

第七节　鼓膜穿刺抽液法

【目标】

掌握鼓膜穿刺抽液操作方法。

【相关知识】

鼓膜穿刺抽液的目的：抽出鼓室内积液，减轻耳闷塞感，提高听力。

【准备】

1⅒丁卡因溶液、新洁尔灭溶液、消毒纱布、2mL 注射器、鼓膜穿刺针、额镜、窥耳镜、酒精棉球。

【流程】

（一）组织教学

1. 教师示范教学或播放录像光盘。

2. 每班分成若干实验小组（2 人/组）进行练习，教师巡回并指导。

（二）实训步骤

1. 用温水将 1⅒丁卡因溶液、新洁尔灭溶液适当加温。

2. 患者取坐位，头侧卧于桌面，患耳向上，向患者解释操作目的和方法，以取得其配合。

3. 向患耳滴入 1⅒丁卡因溶液 1 次，做表面麻醉。然后滴入新洁尔灭溶液消毒鼓膜和外耳道，用纱布擦干外耳道口。

4. 患者坐起，患耳对操作者。

5. 操作者用酒精棉球消毒窥耳镜，并置入外耳道。

6. 连接空注射器与针头，调整额镜聚光于外耳道。

7. 将长针头沿窥耳镜底壁缓慢进入外耳道，刺入鼓膜紧张部的前下象限或后下象限，一手固定针筒，一手抽吸积液（图 6-3-2）。

8. 抽吸完毕，将针头缓慢拔出，退出外耳道。

9. 用挤干的酒精棉球塞于外耳道口。

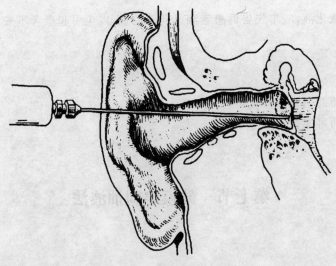

图 6-3-2　鼓膜穿刺抽液法

【注意事项】

1. 注意滴入耳内的液体温度要适宜。

2. 刺入鼓膜深度不宜过深,位置在最低部,以便抽尽积液。

3. 操作时嘱患者头部勿动,以免损伤中耳内其他结构。

4. 嘱患者 2d 后将棉球自行取出,1 周内不要洗头,以免脏水进入外耳道。

【思考题】

1. 哪些情况下需进行鼓膜穿刺抽液?

2. 鼓膜穿刺后会影响听力吗?

（金彩云）

第八节　耳部加压包扎法

【目标】

掌握耳部加压包扎操作方法。

【相关知识】

耳部加压包扎的目的有以下几方面。

(1) 耳部手术或外伤后用于固定敷料,保护手术切口,有利于引流。

(2) 用于局部压迫止血。

【准备】

绷带、胶布、纱布等。

【流程】

(一) 组织教学

1. 教师示范教学或播放录像光盘。

2. 每班分成若干实验小组(2 人/组)进行练习,教师巡回并指导。

(二) 操作步骤

1. 患者取坐位或卧位。操作者向患者解释操作目的和方法。

2. 将纱布放于患者患侧额部(眉毛外侧),将敷料放在患耳伤口处,用胶布固定。

3. 将绷带先绕额部 2 周(包左耳向左绕,包右耳向右绕),然后由上而下包向患侧耳部,经后枕部绕到对侧耳廓上方,绕额部一周;再次由上而下包患耳重复上述动作至绷带包完,使敷料固定,患耳及敷料全部包住。

4. 用胶布固定绷带尾部。

5. 用纱布将绷带扎起,使额部绷带高于眼眶。

【注意事项】

1. 包扎时应注意保持患耳正常解剖形态。

2. 固定于额部的绷带不可太低,须高于眉毛,以免压迫眼球而影响视线。

3. 绷带的松紧应适度,太松会引起绷带和敷料的脱落,太紧会使人感到头痛。

4. 单耳包扎时,绷带应高于健侧耳廓,避免压迫引起不适。

【思考题】

1. 耳部加压包扎的目的是什么?

2. 耳部加压包扎的注意事项有哪些?

（金彩云）

附　录

附录1　问诊模拟剧本

急性胆囊炎模拟剧本

病例简要资料：患者李海，男性，35岁，银行职工。因右上腹痛1天，伴发热3小时就诊。诊断为急性胆囊炎。要求：按住院病历格式采集病史。

医生：您好！我是×××医师，请问你是李海吗？

患者：是的，我是李海。

医生：我现在需要了解一下你的病情，希望你能配合。

患者：好的。

医生：请问你几岁了？

患者：我今年35岁。

医生：你这次来医院是因为哪里不舒服？

患者：肚子疼。

医生：具体哪一位置呢？

患者(指着腹部)：这儿，右侧上腹部。

医生：什么时间开始疼的？

患者：昨晚8点钟左右。昨晚我喝了一些酒，是不是酒喝多了引起的呀？

医生：哦，有一定关系，你昨晚喝了多少酒，又吃过什么食物呢？

患者：昨晚朋友一起聚餐，我喝了3瓶啤酒，吃了较多海鲜、肉类等，菜都蛮油腻的。

医生：那么一起吃饭的朋友有腹痛吗？

患者：没有。

医生：你腹痛是怎么痛，能具体形容一下吗？

患者：腹痛开始是一阵一阵绞着疼，还忍受得住，大约1小时后不怎么痛了，睡觉到凌晨3点以后腹痛又发作了，都在右边上腹位置，痛得比第一次厉害。

医生：除了腹痛以外，还有其他哪里不舒服吗？

患者：肚子痛得厉害时，右边的肩膀也有点痛，还感到恶心、想吐，全身没力气。

医生：那你有呕吐或者拉肚子吗？

患者：那还没有。

医生：你肚子这么痛，昨晚是怎么处理的，去医院或诊所了吗？

患者：没有，我以为是酒喝多了引起胃痛，休息一下就会好的。凌晨3点钟再次腹痛时自己吃了一颗金奥康胶囊，没有去医院。

医生：那吃药后有没有好一点呢？

患者：没有明显减轻，肚子仍一阵一阵地痛，早上6点钟左右身体感觉还有点发烫，所以现在过来看病。

医生：那你体温量过吗？

患者：6点钟时量了体温，38.3℃。

医生：确实有发烧，那你当时有没有怕冷或冷得发抖？

患者：感觉有点冷，但身体没有发抖。

医生：你有鼻塞、咽痛、咳嗽、咳痰等感冒症状吗？

患者：这些症状都没有。

医生：你平时有反酸、烧心的症状吗？

患者：没有。

医生：你平时的食欲怎么样？

患者：很好啊，还挺能吃的。

医生：你觉得现在精神怎么样？

患者：很差，浑身没劲。

医生：最近大便次数以及颜色正常吗？

患者：正常，一天一次，黄色的。

医生：小便呢？

患者：也很正常。

医生：平时身体好吗？

患者：一直很好，从来不到医院"报到"。

医生：你有什么药物或食物过敏吗？

患者：没有。

医生：你有没有受过伤或者做过手术？

患者：没有。

医生：接下去，我还需要了解一下你的个人情况，请配合一下。

患者：好的。

医生：能否告诉你的学历、职业、吸烟、喝酒的情况？

患者：大专毕业后我就一直在银行上班。我从不吸烟，平时在家也不喝酒，朋友聚餐时喝啤酒。

医生：你有没有去过外地，比如说血吸虫或其他什么疫区？

患者：没有。

医生：你结婚了吗？

患者：我28岁结婚，也有1个男孩了，今年已经5岁了。

医生：那妻子和孩子身体都好吧？家庭很幸福吧？

患者：他们都很好，一家人挺开心的。

医生：再问一下，你的父母、兄弟姐妹有没有得过类似的疾病或者糖尿病、高血压、肝炎等？

患者：他们身体都很好。

医生：谢谢你的合作，接下去我要为你查体，请再坚持一会儿。

患者：医生，我肚子这么痛，到底什么病呀？可以快点给我开药吗？

医生：对不起。从你的表现看，可能是急性胆囊炎，我检查一下身体后还需要抽血化验和做腹部超声检查明确诊断。

患者：那你快一点呀！现在没有化验结果，这病怎么治呀？

医生：根据目前的初步诊断，现在先抗感染、解痉及对症治疗；另外，我们会尽快安排你的各项检查，根据结果及病情变化调整方案。

患者：谢谢。

医生：别客气，请安心养病，我们会尽心治疗的。

附录2 问诊评分表

班级_____ 姓名_____ 学号_____ 成绩_____

评 分 标 准			满分	扣分要点	得分
创造宽松和谐的环境,态度和蔼			7分		
检查者自我介绍,解释职务与作用			2分		
内容 全面 系统 (35)	现病史 (20)	一般项目,齐全、准确	2分		
		主诉	2分		
		起病情况与患病时间	2分		
		主要症状的特点	3分		
		病因或诱因	1分		
		病情的发展与演变	4分		
		诊治经过	2分		
		伴随症状及有鉴别诊断意义的阴性症状	2分		
		病程中的一般情况分	2分		
	既往史		3分		
	系统回顾		4分		
	个人史		3分		
	婚育史(男);月经史及婚育史(女)		2分		
	家族史		3分		
语言通俗易懂,避免医学术语			20分		
避免暗示、诱导性、责难性提问			20分		
巧妙引导,不随便打断病人叙述			8分		
对病人关心体贴,有礼貌			8分		
合计成绩					

评分者_____

日期: 年 月 日

注:要求在15分钟内完成问诊。

附录3　住院病历样本

浙江省××××医院住院病历

病区　神经内科	床号　+3	住院号　××××××

入 院 记 录

姓　名：王老五　　　　　　职　业：农民
性　别：男性　　　　　　　单位或住址：椒江区××××村
年　龄：62 岁　　　　　　 入院日期：2007 - 10 - 2　14：00
婚　姻：已婚　　　　　　　记录日期：2007 - 10 - 2　15：00
出生地：台州　　　　　　　病史陈述者：××××及××××
民　族：汉族　　　　　　　与患者关系：患者本人及儿子

主　诉：右上、下肢无力伴言语不利1天，加重8小时。

现病史：患者于1天前起床时无明显诱因下出现右上、下肢无力，右手握物欠紧，行走步态稍欠稳，伴言语欠流利，稍有饮水呛咳、吞咽困难，无头痛、恶心、呕吐，无眩晕、黑矇，无肢体麻木、抽搐，无意识不清、大小便失禁，无耳鸣、耳胀，无胸痛、胸闷，无畏寒、发热，无咳嗽、咳痰，当时未重视，未诊治，在家休息，上述症状无好转，持续存在。8小时前(今晨6时)睡醒后感上述症状较前加重，口齿含糊明显，右上、下肢无力较昨日加重，右手上抬无力，不能独自行走，家人搀扶尚能拖步行走，遂至我院门诊，测血压"140/90mmHg"，查头颅CT示"双侧基底节区腔隙性缺血灶可能，建议MRI检查"，未给予任何治疗，拟"脑血管意外、高血压"收治入院予进一步诊治。

发病以来，神志清，精神稍软，胃纳一般，睡眠欠安，大便黄软，小便清长，体重无明显增减。

有高血压5年，未正规口服降血压药物，血压未监测。

既往史：一般健康状况可，否认"肝炎、结核病"等传染病史，否认"冠心病、糖尿病、慢性支气管炎、肾病"等病史，否认外伤及手术史，否认毒物中毒史，否认长期服药史及药物成瘾史，否认食物、药物过敏史，否认输血史，预防接种史不详。

系统回顾

头颅五官：无耳痛、流脓、慢性咽痛、慢性鼻炎等病史。

呼吸系统：否认长期咳嗽、咳痰、胸闷、呼吸困难、胸痛、咯血、低热史。

循环系统：有高血压病史，否认心悸、气急、咯血、晕厥、水肿等病史。

消化系统：否认长期腹痛、腹胀、恶心、呕吐、腹泻、便秘、黄疸病史。

泌尿系统：无尿频、尿急、尿痛和排尿困难、血尿等病史。

造血系统：无出血倾向及胸骨压痛史。

内分泌系统及代谢：否认怕热、多汗、体重下降及增多，无性格改变史。

神经精神系统：见现病史，余无特殊。

运动系统：否认关节肿痛、运动障碍史。

个人史：出生并成长于原籍，否认长期外地居住史，否认疫水、疫源、毒物射线接触史，农民，小学毕业，无烟酒嗜好，家庭关系和睦，否认冶游史及性病史。

婚育史：24岁结婚，配偶健康，婚后育1女1子，身体健康。

家族史：父母已故多年，具体死因不详。有2妹，体健。否认家族中二系三代传染病、遗传病史及类似疾病史。

体格检查及专科检查：详见体格检查表(一)，体格检查表(二)。

辅助检查：(2007 - 10 - 2,本院)报"双侧基底节区腔隙性缺血灶可能，建议MRI检查"。

初步诊断：

脑梗死(进展型)

高血压(极高危组)

医师：×××
2007 - 10 - 2

浙江省××××医院住院病历
体格检查表(一)

姓名　王老五　　　　病区　神经内科　　　　　　床号　+3　　　　　　住院号　××××××

一般情况：意识：清　脉搏：86 次/min　呼吸：18 次/min　血压：140/90mmHg　体温：37.0℃

　　　　　　体位：被动　病容：无急慢性病容　体重：未测　身高：160cm　合作：可

皮肤、黏膜：色泽：无黄染　　水肿：无　　皮疹：无　　　出血：无

浅表淋巴结：未及肿大

头部及其器官：外形：无畸形　　　　　　　　　　　　　　听力粗测：正常

　　　　　　　结膜：无充血　　　　　巩膜：无黄染　　　瞳孔：等大等圆、光反应灵敏

　　　　　　　鼻通气：通畅　　　　　副鼻窦压痛：无　　乳突压痛：无

　　　　　　　口腔黏膜：光滑　　　　　　　　　　　　　扁桃体：无肿大

颈部：软硬度：软　　　气管位置：居中　甲状腺：无肿大

　　　颈静脉：无怒张

胸部：外形：无畸形　　　肋间隙：无增宽及变窄　　乳房：无异常

肺脏：呼吸运动：两侧对称　　叩诊音：清音　　呼吸音：清

　　　啰音：未闻及

心脏：心率：86 次/min　　　　心律：齐　　　　　心音：中

　　　杂音：未闻及病理性杂音

血管：周围血管征：阴性

腹部：外形：两侧对称、平坦　　　蠕动波：无　　　腹壁紧张度：软

　　　压痛：无　　　　　　　　反跳痛：无　　　　包块：未触及

　　　肝脏：肋下未及

　　　胆囊：Murphy's 征阴性

　　　脾脏：肋下未及

　　　肾区叩痛：阴性　　　　　肠鸣音：4 次/min　移动性浊音：阴性

外生殖器：未检

直肠、肛门：未检

四肢、脊柱：四肢关节无红肿热痛,脊柱无畸形,无压痛及叩击痛

神经系统：肌张力：正常　　四肢肌力：详见专科　　膝腱反射：详见专科

　　　　Babinski's 征：详见专科　　　　　　其他：详见专科

　　　　　　　　　　　　　　　　　　　　　　检查医师：×××

浙江省××××医院住院病历
体格检查表(二)

姓名　王老五　　病区　神经内科　　床号　+3　　　　　　　住院号　××××××

神经专科情况

言语:不利

脑膜神经根刺激征:颈项强直阴性,Kerning's 征阴性,Lasegne's 征阴性

颅神经

 Ⅰ.嗅觉:左　正常　　右　正常

 Ⅱ.视力:左　粗测正常　　　　　右　粗测正常

  眼底:未检　　　　　视野:右侧视野缺损

 Ⅲ.Ⅳ.Ⅵ 眼睑下垂:无　　　　瞳孔:左　0.3cm　　右　0.3cm　　　形状:等大等圆

  眼球突出/内陷:无　光反射:直接(左　灵敏　右　灵敏)　间接(左　灵敏　右　灵敏)

  眼球运动:正常　　　　眼球震颤:无　　　　　　　复视:无

 Ⅴ.面部感觉:正常　　角膜反射:存在　　　　　　下颌运动:对称

  嚼肌肌力:正常

 Ⅶ.眼裂:左　8mm　　右　8mm　　鼻唇沟:右浅　　口角:稍左歪　　皱额:额纹对称

  闭眼:紧　　　　　鼓腮:尚对称　　吹哨:欠合作　　示齿:鼻唇沟右浅

 Ⅷ.听力:左　粗测正常　　　　右　粗测正常

 Ⅸ.Ⅹ.悬雍垂:正常　　软腭上提:正常　　发音:构音欠清　　吞咽:正常　　咽反射:对称

 Ⅺ.肌力:胸锁乳突肌对称　　　　斜方肌对称

 Ⅻ.舌位置:口内　正常　　　伸舌:右偏　　　肌力:正常

  舌肌萎缩:无　　　　　　舌肌纤维震颤:无

运动:姿势与步态:不合作

 肌力:左　上肢　近端　Ⅴ级　远端　Ⅴ级　　下肢　近端　Ⅴ级　远端　Ⅴ级

  　　右　上肢　近端　Ⅲ级　远端　Ⅲ级　　下肢　近端　Ⅲ级　远端　Ⅲ级

 肌张力:正常　　　　　　肌营养情况:良好

 不自主运动:无　　　　　肌纤维震颤:无

共济:指鼻试验:左　准　右　不合作　轮替动作:左　协调　右　不合作

  跟膝试验:左　准　右　不合作　　Romberg'S 试验:不合作

检查医师:×××

浙江省××××医院住院病历

体格检查表（三）

姓名　王老五　　　病区　神经内科　　　　床号　+3　　　　住院号　××××××

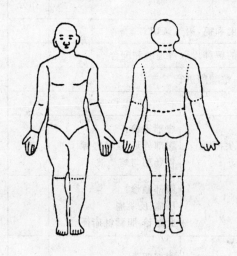

神经专科情况

感觉：

疼温觉（图示表示）：无异常

震颤觉：无异常

位置觉：无异常

两点辨别觉：无异常

体形觉：无异常

重量觉：无异常

反射：

反射	二头肌	三头肌	桡骨膜	踝	膝	腹壁 上、中、下	提睾	髌阵挛	踝阵挛	巴宾斯 基征	霍夫 曼征
左	++	++	++	++	++	存在	存在	阴性	阴性	阴性	阴性
右	++	++	++	++	++	存在	存在	阴性	阴性	阳性	阴性

植物神经功能：无紊乱

其他：无殊

检查医师：×××

2007－10－2

附录4　身体评估技能考核综合评分表

姓名_____　成绩_____　班级_____　学号_____

项　　目	分值	操 作 要 求			扣分
仪表态度	4	白大衣、帽和口罩穿戴整齐,事先洗手;态度和蔼,语气亲切			
准备工作	4	准备好评估所需用物,向被评估者做必要的解释以取得理解和配合			
操作规范	6	站立位置正确,举止稳重;操作规范、熟练;按顺序进行			
考核项目		模块一	模块二	模块三	
视诊	12	肺部视诊: 胸廓外形 呼吸运动 呼吸节律 频率 深度	心脏视诊: 心前区外形 心尖搏动 心前区其他搏动	腹部视诊: 腹部外形 腹壁静脉 胃肠型与蠕动波	
触诊	12	肺部触诊: 胸廓扩张度 触觉语颤	心脏触诊: 心尖搏动强度 心前区震颤	腹部触诊: 压痛 反跳痛 肝触诊 胆囊触痛征	
叩诊	13	肺部叩诊: 肺下界叩诊	心脏叩诊: 心浊音界叩诊	腹部叩诊: 移动性浊音 膀胱叩诊	
听诊	13	肺部听诊: 呼吸音 啰音	心脏听诊: 心脏瓣膜听诊区 心律 心率 心音 杂音	腹部听诊: 肠鸣音 振水音	
头部、颈部评估	15	颈部评估: 甲状腺 气管	口腔评估: 咽及扁桃体	眼部评估: 瞳孔对光反射	
神经系统评估	15	脑膜刺激征: 颈项强直 凯尔尼格征 布鲁津斯基征	病理征: 巴宾斯基征 奥本海姆征 戈登征	神经反射评估: 角膜反射 腹壁反射 膝腱反射	
评估结束	6	与被评估者言语交代;整理用物;向老师报告评估结果			

评分教师:

日　　期:

附录5　护理病历评分表

学号_____　姓名_____　实习医院_____　班级_____　得分_____

项　目	标准分值	基　本　要　求	考核标准	扣分	备注
眉栏	3分	准确填写 不能空缺			
一般资料	17分	内容完整 格式准确			
系统评估	10分	内容完整 表达准确			
护理问题	10分	突出首优 格式正确 与评估内容相符			
护理计划	10分	有针对性 指导临床护理工作			
首次记录	10分	准确填写、内容完整(时间、日期、重点生命体征、为患者已做的所有护理措施、目前观察护理要点) (首次8h内完成)			
病程记录	20分	及时准确反映患者的病情变化;护理措施、医嘱执行情况和效果;健康指导内容;进行各种特殊护理操作时向患者、家属交代的内容以及他们的志愿;上级护士对护理问题提出的指导性意见(一级护理随时记录,每日至少一次;二级护理至少每三天一次;三级护理至少每周记录1~2次;特殊检查、手术前后各记录一次,术后三天每天至少记录一次)			
出院小结	10分	出院时间、疾病的转归、患者目前情况、出院后继续进行的治疗、护理及相关健康教育内容,复诊时间、地点			
总结	10分	1. 内容客观、真实、准确、及时、完整 2. 字迹工整,表达准确,应用中文医疗术语 3. 笔色一致 4. 修改要求:红色双划线并签名 5. 签全名			

附录6　入院患者护理评估记录

姓名 _____　病区 _____　床号 _____　住院号 _____

性别：男□ 女□　年龄 _____　民族 _____　职业 _____　宗教信仰：有□　无□ _____

文化程度：文盲□　小学□　中学□　大专以上□　　婚姻：未婚□　已婚□　离异□　丧偶□

籍贯：_____　家庭地址：_____　　入院方式：步行□　抱送□　轮椅□　车床□

入院时间：_____年___月___日_____　资料收集时间：_____年___月___日

入院医疗诊断：_____　　病史陈述者：_____

入院主要原因及发病经过：_____

_____

_____

_____

既往病史：_____

过敏史：有□　无□　过敏源：_____　症状：_____　不明确□

家族遗传病史：_____　个人嗜好：_____　月经生育史：_____

对疾病的认识：认识□　部分认识□　不认识□　未被告知□

情绪状态：平衡□　紧张□　激动□　焦虑□　恐惧□　抑郁□　其他_____

家属状态：关心□　不关心□　过度关心□　　家庭关系：融洽□　一般□　不融洽□

语言能力：正常□　发音含糊□　语言困难□　失语□　其他_____

沟通意愿：主动□　被动□　其他_____

营养状况：良好□　一般□　过剩□　不良□　　饮食：普通□　偏食□　特殊饮食□　其他_____

进食途径：正常□　禁食□　鼻饲□　造瘘管□　　管道放置时间：_____

食欲：正常□　亢进□　减退□　吞咽困难：无□　有□　固体□　液体□　其他_____

牙齿：正常□　缺失□　义齿□　其他_____

排便：正常□　便秘□　腹泻□　血便□　失禁□　其他_____

排尿：正常□　困难□　失禁□　潴留□　尿量_____　尿液颜色_____

睡眠：正常□　失眠□　药物辅助□　其他_____

自理能力：（0＝独立　1＝辅助工具　2＝需求协助　3＝完全依赖）

进食_____　沐浴_____　穿着_____　如厕_____　床上活动_____

感觉功能：听力：正常□　下降□　失聪□　视力：正常□　近视□　远视□　失眠□

护理查体：

体温_____℃　脉搏_____次/min　呼吸_____次/min　血压_____mmHg　身高_____cm　体重_____kg

神志：清醒□　嗜睡□　模糊□　浅昏迷□　深昏迷□　其他_____

瞳孔：等大□　不等大□　散大□　缩小□　对光反射：存在□　迟钝□　消失□

口腔黏膜：正常□　溃疡□　出血□　假膜□　其他_____

皮肤黏膜：正常□　黄染□　发绀□　苍白□　潮红□　水肿□　其他_____

伤口：无□　有□：位置＿＿＿＿　大小＿＿＿＿＿

引流管：无□　有□：位置＿＿＿＿　放置时间＿＿＿＿

褥疮：无□　有□：位置＿＿＿＿　大小＿＿＿＿　分期＿＿＿＿

颈部情况：颈静脉：正常□　充盈□　怒张□　颈动脉搏动：正常□　过度搏动□

甲状腺：正常□　肿大□　其他＿＿＿＿　气管：居中□　偏移□　其他＿＿＿＿

体位：自主□　被动□　强迫□　其他＿＿＿＿

四肢活动情况：正常□　无力□　障碍□　其他＿＿＿＿

与疾病相关的其他主要阳性体征（胸、肺、心腹等）：

_____

_____

_____

主要的辅助检查结果：

_____

_____

_____

（说明：在选项后的空格内打"√"，"其他"作为补充填写）

评估者签名＿＿＿＿　日期＿＿＿＿

带教老师签名＿＿＿＿　日期＿＿＿＿

附录 7　护理记录单

姓名 _____　性别 _____　年龄 _____　病区 _____　床号 _____　住院号 _____

日　期	护理诊断	护理目标	护理措施	效果评价	签　名

附录 8　护理病情记录单

日　期	时　间	护理记录	签　名

附录9　出院小结和指导

出　院　小　结

一、一般资料：入院日期_____　出院日期_____　手术名称_____　住院天数_____

二、护理措施：入院介绍□　心理护理□　卫生宣传□　生活护理□　重病护理□　功能训练□　康复饮食指导□　其他_____

三、信息反馈：并发症：无□　有□（出血、感染、切口裂开、功能障碍）　其他_____

　　　　护理缺陷：无□　有□（心理障碍、坠床、烫伤、褥疮）　其他_____

　　　　处理经过：_____

　　　　出院状况：痊愈□　好转□　未愈□　自动出院□　死亡□

四、护理小结：_____

　　　　_____

五、护理结果：满意□　一般□　不满意□　表现（锦旗□　书面/口头表扬□　投诉□）

出　院　指　导

一、**按时定量服药**：（1）按医嘱服药□　（2）特殊用药指导：_____

二、**定期复查**：一周□　二周□　一个月□　三个月□　半年□　其他_____

　　　　　　如有不适，随时就诊。具体表现：_____

三、**饮食指导**：

　　1. 普通饮食

　　2. 半流饮食：5～6餐/d；以粥、面条、饼干、馒头为主食

　　3. 四高饮食：高蛋白、高碳水化合物、高维生素、高脂肪

　　4. 三高一低饮食：高蛋白、高碳水化合物、高维生素、低脂肪

　　5. 清淡饮食：低脂肪、低胆固醇、高碳水化合物、高维生素

　　6. 少食多餐：5～7餐/d，1～2两/餐，进质软易消化食物，以鲜奶、蛋、鱼、肉、豆浆为主

　　7. 糖尿病饮食：控制饮食，加强体育锻炼，进食丰富纤维素食物

　　8. 避免刺激性食物：烟、酒、咖啡、浓茶、咖喱、醋及辛辣、粗梗、煎炒食物

四、**卫生宣教**：

　　1. 注意休息，劳逸结合：全休（1周□、2周□、1月□、2月□、3月□、半年□），避免体力劳动，参加适当的体育活动，如散步、打太极拳、气功等。

　　2. 预防感冒，注意保暖，恢复期少到公共场合。

　　3. 保持心情舒畅，听轻音乐、读书、看报。

　　4. 专科知识宣教_____

　　护士签名_____　_____　年____月____日

　　护士长签名_____　_____　年____月____日

附录 10　心电图检查操作评分表

班级 _____　姓名 _____　得分 _____

项　目		项目总分	操作要求	分值	评分标准	扣分	得分
心电图测量（三选一）	P 波	20	能准确测量考官指定的心电图 P 波的时间与电压	5			
			口述正常值时间：小于 0.12s	5			
			临床意义：① 二尖瓣型 P 波,见于左房大；② 肺型 P 波见于右房大	10	每项 5 分		
	P-R 间期（Ⅱ导联）	20	测量方法正确：从 P 波起始点至 QRS 波起点之间的距离	7			
			口述正常值：成人为 0.12～0.20s	7			
			临床意义：P-R 间期延长,见于房室传导阻滞	6			
	QRS 波（V₅ 导联）	20	室壁激动时间的测量：Q 波起点或 R 波的起始部内缘至 R 波顶端垂直线之间的距离	3			
			Q 波时间测量：从 Q 波起始点内缘量至该波终止部内缘	1			
			Q 波电压的测量：不应超过同导联 R 波 1/4	1			
			测量 V₅ 导联 R 波电压正确	3			
			口述正常值：① QRS 波群时间正常值 0.06～0.10s；② V₅ 导联室壁激动时间小于 0.05s	6	每项 3 分		
			V₅ 导联室壁激动时间延长的临床意义：① 左室肥大；② 室内传导阻滞；③ 出现异常 Q 波提示心肌梗死	6	每项 2 分		
导联的连接		20	肢体导联：红色(右上肢)、黄色(左上肢)、蓝或绿(左下肢)、黑色(右下肢)	10	每错 1 个扣 2 分		
			胸导联：V₁ 在胸骨右缘第 4 肋间；V₂ 在胸骨左缘第 4 肋间；V₃ 在 V₂ 和 V₄ 连线的中点；V₄ 在第 5 肋间与锁骨中线相交处；V₅ 在腋前线与 V₄ 同一水平；V₆ 在腋中线与 V₄ 同一水平	10	每错 1 个扣 2 分		
心电轴（目测法）		15	① 电轴不偏：Ⅰ、Ⅲ导联 QRS 主波向上；② 电轴右偏：Ⅰ导联 QRS 主波向下,Ⅲ导联 QRS 主波向上；③ 电轴左偏：Ⅰ导联 QRS 主波向上,Ⅲ导联 QRS 主波向下	15	每项 5 分		

项　目		项目总分	操作要求	分值	评分标准	扣分	得分
叙述窦性心律心电图特征		15	窦性 P 波：Ⅰ、Ⅱ、aVF、V₄～V₆直立，aVR 倒置规律出现	4			
			P-R 间期≥0.12s	4			
			频率 60～100 次/min	3			
			任何两个 P-P(或 R-R)间期之差均不超过 0.12s	4			
辨认下列异常心电图(抽签四选一)	A 室性早搏	20	能初步确认室性早搏的心电图	12			
			能完整叙述其心电图特征：① 提前出现 QRS 波群前无 P 波；② QRS 波群宽大畸形，时间≥0.12s；③ T 波与 QRS 波群主波反向；④ 代偿间歇完全	8	每项 2 分		
	B 心房颤动	20	初步确认心房颤动的心电图表现	12			
			能完整叙述其心电图特征：① P 消失，代之以大小、形态、间隔均不一致的 f 波；② f 波 350～600 次/min；③ QRS 形态多正常；④ R-R 间距绝对不齐，心室律绝对不规则	8	每项 2 分		
	C 阵发性室上性心动过速	20	初步确认阵发性室上性心动过速的心电图表现	10			
			能完整叙述其心电图特征：① 以多房性早搏或室上性早搏开始；② 频率多为 160～220 次/min，律齐；③ P 波不易辨认；④ QRS 形态多正常；⑤ 继发性 ST-T 改变	10	每项 2 分		
	D 急性心肌梗死	20	初步确认急性心肌梗死的心电图表现	10			
			能完整叙述其心电图基本特征：① 出现病理性 Q 波；② ST 段呈弓背向上抬高；③ T 波倒置；④ 能辨认分期(急性期)；⑤ 能够定位(前壁、下壁)	10	每项 2 分		
操作熟练程度		10		10			
总计		100					

附录 11　动物实验手术记录

日期_____　班级_____　组别_____

动物重量_____　动物号_____

手术名称_____

手术者_____　助手_____　器械护士_____

麻醉方法_____　麻醉者_____　术中输液_____

手术开始时间_____　手术停止时间_____

手术经过：① 体位、消毒方法及范围、铺盖无菌巾单；② 皮肤切口，包括切口部位、方向及长度；③ 切开层次及方法；④ 探查病变部位及周围情况的经过及所见；⑤ 病变部位的操作流程，施行手术的方式方法；⑥ 按层缝合的方法及所用材料，放置引流的种类及数目；⑦ 手术过程的总结、术中变化、术中用药、输液、输血量、麻醉效果等，手术终了时的情况；⑧ 本次手术的优缺点及总结。

记录者签名：

日期与时间：

* 手术记录的书写要求

手术记录是对手术过程的书面记载。其不仅是具有法律意义的医疗文件，也是医学科学研究的重要档案资料。所以，术者在完成手术以后应立即以严肃认真、实事求是的态度书写手术记录。在书写手术记录时首先要准确填写有关患者的一般项目资料，如姓名、性别、年龄、住院号，还要填写手术时间、参加手术人员和手术前后的诊断，然后书写最为重要的手术经过。

手术经过一般包括以下内容。

1. 麻醉方法及麻醉效果。

2. 手术体位，消毒铺巾范围。

3. 手术切口名称、切口长度和切开时所经过的组织层次。

4. 术中探查　肉眼观察病变部位及其周围器官的病理生理改变，一般来说，急诊手术探查从病变器官开始，然后探查周围的器官。如腹部闭合性损伤应首先探查最可能受伤的器官，如果探查到出血或穿孔性病变，应立即做出相应的处理，阻止病变的进一步发展。再探查是否合并有其他器官的损伤。择期手术探查应从可能尚未发生病变的器官开始，最后探查病变器官。如肿瘤手术应首先探查肿瘤邻近器官，注意是否有肿瘤的转移或播散，在进行肿瘤探查时需保护好周围的器官，以免导致医源性播散。

5. 根据术中所见病理改变作出尽可能准确的诊断，及时决定施行的手术方式。

6. 使用医学专业术语，实事求是地描写手术范围及手术步骤。

7. 记录手术出血情况，如术中出血量；记录输血、输液总量、术中引流方式及各引流管放置的位置等。记录术中患者发生的意外情况。

8. 记录清理手术野和清点敷料、器械结果。确认手术野无活动性出血，敷料、器械与术前数量相符后才能缝闭手术切口。

9. 术后标本的处理。

10. 患者术后的处理及注意事项。

附录 12　手术人员无菌准备操作评分表

班级 _____　　学号 _____　　姓名 _____　　成绩 _____

项　目	项目总分	操　作　要　求	评分等级及分值				实际得分
			A	B	C	D	
准备	10	着装正确	4	3	2	1～0	
		修剪指甲	2			0	
		普通洗手	4	3	2	1～0	
洗手	25	刷手正确	10	8	6	4～0	
		冲洗擦干正确	10	8	6	4～0	
		刷洗三遍	5	4	3	2～0	
泡手	10	手臂浸入泡手筒	4	3	2	1～0	
		手臂退出泡手筒	3	2	1	0	
		进手术室	3	2	1	0	
穿无菌手术衣	20	取衣、择地正确	6	5	4	3～0	
		穿衣方法正确	6	5	4	3～0	
		结扎腰带正确	3	2	1	0	
戴无菌手套	15	取手套正确	2			0	
		戴手套正确	13	11	9	7～0	
质量及熟练度	20	无菌操作	10	8	6	5～0	
		操作正确熟练	10	8	6	5～0	
总分	100						

主考老师 _____

考试日期 _____

附录 13　手术器械辨认与使用考核评分表

班级＿＿＿＿　学号＿＿＿＿　姓名＿＿＿＿　成绩＿＿＿＿

项　目	项目总分	操　作　要　求	评分等级及分值				实际得分
			A	B	C	D	
手术刀	12	辨认、上卸刀片	6	5	4	3～0	
		持刀方式	6	5	4	3～0	
手术剪	10	辨认、持剪法	5	4	3	2～0	
		使用	5	4	3	2～0	
手术镊	10	辨认、持镊法	5	4	3	2～0	
		使用	5	4	3	2～0	
血管钳	15	各种钳辨认	5	4	3	2～0	
		持钳、使用	7	5	3	2～0	
		放开钳的方法	3	2	1	0	
组织钳	5	辨认、持钳、使用	5	4	3	2～0	
持针器	12	辨认、持法、使用	12	10	6	4～0	
牵开器	6	辨认、持法、使用	6	4	3	1	
缝针	8	辨认、使用与选择	8	6	4	2～0	
缝线	8	辨认、使用与选择	8	6	4	2～0	
质量	14	辨认正确迅速	6	5	4	3～0	
		使用正确熟练	8	6	4	3～0	
总分	100						

主考老师＿＿＿＿

考试日期＿＿＿＿

附录 14 切开缝合操作考核评分表

班级_____ 学号_____ 姓名_____ 成绩_____

项 目	项目总分	操 作 要 求	评分等级及分值				实际得分
			A	B	C	D	
仪表	5	态度、着装	5	4	3	2～0	
准备	10	穿衣,戴帽、口罩	5	4	3	2～0	
		用物准备齐全	5	4	3	2～0	
切开	30	持刀姿势正确	10	8	6	4～0	
		左、右手配合	10	8	6	4～0	
		切开皮肤动作	10	8	6	4～0	
间断缝合	25	持镊、持针器方法	5	4	3	2～0	
		左、右手配合	6	5	4	2～0	
		缝合皮肤动作	7	5	3	2～0	
		持针器打结与剪线	7	5	3	2～0	
"8"字缝合	20	持镊、持针器方法	5	4	3	2～0	
		左、右手配合	5	4	3	2～0	
		缝合动作	5	4	3	2～0	
		持针器打结与剪线	5	4	3	2～0	
质量	10	操作步骤正确熟练	10	8	6	4～0	
总分	100						

主考老师_____

考试日期_____

附录15　心肺复苏考核评分表

班级_____　学号_____　姓名_____　成绩_____

项　目	项目总分	操　作　要　求	评分等级及分值				实际得分
			A	B	C	D	
仪表	5	态度、着装整洁	5	4	3	2～0	
准备	5	穿衣,戴帽、口罩	5	4	3	2～0	
卧位	5	卧硬板床	5	4	3	2～0	
诊断	10	检查神志、脉搏、呼吸等	10	8	6	4～0	
通气	15	解开衣领、松腰带	5	4	3	2～0	
		清理口腔、咽喉异物	5	4	3	2～0	
		拉直气道	5	4	3	2～0	
胸外心脏按压	50	手掌根部放置位置	10	8	6	4～0	
		按压手法	10	8	6	4～0	
		按压力量	10	8	6	4～0	
		按压频率	10	8	6	4～0	
		回答有效指标	10	8	6	4～0	
质量	10	操作步骤正确熟练	10	8	6	4～0	
总分	100						

主考老师_____

考试日期_____

附录 16　口对口人工呼吸操作考核评分标准

班级＿＿＿＿＿　学号＿＿＿＿＿　姓名＿＿＿＿＿　成绩＿＿＿＿＿

项　目	项目总分	操　作　要　求	评分等级及分值				实际得分
			A	B	C	D	
仪表	5	态度、着装整洁	5	4	3	2～0	
准备	5	穿衣，戴帽、口罩	5	4	3	2～0	
卧位	5	卧硬板床	5	4	3	2～0	
诊断	10	检查神志、脉搏、呼吸等	10	8	6	4～0	
通气	15	解开衣领、松腰带	5	4	3	2～0	
		清理口腔、咽喉异物	5	4	3	2～0	
		拉直气道	5	4	3	2～0	
人工呼吸	50	捏鼻与松鼻	10	8	6	4～0	
		深吸气后吹气	15	10	7	4～0	
		吹气频率	15	10	7	4～0	
		口答有效指标	10	8	6	4～0	
质量	10	操作正确熟练	10	8	6	4	
总分	100						

主考老师＿＿＿＿＿

考试日期＿＿＿＿＿

参 考 文 献

1. 中华医学会. 临床技术操作规范. 北京：人民军医出版社，2007
2. 叶剑平. 医疗护理技术操作常规. 第4版. 北京：人民军医出版社，2002
3. 康骅. 外科基本操作及带教指导. 北京：科学出版社，2008
4. 胡同增. 实验外科学. 北京：人民卫生出版社，1991
5. 沙玉成. 妇产科护理技术操作教程. 合肥：安徽科学技术出版社，1999
6. 董慧瑛. 妇产科实践与达标测试. 合肥：安徽科学技术出版社，1999
7. 蒋红，王树珍. 临床护理技术规范. 上海：复旦大学出版社，2006
8. 刘纯艳. 临床护理技术操作规程. 北京：人民卫生出版社，2005